华西医学大系

解读“华西现象”

讲述华西故事

展示华西成果

肾移植临床护理手册

SHEN YIZHI LINCHUANG HULI SHOUCE

主　编　谷　波　赵上萍
副主编　谭其玲　周美池

四川科学技术出版社
·成都·

图书在版编目（CIP）数据

肾移植临床护理手册 / 谷波, 赵上萍主编. -- 成都:
四川科学技术出版社, 2020.12
ISBN 978-7-5727-0032-3

Ⅰ. ①肾… Ⅱ. ①谷… ②赵… Ⅲ. ①肾 - 移植术(医学) - 护理 - 手册 Ⅳ. ①R473.6-62

中国版本图书馆CIP数据核字（2020）第248523号

肾移植临床护理手册

主　编　谷　波　赵上萍

副主编　谭其玲　周美池

出 品 人　程佳月
责任编辑　罗小燕
封面设计　经典记忆
责任出版　欧晓春
出版发行　四川科学技术出版社
地　　址　四川省成都市青羊区槐树街2号　邮政编码：610031
成品尺寸　156mm × 236mm
印　　张　28.25　　字数 565 千　插页 1
印　　刷　四川华龙印务有限公司
版　　次　2021年5月第1版
印　　次　2021年5月第1次印刷
定　　价　98.00元

ISBN 978-7-5727-0032-3

本书编委会

主　　编： 谷　波　赵上萍

副 主 编： 谭其玲　周美池

编　　委：（排名不分先后）

陈晓琴　程　蓉　董　玲　杜诗露　范　钰
冯师健　谷　波　胡素容　胡　艳　黄　霞
黄中力　李　容　李　霞　李晓琴　李晓雪
李林娟　刘　坤　刘杨秀　施晓英　谭其玲
王春梅　王莉雅　王武诗　王媛媛　肖开芝
徐　涛　许辉琼　杨亚莉　杨瓔力　赵上萍
仲玉杰　周　言　周朝霞　周美池　朱婷婷

《华西医学大系》总序

由四川大学华西临床医学院/华西医院（简称“华西”）与新华文轩出版传媒股份有限公司（简称“新华文轩”）共同策划、精心打造的《华西医学大系》陆续与读者见面了，这是双方强强联合，共同助力健康中国战略、推动文化大繁荣的重要举措。

百年华西，历经120多年的历史与沉淀，华西人在每一个历史时期均辛勤耕耘，全力奉献。改革开放以来，华西励精图治、奋进创新，坚守“关怀、服务”的理念，遵循“厚德精业、求实创新”的院训，为践行中国特色卫生与健康发展道路，全心全意为人民健康服务做出了积极努力和应有贡献，华西也由此成为了全国一流、世界知名的医（学）院。如何继续传承百年华西文化，如何最大化发挥华西优质医疗资源辐射作用？这是处在新时代站位的华西需要积极思考和探索的问题。

新华文轩，作为我国首家“A+H”出版传媒企业、中国出版发行业排头兵，一直都以传承弘扬中华文明、引领产业发展为使命，以坚持导向、服务人民为己任。进入新时代后，新华文轩提出了坚持精准出版、精细出版、精品出版的“三精”出版发展思路，全心全意为推动我国文化发展与繁荣做出了积极努力和应有贡献。如何充分发挥新华文轩的出版和渠道优势，不断满足人民日益增长的美好生活需要？这是新华文轩一直以来积极思考和探索的问题。

基于上述思考，四川大学华西临床医学院/华西医院与新华文轩出版传媒股份有限公司于2018年4月18日共同签署了战略合作协议，启动了《华西医学大系》出版项目并将其作为双方战略合作的重要方面和旗舰项目，共同向承担《华西医学大系》出版工作的四川科学技术出版社授予了“华西医学出版中心”铭牌。

人民健康是民族昌盛和国家富强的重要标志，没有全民健康，就没有全面小康，医疗卫生服务直接关系人民身体健康。医学出版是医药卫生事业发展的重要组成部分，不断总结医学经验，向学界、社会推广医学成果，普及医学知识，对我国医疗水平的整体提高、对国民健康素养的整体提升均具有重要的推动作用。华西与新华文轩作为国内有影响力的大型医学健康机构与大型文化传媒企业，深入贯彻落实健康中国战略、文化强国战略，积极开展跨界合作，联合打造《华西医学大系》，展示了双方共同助力健康中国战略的开阔视野、务实精神和坚定信心。

华西之所以能够成就中国医学界的“华西现象”，既在于党政同心、齐抓共管，又在于华西始终注重临床、教学、科研、管理这四个方面协调发展、齐头并进。教学是基础，科研是动力，医疗是中心，管理是保障，四者有机结合，使华西人才辈出，临床医疗水平不断提高，科研水平不断提升，管理方法不断创新，核心竞争力不断增强。

《华西医学大系》将全面系统深入展示华西医院在学术研究、临床诊疗、人才建设、管理创新、科学普及、社会贡献等方面的发展成就；是华西医院长期积累的医学知识产权与保护的重大项目，是华西医院品牌建设、文化建设的重大项目，也是讲好“华西故事”、展示“华西人”风采、弘扬“华西精神”的重大项目。

《华西医学大系》主要包括以下子系列：

①《学术精品系列》：总结华西医（学）院取得的学术成果，学术影响力强；②《临床实用技术系列》：主要介绍临床各方面的适宜技术、新技术等，针对性、指导性强；③《医学科普系列》：聚焦百姓最关心的、最迫切需要的医学科普知识，以百姓喜闻乐见的方式呈现；④《医院管理创新系列》：展示华西医（学）院管理改革创新的系列成果，体现华西"厚德精业、求实创新"的院训，探索华西医院管理创新成果的产权保护，推广华西优秀的管理理念；⑤《精准医疗扶贫系列》：包括华西特色智力扶贫的相关内容，旨在提高贫困地区基层医院的临床诊疗水平；⑥《名医名家系列》：展示华西人的医学成就、贡献和风采，弘扬华西精神；⑦《百年华西系列》：聚焦百年华西历史，书写百年华西故事。

我们将以精益求精的精神和持之以恒的毅力精心打造《华西医学大系》，将华西的医学成果转化为出版成果，向西部、全国乃至海外传播，提升我国医疗资源均衡化水平，造福更多的患者，推动我国全民健康事业向更高的层次迈进。

《华西医学大系》编委会

2018年7月

序

近年来，我国医疗服务发展迅速，部分疾病的诊治已达到国际领先水平。这些进步很大程度上得益于亚专业的建设，让医护人员在面对病患时，既能有现代医学模式的系统观念，又能在某一特定疾病领域精益求精，推陈出新。

四川大学华西医院于 1979 年开展肾脏移植（简称肾移植），经过 40 年来几代人的努力，已成为国内最大的肾脏移植中心之一。2012~2018 年连续 7 年，肾脏移植例数居全国第二，活体肾脏移植数居全国第一；2020 年肾移植总例数及活体移植例数均为全国第一，且肾移植人、肾存活率均到达到国际领先水平。肾移植病房的医疗由泌尿外科及肾脏内科专科医生协同负责，护理工作由器官移植专科护士承担。

肾脏移植患者用药复杂、病情变化特殊，因此专业化护理团队的作用极为重要。华西医院肾脏移植护理团队除了日常护理工作外，还坚持器官移植专业学习，在患者术前、术后制定多项标准流程，及时洞察和处理患者出现的问题。同时，专业化护理团队开展多项创新工作，比如全球首个报道将“加速快速康复”理念用于肾脏移植供、受者围手术期，与呼吸科、康复科协作，共同促进患者的肺部康复等等。此外，多年坚持线上线下患者教育，为患者排忧解难，对患者的长期健康保驾护航。

在此，四川大学华西医院医护团队结合理论与实践，推出《肾移植临床护理手册》，对肾移植术前、术后的全程管理进行了详细介绍。该书是国内首部面向肾移植护理人员的专著，希望对相关工作人员有所裨益。同时，本书在编写过程中难免存在不妥之处，也请全国同仁批评指正，共同促进肾脏移植事业的发展。

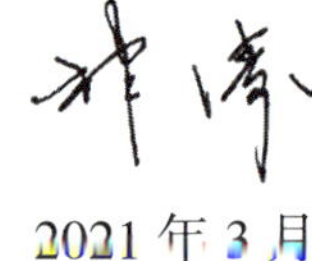

2021 年 3 月

林涛，四川大学华西医院泌尿外科教授，器官移植中心副主任，博士研究生导师，泌尿外科肾脏移植研究室主任。中华医学会器官移植学分会委员，中国医师协会移植分会肾移植学组副组长，中国医疗保健国际交流促进会肾脏移植分会副主任委员，中国医药技术协会移植技术分会副主任委员，海峡两岸医药卫生交流协会器官移植分会常委，中国肾脏移植质量控制委员会委员，中国生物医学工程学会透析移植分会常务委员，四川省器官移植学会候任主任委员，四川省医师协会器官移植分会候任会长，四川省海外高层次人才，四川省卫生和计划生育委员会学术带头人。

前　言

1954 年，美国波士顿的约瑟夫·默里医生成功开展了世界第一例纯合双生子间的肾移植手术，从而开启了肾移植的新纪元。我国的肾移植手术也已开展了 50 多年。近年来，随着外科学技术的进步以及医学免疫学、器官保存技术、免疫抑制药物等的发展，肾移植的一年成活率已经高达 95%。肾移植已经成为慢性肾功能衰竭患者最优选的治疗方式，帮助数以百万计的尿毒症患者重获健康，恢复正常的生活与工作能力。

成功的肾移植除了良好的供、受者配型和精良的手术技术外，充分的术前准备和完善的术后护理是手术成功的重要保障。此外，精准的免疫抑制剂的调整和并发症的预防也必不可少。肾移植患者因为长期使用免疫抑制剂，常常合并其他系统、器官疾病，肾移植患者的管理相对复杂并且是高度个体化的。因此，改善移植患者及移植肾的长期成活更需要一个专业的医疗和护理团队，需要移植内、外科医护人员共同努力，才能降低并发症及合并症风险。

“三分医疗，七分护理”，良好的护理是肾移植长期存活非常重要的一环。鉴于肾移植患者管理的特点及医疗护理中的特殊性，四川大学华西医院肾移植病房的医护人员结合肾移植患者管理的临床实践，就肾移植患者移植前的准备及术后护理要点、影响移植肾长期存活的相关因素及并发症发生的关键环节进行梳理，结合最新指南，编写了极具临床实用性的肾移植临床护理手册，希望能给广大医护人员提供参考，为改善肾移植患者生活及生存质量提供帮助。

医护团队共同努力，为尿毒症患者撑起一片蓝天。

陶冶

2021 年 3 月

陶冶，四川大学华西医院肾脏内科教授，主任医师，硕士生导师。中华医学会四川省肾脏病专委会副主任委员，中华医学会四川省器官移植专委会委员，中华医学会四川省中西医结合肾脏病专委会副主任委员。

目 录

第一章 肾移植概述

第一节 肾移植的基本概念

一、定义

1. 器官移植的定义

器官移植（organ transplantation）是指将供体的器官用一定的方式移除并移植至受体某一部位的医疗手段。其中，供、受体可为同一个体（自体移植）或同一物种的不同个体（同种异体移植）或不同物种（异种移植）。

目前，在临床上已经能成功移植的器官有：心、肺、肝、肾、胰、肠道和胸腺；组织有：角膜、皮肤、心脏瓣膜、神经、静脉、骨骼和肌肉。其中，肾脏是最常见的移植器官，其次是肝脏和心脏。

2. 肾移植的定义

肾移植（kidney/renal transplantation）通常为同种异体肾移植的简称，是指将供者肾脏移植到患有终末期肾病（end-stage renal disease，ESRD）的患者体内的一种器官移植。根据供体器官来源的不同，常将肾移植分类为公民逝世后捐献肾移植（通常称为死亡后捐献）和活体捐献肾移植。

表 1-1　公民逝世后捐献肾移植与活体捐献肾移植之间的比较

	公民逝世后捐献肾移植	活体捐献肾移植
手术	急诊手术，手术机会未知，可能因长期等待供肾而丧失最佳移植时机	择期手术，可合理尽快安排时间。术前有足够的时间做详细的移植前免疫检查
供肾质量	冷、热缺血时间稍长，感染风险高，可能发生急性肾损伤	冷、热缺血时间较短甚至无，质量高于尸体供肾
预后	易发生排斥反应及术后感染等	具有血缘关系的亲属供肾组织适配率提高，组织相容性好，移植肾排斥反应发生率较低

二、器官移植的分类

1. 根据移植物植入部位

（1）原位移植（orthotopic transplantation）：将受者的移植物所对应的原病变器官切除（例如心脏和肝脏），再将移植物移植到相应的解剖部位。

（2）异位移植（heterotopic transplantation）：不要求将病变器官切除（例如肾脏和胰腺），将移植物移植到与其原有解剖位置不同的部位。

2. 根据供者和受者遗传基因差异程度

（1）自体移植（autotransplantation）：是指将活细胞、组织或器官从身体的一个部分移植到同一个体的另一个部分。例如将自身的肾脏移植到髂窝处，将自身一片骨头取出用于重建另一骨头。通过这种方法移植的组织被称为自体移植物（autograft）。

（2）同质移植（isologous transplantation）：是指供、受者为同种属，但遗传基因型完全相同的两个个体之间的移植，如同卵双生子之间的移植。因此这种移植也被称为同基因移植（syngeneic transplantation）。

（3）同种移植（allotransplantation）：是指将活细胞、组织或器官移植到与供体相同种属但遗传基因不同的受体的过程，常被称为同种异体移植。临床上的大多数人体组织和器官移植属于此类。而移植物则被称为同种异体移植物（allograft）。

（4）异种移植（xenotransplantation）：是指将活细胞、组织或器官从一个物种个体移植到另一个物种个体的过程。例如，将人肿瘤细胞异种移植到免疫受损小鼠中，可以进行肿瘤相关的研究。与同种异体移植物相对应，异种移植的移植物被称为异种移植物（xenograft）。人类异种移植虽然是一项有希望为终末期器官衰竭提供潜在治疗的方法，但仍然存在医学、伦理和法律等多方面问题，目前尚在动物试验阶段。

3. 根据不同的移植物和移植技术

（1）细胞移植（cell transplantation）：指将一个个体的活细胞移植到同一个体的不同部位或不同个体中的过程。例如最常见的是骨髓移植、胰岛细胞移植；另外还包括输血，例如输红细胞、白细胞。

（2）组织移植（tissue transplantation）：指将有活力的一种组织（如皮肤、血管、筋膜）或多种组织（如带蒂肌瓣）从一个个体移植到同一个体的不同部位或不同个体中的过程。

（3）器官移植（organ transplantation）：指将有活力的器官从一个个体移植到同一个体的不同部位或不同个体中的过程。其包括：单个器官移植，如肾移植、肝移植等；多器官移植（multiple organ transplantation），如肝肾、胰肾联合移植等，可同时进行手术，也可分期序贯进行；器官簇移植（cluster transplantation），即在解剖上有总的血管蒂的两个及以上器官的整块移植，例如全腹腔脏器移植。

4. 根据移植物供者来源

（1）尸体供者（deceased donor）：根据供者的死亡方式不同，又可分为国际标准化脑死亡器官捐献（donation after brain death，DBD）的供者和国际标准化心死亡器官捐献（donation after circulatory death，DCD）的供者。由于热缺血时间的不同，DBD 供者的器官质量普遍优于 DCD 的供者。

（2）活体供者（living donor）可分为活体亲属供者（living related donor）和活体非亲属供者（living unrelated donor）。我国法律目前仅允许亲属间捐献，包括：有血缘关系的亲属间捐献，即直系血亲或三代以内旁系血亲；没有血缘关系的亲属间捐献，即配偶、继父母和非同父母的兄弟姐妹等家庭成员。国际上也有非亲属间捐献，例如好友间捐献，甚至非定向捐献（例如自愿无偿捐献器官进行非定向的分配）。

三、肾移植手术

（一）供肾修整术

不论是活体捐献还是死亡捐献，供肾切取下来之后，都需要进行一定的修整，这样才能使供肾安全方便地用于后续的肾移植手术。其中活体捐献和死亡捐献的供肾修整术（后文简称修肾）方法略有不同，但总的修整要点和注意事项基本一致。

1. 修肾步骤（以原位灌注后整块获取的双肾为例）

（1）辨认清楚整块双肾的腹侧面和背侧面以及双侧输尿管。剪开双肾背侧部分脂肪囊，肉眼观察评估双肾灌洗情况，如发现灌洗不足，及时从背侧剖开腹主动脉，找到双肾动脉开口进行补灌。

（2）可从整块双肾的腹侧面开始，先游离下腔静脉。辨别清楚双肾静脉入下腔静脉处，沿左肾静脉根部剪断分离，并做左肾静脉的适当游离，再将整块双肾翻面至背侧面，将腹主动脉后壁正中纵行剖开（可见成对存在的腰动脉），仔细辨别清楚肾动脉开口，明确有无多支肾动脉，再将前壁纵行剪开。在认清左肾静脉部位和双侧输尿管的情况下，将前壁前侧的结缔组织分离开，使得左肾和右肾分离。

（3）可先粗修剪去肾周脂肪，注意保留肾上腺及其内侧的脂肪（一般肾上腺的外侧基本不会有入肾动脉分支）、输尿管周围的脂肪和肾门脂肪，然后再进行精细修整。一般按静脉、动脉、输尿管的顺序进行修整，具体操作因情况而异，需灵活变通。血管小分支应尽量仔细结扎，避免开放循环后出血。肾门处，特别是肾动静脉周围的淋巴管应当注意结扎，减少术后淋巴漏，结扎时注意保护血管和输尿管。

（4）进行必要的血管重建。由于右肾静脉较短，多数情况下需对右肾静脉进行延长。静脉的延长有多种方式，以避免流出道梗阻为原则。常被用于延长肾静脉的材料为下腔静脉、左肾静脉或器官获取时所取的供者髂外静脉。有多支肾动脉时常需要进行重建，具体的方式因血管的长度、走行、入肾部位、管腔的粗细、动脉开口的远近、有无动脉损伤和血管粥样斑块而不同，以最大限度保证肾脏血供为原则，重建血管以方便移植手术顺利进行。

2. 修肾要点和注意事项

（1）修肾时在 2 ~ 4℃的肾保液中进行。尽量不要让冰块直接接触到肾脏，冰块不足时及时加冰。

（2）保证肾脏被足够的肾保液灌注，如原位灌注后判断肾脏未充分灌洗，需及时补灌。

（3）修肾过程中注意保护输尿管血管（即输尿管的血供）和肾脏血管，切忌钳夹致血管内膜损伤。

（4）适当地对肾门脂肪和淋巴管进行结扎以避免术中出血和术后淋巴漏。

（5）尽量在修肾时进行血管重建术，以降低后续移植手术的难度。

（二）肾移植术

目前，肾移植手术是标准化的一种手术方式。移植肾放置于髂窝，供肾动脉与受者髂内或髂外动脉进行端端（髂内）或端侧（髂外）吻合，供肾静脉与受者髂外或髂总静脉进行端侧吻合。输尿管常采用抗反流方式吻合于受者膀胱顶壁。肾移植简要手术步骤和要点如下：

1. 切口的选择

常用的移植切口为 Gibson 切口，即下腹部弧形切口：从髂前上棘内侧 2 横指左右向下向内侧斜行切开，直达耻骨上 1 横指部位的腹中线。而随着医疗器械和手术技术的进步，切口逐渐微创化。条件允许的情况下，切口可仅 4.5 ～ 5.5 cm。另外，腹腔镜下肾移植术或机器人辅助腹腔镜下肾移植术的开展，使得切口选择多样化，手术创伤更小。

2. 暴露髂血管

为了血管吻合做准备，需要暴露髂血管。暴露髂血管的过程中应当注意在腹膜外游离，尽量避免损伤腹膜。髂内动脉的游离需要仔细结扎其各分支。髂血管周围的淋巴结需要妥善结扎，避免术后淋巴漏。

3. 吻合动静脉

动静脉吻合顺序可据情况决定。四川大学华西医院肾脏移植中心常优先吻合静脉。血管吻合时间不宜过久，吻合时应当注意尽量保持肾脏的低温状态（通常将冰屑加在移植肾表面），以尽量减少肾脏热缺血时间。

4. 摆放移植肾

移植肾的摆放位置常为移植侧的髂窝内，具体以血管情况来决定，保证动脉走行顺畅，无折叠成角，静脉无过度牵拉。必要时，也可将移植肾置于盆腔内。

5. 输尿管膀胱吻合

输尿管与膀胱的吻合有多种方式，常用的是做膀胱肌层隧道，以抗尿液反流。吻合时需注意输尿管黏膜与膀胱黏膜需对合好。

6. 留置引流管

肾移植术后建议留置引流管，外常接负压闭式引流装置。引流管可用于观察出血、淋巴漏、尿漏的情况；另外，引流液的培养可指导临床对移植肾周感染的判断。四川大学华西医院肾脏移植中心已实施对手术顺利且感染风险相对小的活体捐献肾移植受者术后常规不放置引流管，在利于术后受者的活动及伤口的恢复方面取得了良好的效果。

四、器官保存

器官保存的目的是使得离体器官最大限度地保存其生命力，使其在移植后的功能最快和最大限度得到恢复。

（一）器官保存

1. 肾脏保存方法的历史与现状

剑桥大学生理学实验室的 Bickford R.G. 和 Winton F. R. 两位学者于 1937 年采用低温来延长犬肾组织存活时间的试验取得了成功。随后的学者们探索并证实了器官离体后可以通过无血的低温溶液进行灌洗保存。随后在 20 世纪 60 年代就有研究尝试采用机械灌注来对离体器官进行保存，例如 Folkert Belzer 等通过持续的低温机械灌注，成功使得犬肾保存了 72 小时。低温的保存方法虽然可以较大限度地抑制细胞的代谢并减少其对氧气的需要，但是却不可避免会造成冷缺血性损伤，因此从 20 世纪 80 年代就开始有学者探索常温离体灌注。直至 2011 年，Hosgood 等人进行了首例人常温机械灌注（normothermic machine perfusion，NMP）的肾移植并取得了良好的效果。虽然目前临床常用的人肾保存方法仍为静态冷保存法（static cold storage，SCS）和低温机械灌注保存法（hypothermic machine perfusion，HMP），但 NMP 技术在肾脏评估与保存等方面被认为更具有潜在优势。

2. 器官保存的原则

组织细胞在活体体内的情况下，由血液供应代谢所需底物并带走代谢废物，但离体后就处于缺血缺氧的状态。如仍处于常温的状态下，组织细胞的代谢较快，保存的时间较短。常温动物的组织器官中的大多数酶的活性随温度降低而下降，因而理论上，当温度从 37℃降至 0℃时，组织器官的代谢速度可下降至 1/12 左右。以哺乳动物的肾脏为例，离体肾脏可耐受 45 分钟的热缺血，而在 0 ~ 4℃的情况下，离体 12 小时仍能保持活力。因此，低温可以减少单位时间内器官对代谢底物的需求和代谢废物的产生，使之成为保存器官的一项基本原则。另外，低温对线粒体功能的保护也有助于移植后器官恢复代谢和功能。在低温的基础上，持续进行灌注（常为 HMP），还可以持续带走细胞代谢废物，可进一步延长器官保存时间。在 HMP 技术下，肾脏保存时间可为 48 ～ 72 小时。

虽然在低温条件下可以减缓缺血损害并延长器官的保存时限，但低温本身也会造成组织细胞的损伤。NMP 技术则是在生理体温的条件下进行，不仅可以避免冷缺血性损伤，还能对肾脏质量进行客观评估，并在一定范围内修复缺血性损伤。NMP 是目前器官保存的研究热点，有望成为未来移植界普及应用的技术。

（二）器官保存液

器官保存液是器官保存的核心，通过保存液中的各种成分，可有效地减轻器官保存所致的损伤，延长保存时间。

1. 器官保存液的制备原则

器官保存液的制备应当满足以下要求：①缓解低温所致细胞水肿；②缓冲细胞酸化作用；③减少细胞间隙肿胀；④防止再灌注时的氧自由基损伤；⑤提供 ATP 合成所需磷酸化合物底物；⑥维持细胞内环境稳定。

2. 器官保存液的类型

器官保存液根据其配方的不同，一般分为三类：①仿细胞内液型；如 UW 液、EC 液、HC-A 液；②仿细胞外液型，如 Celsior 液、IGL-1 液、SCOT 液、Polysol 液、Kyoto 液、LPD 液、St.Thomas 液和 Belzer-MPS 液；③非体液型保存液，如 HTK 液。各种保存液的组份各异，但都必须符合制备原则。在使用上可根据不同的器官选择相应合适的保存液，较常用于肾脏保存的为 UW 液和 HTK 液。随着科技的进步，也不断出现 HMP 和 NMP 所用的特制专用灌注液。另外，也有研究在现有的保存液中添加物质（如聚乙二醇）进行改良，甚至直接用气体分子来进行器官保存。

（范钰）

第二节　肾移植的前世今生

一、肾移植的历史

1. 肾移植历史

肾移植的历史是器官移植历史的一部分。在古代，人们就已经有了关于移植的想法，具体体现在国内外的传奇、神话、古代典籍、历史文物中。人们幻想通过移植来治病或获得强大的能力，例如，印度教传说中的象头神犍尼萨，就是通过移植大象的头颅从而重获新生并拥有着强大的力量；《列子·汤问》中记载扁鹊为两个人互换心脏，治愈心病的故事；奇美拉是希腊神话中拥有狮首、羊身、蛇尾，具有超强能力的怪兽，其名为“Chimera”，现今已被用作“嵌合体”这一专业名词。

为了将想象转变为现实，在较长的一段历史时期内，科学家们进行了大量的动物试验，涉及几乎所有的器官。在 1902 年的维也纳医学会议上，Emerich Ullmann 首次报告他利用 Erwin Payr 创建的金属管套接血管法，将狗的肾自体移植到其颈部，并持续排出尿液 5 天，证明了肾移植的可行性。1902 年，Alexis Carrel 创建了现代血管吻合技术，奠定了器官移植的技术基础。他本人也因此成了最年轻的诺贝尔奖获得者。他曾使用这种技术成功地在狗身上进行了几次肾移植。1901—1903 年，对 ABO 血型以及移植过程中的免疫反应的发现，进一步促进了移植的发展。第一例人与人之间的异体肾移植是于1933年在乌克兰进行的，Yuri Voronoy医生为治疗一名26岁急性汞中毒的女性，将来源于死亡6小时供者的肾脏移植到了受者的大腿内侧，但由于ABO血型不合，肾脏发生了超急性排斥反应，移植肾未产生尿液。第二次世界大战初期，英国生物学家Peter Brian Medawar着手研究为什么一个人身上的皮肤不能被永久移植到另一个人身上。通过观察烧伤植皮的病理变化并随后进行了一系列的研究，他提出了移植免疫学的概念，被称作“移植之父”。由于他和提出著名自限性识别理论的Frank Macfarlane Burnet对后天免疫耐受理论的发展和证实，1960年他们共同获得了诺贝尔生理学或医学奖。他们的贡献为器官和组织移植的成功铺平了道路。

20世纪50年代初期，René Küss和David Milford Hume都尝试进行了人体肾移植，但所有的受者移植肾均被排斥。但René Küss发明了将肾脏移植到受者腹膜外髂窝处的经典术式（Küss operation）并沿用至今。1951—1952年，Hume等人做了9例肾移植手术，但9例都发生了排斥反应。1954年12月23日，在波士顿Peter Bent Brigham医院，由John H. Harrison、Joseph E. Murray和John P. Merrill组成的医疗团队，成功地在一对同卵双胞胎之间实施了肾移植手术。这是具有里程碑意义的一次手术，受者术后存活了8年，最后死于冠心病。这成功地证实了肾移植的可行性，为后来器官移植的飞速发展奠定了基础。

早在1936年，Peter Gorer就发现了主要组织相容性复合物（major histocompatibility complex，MHC）。1941年，Clarence Little使用肿瘤细胞在不同种属小鼠中发现MHC分子与排斥反应的相关性。20世纪50年代，George Snell、Baruj Benacerraf和Jean Dausset对人和小鼠的MHC类分子作用进行了详细的研究，并因此一起获得了1980年诺贝尔生理学或医学奖。在当时，为了抑制受者的免疫系统，器官移植界进行了全身放射线照射、全淋巴结放射线照射、胸导管引流进行淋巴细胞清除等探索。1953 年，Gertrude Elion 和 George Hitchings 研制出了 6- 巯基嘌呤，它是一种抗细胞增殖药物。随后两位学者在 6- 巯基嘌呤的基础上，研发出了硫唑嘌呤，其与激素的联用方案使得受者可避免放射性照射，能显著提高了患者和移植物的存活率（移植物 1 年存活率达到了 50%）。至今仍有部分移植受者会使用到硫唑嘌呤，特别是备孕的女性受者。1964 年，Paul Terasaki 创立了微量淋巴细胞毒方法，奠定了交叉配型方法的基础。1966 年，组织配型开始用于供、受者的选择。1967 年，Thomas Starzl 在临床上使用抗淋巴细胞血清进行免疫抑制，随后他进一步研发了抗人 T 免疫球蛋白（ALG）和兔抗人胸腺细胞免疫球蛋白（ATG），在当时形成了以硫唑嘌呤、激素和抗淋巴细胞抗体的免疫抑制方案。随后，逐渐有新的生物制剂用于器官移植，如抗 T 细胞单克隆抗体（简称单抗）OKT3、抗白细胞介素 2 受体单抗（巴利昔单抗）、CD20 单抗（利妥昔单抗）等。

由于硫唑嘌呤和激素会非特异性地抑制免疫系统，副作用较大，特别是感染和肝毒性。直至 1970 年，瑞士 Sandoz 公司（现 Novartis）的员工在挪威和美国威斯康星州的土壤里分离出了新的真菌菌株，两种菌株都能产生一种天然产物——环孢素。1970 年 12 月，Hartmann F. Stähelin 证实了环孢素具有免疫抑制作用。1983 年，美国 FDA 批准环孢素用于临床。环孢素的临床应用，特别是环孢素、硫唑嘌呤、激素的三联免疫抑制方案，使得移植后受者和移植物存活率得到大幅度的提升，使得器官移植开始进入飞速发展期。直至于 1984 年，日本 Fujisawa 制药公司从筑波山土壤链霉素的肉汤发酵物中提取出了他克莫司（FK506）后，他克莫司在 1994 年获得上市，逐渐替代环孢素成为多种免疫抑制方案的基石。他克莫司对 T 淋巴细胞的活性抑制作用较环孢素强 30 ～ 100 倍。而 20 世纪 90 年代后的多种抗增殖药物的研制，特别是吗替麦考酚酯和西罗莫司的临床应用，逐渐替代了硫唑嘌呤，更加改善了器官移植的长期效果。

另外，除了前述器官保存技术的发展（见前）以外，器官移植事业的里程碑事件还包括 20 世纪 80 年代的脑死亡标准的确立和各国逐渐发展建立起来的器官共享 / 分配系统，例如美国的器官共享联合网络（UNOS）。这些多方面的努力促使器官移植稳定发展到了今天。

二、肾移植现状

1. 肾移植现状

近半个世纪，随着组织配型和肾脏保存方法的不断进步，新型特异并强效的免疫抑制剂的临床广泛应用，移植免疫学基础研究的不断深入，临床经验的不断积累和外科技术的不断成熟创新，肾移植的近期效果已经较为理想。在全球经验丰富的肾脏移植中心，移植物和受者的 1 年存活率已经可达到 95%，既往围手术期重点关注的超急性排斥反应和急性排斥反应的发生率均显著减少。目前，肾移植面临的挑战主要是如何治疗由抗体介导的慢性排斥反应以及原发肾病复发，从而提高受者和移植肾的长期存活率。另外，免疫抑制和受者感染的平衡（免疫抑制剂的合理应用）、可供移植器官的短缺（促进活体捐献、扩大标准边缘供肾的使用、ABO 血型不合移植等）、公民逝世后捐献带来的供体源感染 / 传染等，均是目前肾移植工作发展中需要进一步攻克的壁垒。

2. 我国肾移植现状

我国现代肾移植的快速发展除了得益于国际社会上器官移植快

速发展的推动以外，也与我国国家政策的支持、医疗界的努力开拓有关。特别是公民个人素质的提高、微创手术的常态化（腹腔镜微创取肾手术减少了供者的创伤）均极大地促进了活体亲属间肾移植。2010 年 3 月 1 日，卫生部与中国红十字会启动了公民逝世后自愿器官捐献工作，公布了中国人体器官捐献分类标准，逐步建立了中国人体器官分配与共享计算机系统（COTRS），基于医院的器官获取组织（OPO），以及为已故捐献者家属提供人道主义援助政策。经过这一系列的努力，2010—2018 年，每年公民逝世后捐献的例数从 34 例增加到了 6 302 例，年度死亡捐献肾移植量也达到了 1 万例。

截至 2018 年底，我国已累计完成公民逝世后器官捐献 2.1 万例，捐献大器官突破 5.8 万个，累计实施器官移植手术超过 6 万例，捐献、移植数量均位居世界第二位。中国人体器官捐献管理中心数据显示，截至 2020 年 5 月 5 日，我国器官捐献志愿登记人数为 1 312 868 人。肝脏、心脏、肾脏和肺脏移植多个单中心移植数量位居世界前列，患者生存率等质量指标已与国际水平持平，部分指标明显优于国际水平。尽管如此，由于我国人口基数大，公民逝世后捐献仍有很大的发展潜力，例如如果按照正常死亡可捐献的总人数的 1‰捐献率来粗算，每年也可达到 9 000 例的公民逝世后捐献。

我国目前正进一步优化器官移植工作的质量，从优化移植临床服务资源布局，有序增加移植医院数量，并从肾移植开始，逐步把肝脏移植、心脏移植等纳入医保体系；逐步完善《人体器官移植条例》等法律法规的修订；在积极推动捐献的同时，进一步规范器官获取与分配，规范脑死亡判定流程，做到更有效率、更加公平和可持续，实现器官捐献移植事业的高质量发展。

（范钰）

第三节 开展肾移植的相关法规及医疗机构基本要求

为了规范和加强人体器官移植技术临床应用管理，保证医疗质量和医疗安全，根据《人体器官移植技术临床应用管理暂行规定》，卫生部组织制定了《肝脏移植技术管理规范》《肾脏移植技术管理规范》《心脏移植技术管理规范》和《肺脏移植技术管理规范》，并于 2006 年 6 月 27 日颁布执行。在这些规范中，均明确提出了对实施器官移植的医疗机构、人员、技术管理、培训及其他相关管理的各项基本要求。其中《肾脏移植技术管理规范》内容如下：

该规范所称肾脏移植技术是指通过外科手术，将他人具有功能的肾脏移植给患者，以代替其病损肾脏的技术。

一、医疗机构的基本要求

（1）符合本省、自治区、直辖市人体器官移植技术临床应用规划。

（2）三级甲等医院，外科诊疗科目下设泌尿外科专业中有卫生行政部门核准登记的肾脏移植项目，有肾病学专业诊疗科目，有重症监护病房。

（3）泌尿外科，具体要求如下：

a. 开展泌尿外科临床诊疗工作 15 年以上，床位 40 张以上，其技术水平达到三级医院泌尿外科专业重点科室技术标准，在本省、自治区、直辖市三级甲等医院中处于领先地位。

b. 每年完成泌尿外科手术 800 例以上，其中肾脏手术 150 例以上；能够独立完成前列腺癌、膀胱癌、肾癌根治术。

c. 肾脏移植病房的具体要求：①有独立的肾脏移植病房，床位 20 张以上；②普通区、隔离区分区合理；③中心吸氧、中心负压吸引、监护系统等病房辅助设备齐全。

（4）肾内科的具体要求：有独立的病区并开展肾内科临床诊疗工作 10 年以上，床位 40 张以上，其技术水平达到三级医院肾内科专业重点科室技术标准，在本省、自治区、直辖市三级甲等医院中处于领先地位，能够进行肾脏活组织检查，并为肾脏移植提供技术支持。

（5）重症监护病房，具体要求如下：

a. 设置符合规范要求，达到Ⅲ级洁净辅助用房标准，病床不少于 10 张，每病床净使用面积不少于 15 m^2，能够满足肾脏移植专业需要。

b. 有多功能监护设备、呼吸机、持续性床旁血液滤过设备、凝血功能检测仪、血气分析仪和床边生化检测仪。

c. 有经过专业培训的、具备 5 年以上重症监护工作经验的专职医师和护士。

（6）肾脏移植手术室的具体要求：①手术室布局符合要求，使用面积 40 m^2 以上；②达到 I 级洁净手术室标准；③辅助设备齐全。

（7）血液净化室要求独立设置，有 20 台以上血液透析设备，能够完成常规透析及其他血液净化工作。

（8）其他辅助科室，具体要求如下：

a. 临床实验室符合规定，肾脏移植所需的相关检验项目参加卫生部临床检验中心或国际权威临床实验室间质量评价机构的室间质量评价并合格，具备 HLA（人类白细胞抗原）抗体检测和 HLA 组织配型的检测能力。

b. 能够开展免疫抑制剂血药浓度检测。

c. 病理科能够进行移植器官的组织活检诊断、排斥反应的诊断和监测。

d. 医学影像部门能够使用磁共振（MRI）、计算机 X 线断层摄影（CT）和超声波设备，进行常规检查和开展无创性血管成像与血流动力学检查、弥散与灌注成像。

e. 具备能够有效处理、治疗呼吸、神经、泌尿等系统并发症的科室及技术能力。

（9）设备：磁共振（MRI）、计算机 X 线断层摄影（CT）、彩色多普勒超声波诊断仪、床边 X 线摄影机、纤维膀胱镜、纤维肾盂镜、肺功能测定仪、肾脏移植专用器械、快速冰冻切片设备等，供体器官摘取与保存的药品与器械。

（10）至少有 5 名具有肾脏移植技术临床应用能力的本院在职执业医师，有经过肾脏移植相关知识和技能培训的、与开展的肾脏移植相适应的其他专业技术人员。

二、人员基本要求

（一）肾脏移植医师

（1）取得《医师执业证书》，执业范围为外科。

（2）有 10 年以上泌尿外科临床工作经验，参与肾脏移植临床工作 5 年以上，并具有副主任医师以上专业技术职务任职资格。

（3）经过卫生部认定的肾脏移植培训基地系统培训并考核合格。

（4）经 2 名以上具有肾脏移植技术临床应用能力的医师推荐，其中至少 1 名为外院医师。

（5）近 3 年作为术者每年完成除肾脏移植外的疑难泌尿外科手

术不少于50例。

（二）麻醉医师

（1）具有麻醉专业副主任医师以上专业技术职务任职资格。

（2）经过器官移植麻醉专业培训并考核合格。

（三）其他人员

其他相关卫生专业技术人员经过肾脏移植相关专业系统培训并考核合格。

三、技术管理基本要求

（1）严格遵守卫生部人体器官移植技术临床应用委员会组织相关专家拟订的肾脏移植技术临床应用规范。

（2）摘取肾脏符合无菌要求；器官冷缺血时间原则不超过24小时，必须使用专用的器官保存液。

（3）肾脏移植前必须进行血型、交叉配型、组织配型和群体反应抗体（PRA）检测。

（4）每例肾脏移植手术成立治疗组，术者由具有肾脏移植技术临床应用能力的本院医师担任，术后应当制订合理的治疗与管理方案。

（5）建立健全肾脏移植手术后随访制度，并按规定进行随访、记录。

（6）医疗机构每年开展肾脏移植手术不少于30例，移植肾脏1年存活率不低于85%，3年存活率不低于70%，5年存活率不低于60%。具有肾脏移植技术临床应用能力的医师作为术者每年完成肾脏移植手术不少于15例。

（7）医疗机构和医师按照规定定期接受肾脏移植技术临床应用能力评价，包括病例选择，手术成功率，严重并发症，医疗事故发生情况，术后病人管理，移植肾脏 1 年、3 年、5 年存活率，病人生存质量，随访情况和病历质量等。

四、培训基本要求

对拟开展肾脏移植的医疗机构实行卫生专业技术人员配套组合培训，包括对肾脏移植医师、麻醉医师、手术室与病房护士以及其他相关卫生专业技人员等进行培训；拟从事肾脏移植的医师应当接受至少 1 年的系统培训。

（一）培训基地条件

培训基地由卫生部指定，且需具备下列条件：

（1）三级甲等医院。

（2）有至少 5 名具备肾脏移植技术临床应用能力的指导医师。

（3）肾脏移植存活率高于本规范基本要求，并在全国处于较高水平。

（4）有与开展肾脏移植培训工作相适应的人员、技术、设备和设施等条件。

（5）具备进行大动物器官移植的实验条件。

（6）近 3 年在国内核心专业杂志或科学引文索引（SCI）期刊发表有关肾脏移植的学术论文至少 15 篇或出版临床专著。

（7）举办过全国性的专业学术会议或承担国家级继续教育项目。

（8）近 3 年来，每年完成泌尿外科手术不少于 1 500 例，每年完成肾脏移植手术不少于100例。

（二）培训基地基本要求

（1）培训教材和培训大纲经卫生部人体器官移植技术临床应用委员会认可。

（2）保证接受培训的卫生专业技术人员在规定时间内完成规定的培训。

（3）培训结束后，对接受培训的卫生专业技术人员进行考试、考核，并出具是否合格的结论。

（4）为每位接受培训的卫生专业技术人员建立培训及考试、考核档案。

（5）每年完成肾移植卫生专业技术人员配套培训不超过3组，或者培训肾脏移植医师不超过6名。

（三）肾脏移植医师培训要求

（1）熟练掌握大动物器官移植技术。

（2）在指导医师指导下，参与完成不少于20例肾脏移植。

（3）在指导医师的指导下，参加对肾脏移植患者的全过程管理，包括术前评价、围手术期处理、重症监护治疗和手术后随访等。

五、其他管理要求

本规范实施前具备下列条件的医师，可以不经过培训和肾脏移植技术临床应用能力评价开展肾脏移植。

（1）职业道德高尚，同行专家评议专业技术水平较高，并获得3名以上本专业主任医师推荐，其中至少1名为外院医师；或者通过卫生部人体器官移植技术临床应用委员会组织相关专家进行的评议。

（2）在三级甲等医院从事泌尿外科临床工作 15 年以上，具有副主任医师以上专业技术职务任职资格。

（3）近 5 年作为术者累计完成肾脏移植手术 150 例以上，且未发生二级以上与肾脏移植技术相关的医疗事故。

（谷波）

第四节　肾移植病房的设置与管理

一、肾移植病房的设置

（一）建筑布局

1. 选址

肾移植病房的建立，最初选址的时候就要根据尿毒症患者及肾移植受者的特点，考虑检查、治疗的转运路程和时间，要尽量靠近手术室、血液透析（简称血透）中心、重症监护病房（ICU）及影像科等。

2. 采光与通风

病房宜选择安静、阳光充足的区域，白天有良好的自然采光。由于肾移植受者为易感人群，减少院内感染的重要措施之一即是每日开窗通风，因此肾移植病房需要有良好的自然通风，同时，病房选址应避免窗外空气污浊和灰尘较大的区域。

（二）病房设置

肾移植病房要相对独立，与普通泌尿外科病区分开。按照国家移植相关法规，需设立至少 20 张床的移植病区，且普通病区、隔离病区分区合理。

1. 肾移植普通病区

肾移植病房需要将普通病区与隔离病区分开，普通病区主要收治移植手术前的尿毒症患者、手术后康复期患者、手术后并发症再次入院的患者。其中还有因各类感染再次入院的患者，这类患者即是感染源，同样也是抵抗力低下的易感人群。因此在设置肾移植病区病房时应考虑多配置单人间及双人间，避免发生交叉感染。每一个房间空间要足够，保持床间距大于 1.5 m。每个房间设置独立卫生间、淋浴房、24 小时热水，并做好防滑、防跌倒的安全设施。

2. 肾移植隔离病区

肾移植受者术后早期以及病情变化需要使用较大剂量免疫抑制剂时，抵抗力较低，需要给予保护性隔离。因此肾移植病房需要设置隔离病区，隔离病区要设置单独门禁系统，每一个房间空间要足够，保持床间距大于 1.5 m。每个房间设置独立卫生间、淋浴房、24 小时热水，并做好防滑、防跌倒的安全设施。隔离区走廊及每个病房内配备空气消毒机，有条件的可以配备层流设备，达到Ⅲ级洁净标准。对于实施电子病历系统的医院，需保证隔离病区有良好的网络信号或预设有线网络接口，隔离区设独立的医护工作站。设置隔离病区时，也应考虑多配置双人间或单人间，避免患者间的交叉感染。医护人员进入隔离病区需穿隔离衣，佩戴口罩、帽子，患者家属不可入内，只能在规定时间内穿隔离衣探视。

3. 重症监护病区

重症监护病区设置符合 ICU 规范要求，达到Ⅲ级及以上洁净辅助用房标准，病床不少于 10 张，每张病床净使用面积不少于 15 m^2，能够满足肾脏移植专业需要。

（三）设施配置

1. 普通病区

床旁中心吸氧、中心负压吸引、监护系统等病房辅助设备齐全，对于移植普通病房有条件的建议每个房间配备空气消毒机。

2. 隔离病区

床旁中心吸氧、中心负压吸引、监护系统等病房辅助设备齐全。隔离病区与普通病区的医疗护理物资相对独立管理，并配备洗手设施，保证隔离区的医护人员能在隔离区完成医疗护理活动，避免在多个病区间频繁走动。

3. 重症监护病区

有多功能监护仪、呼吸机、微量输液泵、容量输液泵、持续性床旁血液滤过设备、凝血功能检测仪、血气分析仪和床边生化检测仪等设备。床旁中心吸氧、中心负压吸引、监护系统等设备齐全。

二、肾移植病房护理人员编制与管理

（一）肾移植病房护理人员编制

1. 护理人员数量

肾移植病房护理人员应该按照什么样的标准来配备护理人员，是众多移植病房管理者关心的热点问题之一。就全国多家移植中心的实际情况来看，各个中心的实际情况和配置标准都有所不同。有的医院肾移植病房是与泌尿外科病房在一起，有的医院是单独的肾移植病房，有的医院移植病房是多器官移植中心，有肝移植、肾移植、心肺移植、小肠移植等，工作量各有不同，因此，护理人力配置上很难有一个统一的标准。一般来讲，肾移植患者术后的监护工作量与肝移植、心肺移植相比略少一些。肾移植普通病区的护理人员配置可以参考一般外科手术病房的床护比，略高于泌尿外科护士配置；重症监护病区的床护比按照 ICU 的床护比要求给予配置；隔离病区由于不允许家属进入，床护比应按照不低于 1∶1.5 的比例给予配置。另外，需要单独计算肾移植术后随访、术前登记通知等特殊岗位的护理人员。

2. 护理人员结构及岗位设置

肾移植病房的护理人员岗位设置应根据专科特点进行安排，根据移植病房规模大小，一般≤ 50 张病床设置一名护士长，≥ 50 张床设置 2 名护士长。每 15 ～ 20 张病床设置一名护理组长，普通病区与隔离病区、重症监护病区的护理组长分开设置。可根据病房随访工作的开展情况设置随访护士或随访组长。有条件的病房还可以设置感染控制专科护士、伤口专科护士。由于移植专科的特点，在病房护士的结构上，应有不少于 15% 的护士获得移植专科护士资格证，无资格证的护士或移植专科临床护理经验少于一年的护士不宜超过护士总人数的 25%。

（二）肾移植护理人员能力要求

肾脏移植患者的护理具有非常强的专科性，因而对病房内护理人员的资质及能力有较为严格的要求。

1. 肾移植病房护士基本要求

在普通病区及隔离病区担任责任护士，独立分管患者的主班护士，必须持有《中华人民共和国护士执业证书》，具有护理专业大专及以上学历，从事肾移植临床护理工作至少 1 年，经过肾移植病房 6 个月以上的专科强化培训，并考核合格。肾移植病房的护理专业组长必须持有《中华人民共和国护士执业证书》，具有护理专业大专及以上学历，从事肾移植专科临床护理 5 年以上，具有护师及以上职称，经过省级及以上移植专科护士培训并获得证书。肾移植重症监护病区的护士必须具备 5 年以上重症监护工作经验，从事肾移植临床护理工作至少 1 年以上。肾移植随访专科护士，尤其是要承担随访护理门诊，为患者提供个案管理的随访专科护士，除了要具备护理专业组长的基本要求外，还需要经过随访相关强化培训。

2. 肾移植病房护理人员专业技术能力要求

熟悉移植相关的医疗护理法律法规，并严格遵守；具有良好的职业道德及人文关怀意识与能力；具有系统完整的肾移植专业理论知识与护理操作能力；掌握专科常用监护、治疗、抢救仪器的使用（心电监护仪、呼吸机、微量泵等等）；具有感染控制的意识及感染控制的能力；具有较强的沟通能力和表达能力等。

（三）肾移植护士培养

虽然肾移植病房护士经过多年的移植专科临床工作，对肾移植的护理常规、规范都有一定程度的掌握和了解，但医学知识在不断地发展和更新，肾移植移植专科的护士也需要不断地获得新的知识与技能，促进职业技能的发展，最终促进肾移植护理专科的发展。肾移植病房对护士的继续教育可以分多个层面、多种形式开展，既有针对新人、低年资护士的基础知识与技能的培训，又有针对高年资护士的知识拓展与加深培训。培训内容有肾移植专科的理论与技能，也需要其他专业相关领域的知识与技能，如伤口护理、外周静脉治疗、糖尿病护理、沟通技能等。同时，还要注重护士的自我学习能力和综合素质的培训，如循证护理理论与方法、查阅文献、论文撰写、教学能力培训等。可以科内护士相互学习互相培训，或请医生做讲座，也可以让护士参与省内外的学术会以拓宽视野，亦可以让护士脱产到优秀单位进修或参加移植专科护士培训，等等。护士长要对病房的护士继续教育制订完善的培训计划，分层次、分批次地进行，不仅有年计划，还应有中长期规划，并有计划地进行专科人才培养，鼓励护士提升学历。

三、病房感染控制

肾移植术后患者大量使用免疫抑制剂，导致免疫功能下降，加之抗菌药的应用引起耐药菌株增加，致使肾移植受者术后发生院内感染的风险极大。感染是肾移植术后最常见的死亡原因，死亡率高（40% ~ 78%），其中以肺部感染和败血症的病死率最高。肾移植术后感染控制是关系到移植肾及受者成活的关键。因此，加强肾移植病房的感染控制，降低患者医院感染发生率是肾移植病房管理的重要内容之一，也是衡量一个肾移植病房护理管理水平的重要标志之一。

（一）感染预防

1. 病房空气及环境消毒

普通病区每天开窗通风至少 2 次，每次 30 分钟以上，每日空气消毒 2 次，每次 2 小时。隔离病区和重症监护病区每天至少开循环风紫外线消毒机消毒 12 小时，有条件可设空气层流设备，达到Ⅲ级及以上洁净标准。室温保持在 25℃左右，湿度保持在 50% ~ 60%。重症监护病区及隔离病区除工作人员外，禁止一切闲杂人员入内。工作人员应健康状况良好，无病毒细菌感染，入室须更换隔离衣裤，戴口罩、帽子，更换专用拖鞋。患者家属定时探视，入室须更换隔离衣，戴口罩、帽子，穿鞋套，并做好登记。家属有感冒、感染性疾病者严禁探视。

2. 治疗室空气及环境消毒

病区各治疗室每日空气消毒至少 2 次，每次 2 小时。每日应使用浓度为 500 mg/L 的含氯消毒液擦拭治疗室各类台面，减少细菌的污染机会，降低细菌数。每班治疗前后用含氯消毒液擦拭一次操作台面及地面，并坚持湿拖地面以减少空气中微粒污染。加强台面的污染状况监控，治疗台面上使用频率高、摆放物品多及近污染区的重点部位，要增加擦拭消毒次数；操作台面最好与门口、窗口、污染区保持相对较大距离。治疗室消毒后随时关好门，工作人员进入治疗室戴帽子和口罩。一切治疗用品使用后先进行处置后再回归治疗室，严禁将在患者床旁使用过的物品，如取下的输液器、用后的一次性手套等带入治疗室。

3. 床单位消毒与管理

有效的环境清洁和消毒是预防医院感染的重中之重。根据医院感染管理规范，肾移植隔离病区及重症监护病区属于Ⅱ类区域，医疗区域的物体表面和患者床单元应每日用浓度为 500 mg/L（传染病患者浓度为 2 000 mg/L）的含氯消毒液擦拭消毒 1 ~ 2 次，达到中水平消毒；床单、被罩、枕套、床间隔帘应保持清洁，定期更换，如有血液、体液或排泄物等污染应随时更换；便盆及尿壶应专人专用，每天清洁、消毒，腹泻患者的便盆应一用一消毒，也可使用专用便盆清洗消毒机一用一消毒。每周病室彻底清扫消毒一次，室内禁止摆放植物。患者出院后房间严格进行消毒，用 2 000 mg/L 含氯消毒液湿拖地面，湿抹患者用过的桌子、床、床头柜、衣帽柜等，床单位用臭氧消毒器消毒 15 分钟以上。对保洁人员进行培训与管理，擦拭床单位及床旁物品时，需遵守一床一巾的原则，使用过的抹布、拖布必须消毒处理。护理人员安排患者床位时，根据病情尽量让同种疾病患者共住一个病房，感染患者单独安排，特殊感染患者隔离护理，做到治疗用具、卫生工具独立使用，做好标记，严格消毒灭菌管理。耐药菌感染患者应给予单间隔离或将同类多重耐药菌感染患者、定植患者安置在同一病房，给予相应的标示警示。限制患者的活动范围，减少探视者及陪护人员，减少转运，并准备专用的血压计、听诊器、体温计、带有医疗垃圾袋的垃圾桶。床旁准备一次性帽子、隔离衣、快速手消毒液供医务人员治疗、护理时使用，并且此患者的治疗均应放置最后。医务人员在实施诊疗护理操作时，如有接触多重耐药菌感染患者的血液、体液、分泌物、溃疡面、黏膜时应戴手套，大面积接触患者时使用隔离衣。多重耐药菌患者临床症状好转或治愈且连续 2 次培养阴性者（每次间隔大于 24 小时）方可解除隔离措施。

4. 物品消毒管理

一次性物品不能重复使用，坚持一人一针一管一压脉带，已开启的未使用完的无菌物品均须注明有效期。对呼吸道治疗用物如雾化罐、雾化管、湿化瓶等，不能用压力蒸汽灭菌的物品，先用 1 000 mg/L 含氯消毒液浸泡 30 分钟后用自来水冲洗，清洗后晾干再放入清洁的塑料袋中封好备用，严格掌握消毒液的浓度、浸泡时间确保消毒效果。有条件的单位可送供应室统一规范处置。

5. 手卫生管理

流行病学研究表明，多数医院感染与医务人员直接接触而传染有关，医务人员的手已成为院内感染的重要传播媒介。洗手可以切断传播途径，是降低医院感染最经济、最有效的方法。全体医务人员实施诊疗护理时，应当严格执行手卫生规范，洗手五大指征以及七步洗手法应人人知晓。提高医务人员手卫生的执行率是直接切断病原菌传播的基本手段。科室安装感应水龙头、感应皂液盒、擦手纸巾盒，并在洗手处墙上贴卫生部七步洗手法示意图，所有要用到快速手消毒液的地方均应备用一瓶，提高洗手依从率。同时，将手卫生知识告诉每位患者及家属，对陪护人员进行手卫生培训，要求人人都知晓并做到，这也是防止病原菌交叉感染的重要手段。

（二）环境消毒监测

按照《医院消毒卫生标准》（GB 15982—2012），肾移植隔离病区及重症监护病区属于Ⅱ类区域，环境空气、物体表面、医护人员手菌落数按照Ⅱ类区域标准进行管理［环境空气菌落数标准≤ 200 CFU/m^3，或者≤ 4.0（15 分钟）CFU/ 皿，物体表面及医护人员手菌落数≤ 5 CFU/m^3］。设病房监控护士，每月对病房、治疗室、隔离室空气进行生物监测，每月检测医护人员手、物体表面、灭菌器械、消毒物品、消毒液等细菌控制情况，对每次的监测结果进行分析，针对薄弱环节采取措施，加强检查。

（谷波）

第五节　肾移植专科护士核心能力培养与发展

肾移植专科护士是指在专科护士培训基地经过 3 个月系统的专科理论和实践培训，具备肾移植专科护理能力并经考核合格，获得专科护士资格证书的临床注册护士。一名合格的肾移植专科护士，不仅要具备肾移植专科护理领域先进的专业知识、精湛的临床技能和丰富的工作实践经验，能为肾移植患者提供咨询、护理、教育、管理等高质量专业化服务能力，还应对个人的专业态度、心理素质、个性特点也有较高要求。

专科护士规范的培训体系是培养高质量专科护理人才的重要保障，但国内目前尚缺乏全国统一标准的专科护士培训机构和制度。在欧美国家，由各专业护理协会及其下属专科资格认证机构进行专科护士的培训、考前辅导、考核和证书颁发。美国等发达国家成立了唯一许可的专科护士资格认证机构，这些机构负责制定统一的资格认证标准，并对评定通过的专科护理学会授予专科护士资质认证。我国专科护士培训主要是以各省、直辖市为单位，由所在省、市的卫生主管部门和护理学会指定机构培训专科护士，具体培训计划和内容的设计由各省自主制定。我国专科护士资格认证管理体系尚待完善。

一、肾移植专科护士培养入选基本条件

（1）注册护士：连续持有我国护士执业证书 3 年以上。

（2）学历层次：取得护理专科或以上学历。

（3）技术职称：护师或以上的职称。

（4）临床实践：专科学历毕业的护士有 5 年或以上，本科学历毕业的护士有 3 年或以上，硕士研究生学位的护士有 2 年或以上的临床工作经验。

（5）专业素质：热爱护理专业，具有高度的责任心和慎独精神，具有良好的评判性思维能力和分析能力。

（6）拥有健康的体魄和良好的心理素质。

二、肾移植专科护士的能力要求

肾脏移植专科护士核心能力涵盖 6 个维度，即临床护理能力、伦理与法律理念、专业发展能力、教育与咨询能力、评判性思维能力、沟通与应变能力。

1. 临床护理能力

（1）专业理论知识：掌握肾移植概念、分类，肾移植的解剖、生理及病理概述；掌握肾移植术前准备、患者术前护理知识和患者术后护理知识；掌握肾移植术后主要并发症及护理知识、肾移植术后排斥反应及免疫抑制剂治疗及护理；掌握肾移植病房感染预防与控制的相关知识及措施。

（2）专业技能：熟练掌握心电监护仪、输液泵、微泵的使用方

法，气道管理及呼吸机监测技术；熟练掌握术后各类导管护理［血透管、腹膜透析管（简称腹透管）、髂窝引流管］；掌握动脉压、中心静脉压等循环系统检测和水、电解质及酸碱平衡监测技术；熟练掌握肾移植危重患者的抢救技术。

2. 伦理与法律理念

（1）工作态度：热爱肾移植护理工作，有高度责任心，有奉献精神；具有以患者为中心的服务理念；能以提高患者生存质量为目标，主动为患者及家属提供护理服务。

（2）法律：熟悉国内器官移植的法律法规；掌握《人体器官移植条例》有关规定；能指导帮助患者维护自身权益。

（3）伦理：具有正确的职业伦理观，并坚持执行；掌握器官移植的伦理学问题及准则；尊重患者的文化、宗教信仰、价值观和生活习惯。

3. 专业发展能力

（1）护士职业规划能力：能清楚自己的专业发展方向；对自己专业发展进行短期计划及规划。

（2）自主学习能力：通过各种途径学习肾移植护理新技术、新业务；抓住个人及专业发展学习机会，不断提升专业能力。

（3）护士教学能力：理论授课能力、临床专业实践指导能力、教学效果评价能力、护理自主学习能力。

（4）护士科研能力：了解护理研究基本知识，能通过循证的方法检索和评价各类文献，并解决实际问题；能够设计课题、撰写论文、发明专利，并能将研究成果应用于护理实践中。

4. 教育与咨询能力

（1）健康教育能力：能评估肾移植患者及家属的健康教育需求，制订健康教育计划；能制作肾移植相关知识的宣传资料，并对患者及家属进行宣教及评价；能对肾移植患者及家属进行生活照料及康复指导；能拟订肾移植患者出院计划并实施出院指导。

（2）咨询能力：能为相关的医疗工作者提供专业指导的能力；为医院继续教育人员的学习提供指导；能主动了解患者及移植团队的知识需求，并给予有针对性的专业支持；可提供个人及集体的咨询指导。

5. 评判性思维能力

（1）评估能力：能够根据患者类型采用正确的评估工具；根据患者主诉、症状及各项体征准确、快速地评估病情；根据病情轻重缓急正确处置患者；准确评估患者的潜在风险并采取干预措施；能够及时、准确评估患者及家属的需求；在接受任务、寻求咨询时能够收集有效的信息并进行正确的判断和指导。

（2）敏锐的分析能力：利用学到的丰富知识和逻辑思维能力，对病情变化做出准确的判断，并积极正确处理，使病人通过及时的诊断和处理得到救治，提高抢救成功率。

6. 沟通与应变能力

（1）沟通能力：能与患者、家属及其他医务人员进行恰当、有效、准确的沟通；能给患者及家属提供健康咨询、健康指导，给其他医务人员提供信息和建议。

（2）应变能力：能够对紧急情况做出有效、及时的反应，必要时调整策略；能够有效地控制或借助外援控制各种混乱局面，如纠纷等。

（3）协调能力：能够与患者、家属及其他医务人员协商、合作，为患者的护理问题寻求最佳解决方案；在应急情况下能够对人力、物资进行有效调配。

（4）自我调适能力：能够保持积极、乐观的心态，在临床环境和压力条件下保持自我情绪控制；能够运用减压方法自我疏导，必要时请求他人帮助疏导压力。

三、肾移植专科护士培训课程设置

1. 课程设置的背景

2005 年，卫生部印发《中国护理事业发展规划纲要（2005—2010 年）》，指出重点培养 5 个专业领域的专科护士，器官移植就是其中之一。2007 年，卫生部办公厅印发《专科护理领域护士培训大纲》，规定了 5 类专科（重症监护、急诊、手术室、器官移植、肿瘤）的培训对象、目标、时间、内容、考核。在国家卫生主管部门的大力支持下，专科护理领域不断拓展，现已涵盖重症监护、急诊、伤口造口、手术室、老年、器官移植、肿瘤、糖尿病等 20 多个领域。但目前国内仍然没有单独的肾移植专科护士培训，只有器官移植专科护士培训及资格认证。

2. 课程设置的依据

课程设置的依据主要参照 2007 年卫生部办公厅印发的《专科护理领域护士培训大纲》中的器官移植专科特点而设置。课程内容还应根据器官移植专科的发展不断更新修订，以符合最新的器官移植医疗护理专科发展趋势 。

3. 肾移植专科课程设置

（1）理论课程主要内容：肾移植的概念；国内外肾移植的发展历史和现状；临床应用的肾移植概况；国内外有关器官移植的立法情况；器官移植的组织管理；《人体器官移植条例》；《关于规范活体器官移植的若干规定》；器官移植的伦理原则；移植免疫基础与排斥反应 ；肾脏的解剖、生理和肾移植病理概述；肾移植的适应证及禁忌证；供体的选择；移植肾的保存；肾移植的手术方式及移植技术；肾穿刺术的护理；肾移植受者和供者术前准备和术后护理；肾移植术后主要并发症和护理；肾移植的排斥反应及免疫抑制治疗和护理；肾移植患者的健康教育；肾移植患者的心理护理；护理研究设计；延续护理；健康咨询等课程。

（2）临床实践：掌握肾移植受者和供者的围手术期各项护理技能；观摩供体器官的切取与保存 1 例次；观摩移植手术全过程 1 ~ 2 例（次）；对 2 例以上肾移植受者实行围手术期全过程的护理；完成临床实践报告 1 篇，要求理论结合实际并与本专科临床护理工作密切相关。

四、肾移植专科护士的使用

肾移植专科护士作为本专科的业务骨干，工作重点是运用自己所学的专科知识和技能切实为患者解决临床问题，主要承担疑难重症患者的护理，还需负责组织专科护理教学授课和查房，对低年资护士进行培训及指导。要为患者提供健康教育指导，促进患者了解疾病及康复相关知识，开展出院患者随访。专科护士要具有循证思维，能评判性地看待目前已有的常规，善于运用循证思维去解决临床问题，提高临床护理质量。同时，要根据最新的研究成果及指南证据进行临床实践改革，积极撰写论文，参与科研设计。

五、肾移植专科护士培养发展趋势

近年来，肾移植技术飞速发展，我国也亟须一批高水平的肾移植临床护理专家，不仅在肾移植临床护理实践领域具有高度的知识和技术积累，还应在肾移植护理科研、教育方面起到带头作用，并能在医护关系、护患关系以及和各部门的协调方面发挥积极的影响。

从20世纪80年代起，我国护理本科教育和研究生教育相继起步，如今初具规模，已经具备了独立培养具有上述各项能力的临床护理专家的条件和教育实力。我们可以借鉴日本的做法，积极探索肾移植专科护士和临床护理专家分层次培养模式，即在培养专科护理人才之初就分为专科护士和临床护理专家两个层次。在两者的培训对象准入要求、培训内容、培训教材、培训期限、教学师资、培训基地、资格认证、管理使用等方面构建规范的培养使用模式。肾移植临床护理专家的培养与护理研究生学历教育相挂钩，同时更侧重临床实践能力的培养，要求具有5年以上临床经验（其中3年以上专科经验），精通肾移植专科知识和技能，同时具有良好的心理素质及良好的沟通、组织协调和管理能力；尤其注重其解决专科疑难问题能力、科研能力、临床教学能力的培养；主要负责参加专科护理会诊、专科护士实训基地的带教、专科质量控制及管理，以及开展基于肾移植临床护理的科研，探索肾移植护理新进展。

（胡素容）

第六节　肾移植的未来发展方向

一、扩大肾源范围的肾移植

（一）促进活体捐献移植

由于活体捐献肾移植受者的人肾存活率均显著高于死亡捐献肾移植受者，且活体供肾移植具有以下的优势：①扩大供肾来源，缩短受者等待时间；②亲属活体供肾比尸体供肾更容易获得较为理想的 HLA 配型，可降低术后出现排斥反应的可能性；③术前可以全面评估供肾质量，并选择恰当的手术时机；④冷、热缺血时间明显缩短，可减少缺血—再灌注损伤导致的移植肾不良事件；⑤便于在供者健康状况允许的条件下，在移植术前对受者进行免疫干预。因此，国际社会均在大力发展活体捐献移植，从而扩大供肾来源，缩短受者等待时间。

目前的工作重点主要集中在以下几个方面：

1. 加强供者的评估和随访

对活体供者的全面评估，主要目的在于确保供者在心理、生理上符合肾脏捐献的要求，保障供者的长期健康，同时兼顾受者的移植效果。只有做好了供者的评估和随访，才能最大限度地保护供者的安全和健康，从而减少潜在供者对捐献肾脏的顾虑，进一步促进活体肾移植的临床工作，缓解器官短缺，使得更多受者获益并回归社会创造更多的社会价值，提高总体社会效益。

2. 开展血型不合肾移植

ABO 血型相合是既往肾移植的首要条件，但随着血型不合肾移植探索的不断进步，有大样本研究表明 ABO 血型不相合肾移植可以取得和血型相合肾移植一致的临床效果。甚至目前有研究发现，ABO 血型不合与 HLA 配型不合相比，ABO 血型不合受者可能有着更好的远期预后。因此，不断有中心陆续开展 ABO 血型不合肾移植来缓解器官短缺。部分中心血型不合肾移植已经成为常规临床技术项目。ABO 血型不合受者的远期预后有待进一步多中心数据来明确。

3. 高致敏受者的肾移植

目前的 HLA 高分辨配型技术、表位（epitope）配型技术有望让有高 HLA 抗体的受者找到能避开抗体对应位点或表位的合适供者。另外，《活体肾移植临床技术操作规范（2019 版）》推荐对于没有组织相容性更好的替代供者可供选择，在尸体移植也难以找到匹配供者的情况下，高致敏受者可在愿意承担相应风险且预处理结果较理想的情况下进行肾移植手术。目前的血浆置换、淋巴细胞清除剂、人丙种免疫球蛋白、减少 HLA 抗体或抑制抗体发挥作用的新型药物等，都可使得高致敏受者的围手术期排斥风险得到有效的控制，虽然长期疗效有待进一步观察，但移植后的远期存活率仍然是优于透析治疗的。

4. 配对捐献活体肾移植

这是指两对及两对以上的供者和受者由于供、受者之间不相容（配型、血型等），供者捐献肾脏给其他不相关的相容的受者，而对应受者则接受其他相容的不相关供者的肾脏。这种肾配对捐献移植可以使两个及以上不相容受者能够接受健康的、更相容的肾脏。常见情况为两对供、受者之间相互捐献，但也可能存在三对或者更多对的配对捐献，从而成为一条捐献链。在我国，由于政策法规的缘故，配对捐献临床工作较难以开展。而在发达国家，配对捐献移植可以从国家系统来进行配对。例如据美国的“国家配对肾脏交换项目”统计，大约有 45% 参与了该项目的供、受者可以匹配到合适的肾脏。

（二）合理应用边缘供肾

合理利用边缘供肾能够在一定程度上缓解肾源供需不平衡的矛盾，而使用边缘供肾的重点在于如何准确评估供肾质量，提高器官利用率。边缘供肾没有明确的定义，常常可能来源于扩大标准供者（expanded criteria donor，ECD）。ECD 是指供者年龄≥ 60 岁，或≥ 50 岁且伴随有以下情况中的 2 条：有高血压病史；血清肌酐＞132.6 μmmol/L；死亡原因为脑血管意外；也可来源于患有肾脏和 / 或非肾脏异常疾病的供者，如糖尿病、泌尿系结石、肿瘤、肝炎、不明原因低肾小球滤过率等。除了通过临床常规检查来评估以外，目前有KDRI（kidneydonor riskindex）和KDPI（kidney donor profile index）等评分系统来对供肾质量进行评估，另外还有机械灌注的相关参数指标（如阻力指数）和病理活检（冰冻或快速石蜡病理切片）来对供肾质量进行评估。其中，病理活检相对来说是现有手段中最精准的评估方法，有助于指导边缘供肾的合理使用，特别是指导是否行双肾移植或丢弃器官。但由于供肾标本取材的不均一性，病理反映肾脏实际情况的时候会存在一定的偏差，可能导致肾脏丢弃率增加。因此，供肾质量评估需要综合各方面因素做出判断。另外，边缘供肾的使用，需要注意受者的因素，例如选择HLA匹配度良好、心肺功能良好及低体重的受者有利于在术后减少排斥反应、心力衰竭等并发症风险，为移植肾功能的恢复创造条件。而NMP技术是目前最有潜力对边缘供肾进行评估和修复的技术，随着技术条件的不断进步，有望进一步减少器官的丢弃，提高边缘供肾的使用。

二、新的免疫抑制剂开发

1. 药物的新剂型

对已有药物进行新剂型的开发有助于提高其生物利用度的同时，减少其毒副作用。

（1）麦考酚钠肠溶片（商品名：米芙），是霉酚酸制剂的肠溶剂型。由于其不会在胃的酸性条件下释放麦考酚酸，从而可以避免代谢产物羟乙基吗啉对胃黏膜产生刺激作用，同时也可避免因患者使用质子泵抑制剂导致胃壁细胞泌酸功能下降，从而所造成的吗替麦考酚酯代谢、吸收的改变。肠溶剂型的主要作用是能够改善霉酚酸的胃肠道不良反应。

（2）他克莫司缓释胶囊（商品名：新普乐可复），是他克莫司的缓释剂型。其可以减少他克莫司早晚两次服药所带来的不便，一定程度减少食物对他克莫司吸收的影响，提高患者的依从性，更重要的是避免了两次服药所致药物吸收曲线的波峰和波谷，使得吸收曲线下面积更平稳，减轻了毒副作用。

2. 西罗莫司靶蛋白（mTOR）抑制剂

依维莫司（everolimus），是西罗莫司的 40–O–（2–羟乙基）衍生物，也是哺乳动物 mTOR 的抑制剂。其主要通过与细胞中的 FK 结合蛋白（FK BP）相结合，抑制 T 细胞增殖以及抑制细胞因子的信号转导而发挥免疫抑制作用。其半衰期比西罗莫司短，约为 28 小时。目前的研究提示，对部分使用依维莫司无明显副作用和移植肾功能良好的肾移植受者，较适合晚期转换为依维莫司治疗，同时无钙调磷酸酶抑制剂（CNI）或 CNI 用量最小化。另外，对于有慢性移植物肾病、CNI 肾毒性和动脉病变、癌症和病毒感染（尤其是巨细胞病毒感染）的受者，可能较适宜于晚期转化为依维莫司。

3. T 细胞共刺激阻断剂

贝拉西普（aelatacept）是一种选择性 T 细胞共刺激阻断剂。其前身是 CTLA4–Ig（细胞毒性 T 细胞相关抗原 4 与 Ig 融合蛋白）。T 细胞需要由抗原提呈细胞提供的共刺激信号活化，以 T 细胞表面分子 CD28 与其相应配体分子 B7（CD80/CD86）结合所提供的共刺激信号最为重要。其作用机制是通过与抗原提呈细胞上的 CD80 或 CD86 分子结合，阻断 CD28 介导的 T 淋巴细胞共刺激信号，从而抑制 T 细胞活化。贝拉西普相比于环孢素或他克莫司通过钙调磷酸酶途径抑制 T 细胞活化对全身影响更小（因钙调磷酸酶机体内广泛分布，参与多种细胞功能调节）。目前的研究显示部分患者用贝拉西普相对于 CNI 制剂有更好的移植肾功能，且因其理论上可以阻断 DSA 亚型 IgM 到 IgG 的转换而不会增加 dnDSA 的发生风险。

4. 淋巴细胞清除剂

阿伦单抗（alemtuzumab）是一种人源化的抗 CD52 单抗，可导致 T 细胞、B 细胞、单核细胞和 NK 细胞的耗竭。阿伦单抗一般用于治疗慢性淋巴细胞白血病和多发性硬化，但也可用于肾移植的免疫诱导治疗和对急性排斥反应的治疗。其作为肾移植免疫诱导剂，与巴利昔单抗相比具有较低的急性排斥反应发生率；与兔抗人胸腺细胞球蛋白（rATG）的诱导有类似的移植物存活率。其用作治疗急性排斥反应时，治疗效果表现出不受促炎环境的影响，具体的疗效有待更多的临床试验验证。

5. 减少抗体或抑制抗体发挥作用的药物

（1）新型抗 CD20 单抗：除了临床常用的利妥昔单抗（商品名：美罗华）以外，目前以 CD20 为靶点的单抗还包括替伊莫单抗（商品名：泽娃灵）、托西莫单抗（商品名：BEXXAR）、奥法木单抗（商品名：arzerra）、奥瑞珠单抗（商品名：ocrevus）以及阿妥珠单抗（商品名：gazyva）。尽管都是以 CD20 为靶点，但是抗 CD20 单抗的结构、适应证都有很大的不同。同时，根据人源化程度以及 Fc 片段修饰，抗 CD20 单抗可以大致分为三代：第一代主要是以利妥昔单抗为代表的嵌合或者鼠源单抗；第二代是以奥法木单抗为代表的人源化单抗；第三代的抗 CD20 单抗以阿妥珠单抗为代表，其抗体的 Fc 片段经过了糖基化修饰。第二代和第三代抗 CD20 药物对肾移植受者也表现出比一代更强的 B 细胞清除效果。其具体在移植领域使用的疗效有待进一步临床试验评估。

（2）硼替佐米（bortezomib）：可通过抑制蛋白酶体使浆细胞凋亡，从而清除转化的和未转化的浆细胞，使抗体产生减少。在肾移植中，适用于治疗抗体介导的排斥反应和高敏移植受者的脱敏治疗。

（3）IdeS（imlifidase）：它是一种源于化脓性链球菌的内肽酶。其特异性针对人的 IgG，在静脉注射后可高效快速将人 IgG 切割成 F（ab'）2 和 Fc 片段，从而抑制抗体—补体依赖的细胞毒作用过程。IdeS 可以减少患者体内的供体特异性抗体，有助于高致敏和 HLA 不相容受者行肾移植手术。该药具有较强的去除抗体能力，但由于其免疫原性，导致其目前理论上仅单次用药效果较好。其长期临床疗效有待高质量临床试验进一步评估。

6. 针对补体系统的药物

（1）依库丽单抗（eculizumab）：它是 C5 的单克隆抗体，可抑制 C5 转化酶将 C5 裂解成 C5a（有促血栓形成和促炎症特性）和 C5b（可形成终末补体复合物 C5b-9，也具有促血栓形成和促炎症特性），从而抑制 C5 介导的补体相关事件。依库丽单抗主要用于治疗阵发性睡眠性血红蛋白尿症（PNH）和非典型溶血性尿毒症综合征（aHUS）。在肾移植中，依库丽单抗主要用于预防 aHUS 受者移植后的疾病复发，可被用于预防 DGF 和 ABMR 的发生。目前的临床试验质疑其预防 DGF 的能力，并认为其不能完全预防 ABMR 的发生。其具体的效果有待后续更多的试验验证。

（2）C1 抑制剂（C1-inhibitor，或者叫 C1 酯酶抑制剂）：它是属于丝氨酸蛋白酶抑制剂超家族的蛋白酶抑制剂。其主要功能是抑制补体系统以防止自发性激活。C1 抑制剂在肾移植中，主要可用于预防和治疗急慢性抗体介导的排斥反应，以及减少缺血再灌注损伤和移植物纤维化。该药物的临床疗效需要进一步临床试验来证实。

7. 针对细胞因子的药物

（1）托珠单抗（tocilizumab）：它是一种人源化的针对白细胞介素（IL）-6 受体的单克隆抗体。由于 IL-6 作为促炎细胞因子，在免疫应答过程中有重要的作用，所以有中心将托珠单抗用于治疗发生慢性抗体介导的排斥反应的受者，发现可以提高移植物存活率和患者存活率，但具体的疗效需要进一步的验证。

（2）肿瘤坏死因子 α（TNF-α）抑制剂：例如英夫利昔单抗（Infliximab）、阿达木单抗（adalimumab）、依那西普（etanercept）。合并有炎性肠病、类风湿关节炎、银屑病等自身免疫性疾病的移植受者可能会使用到 TNF-α 抑制剂。有研究发现 TNF-α 抑制剂的免疫抑制作用，并建议此类患者的其他免疫抑制需酌情减量，特别是抗增殖类药物。TNF-α 抑制剂在移植领域的应用有待进一步研究明确。

三、异种移植

早在 1963 年，杜兰大学的医生就尝试对 6 名即将死亡的人进行黑猩猩到人类的肾移植手术。1983 年，一个患有左心发育不良综合征的女婴接受了狒狒的心脏移植，术后由于排斥反应，仅存活了 21 天。目前，在全世界，可供移植的器官都是稀缺资源，因此才有了器官分配系统来保证器官分配的公平性，另外，也促使移植工作者大力促进活体捐献以及探索边缘器官的合理应用等一系列工作。相对于类器官（一种三维的微器官，与来源的组织和器官高度相似，常用于体外模拟疾病过程以及测试药物）技术的逐渐进步，发展到人造器官能用于移植来说，异种移植则可能是最有希望在未来能走向临床并解决器官短缺问题的技术。

由于非人类灵长类动物与人类是“近亲”，所以它们理所当然被认为是最可能适宜给人类进行异种移植的供体。特别是黑猩猩，它们的器官大小和人类相近，且血型与人类的血型有很好的相容性。但是野生黑猩猩已经被列为濒临灭绝的物种，因此人们将视线转移到了狒狒身上。狒狒虽然数量相对多，但 O 型血的狒狒很少，且由于其体型较人类小，器官也相应较小，妊娠期较长以及一次妊娠所产的后代较少等缘故，狒狒也不是理想的异种供体。此外，非人类灵长类动物由于与人类相近，用其器官进行移植还存在一定异种人畜共患病（xenozoonosis）传播的风险，甚至有传播危害人群的风险。而令人意外的是，家猪成了异种器官供体的最佳候选者，这是由于其与人的种族差异较大，跨物种间疾病传播的风险相对较低（例如猪虽然携带有猪内源性反转录病毒，但已经进行了猪胰岛移植的人类受者均没有被报道有感染，且该病毒能被基因编辑技术剔除或使用抗病毒药物控制）。家猪解剖结构和器官大小与人类相近，并且可大量繁殖，相对容易获得。目前的研究常常使用家猪作为供体，狒狒作为人体模型的受体，来进行异种移植动物试验。但还有一些需要关注的问题，如猪的寿命比人类短，其组织器官老化速度更快，仍然可能传播某些疾病等。虽然目前异种移植领域不断有一些实质性的进展，但其进入临床还面临着诸多挑战，主要包括以下几个方面：

1. 确定合适的免疫抑制方案

目前异种移植所使用的免疫抑制方案普遍强于同种异体移植方案，而强效的免疫抑制常常导致严重感染等并发症。目前，几乎所有的异种肾移植中，都使用了阻断 CD154/CD40 通路的高效免疫抑制方案，但由于这种方案容易发生血栓性并发症，使其受限于进行人体试验。未来可能会研制出人所用的 CD154 特异性药物，或者其他合适的免疫抑制方案。

2. 找到适当的基因改造方法以获得最小免疫原性的供体动物

由于目前异种移植所需的免疫抑制强度较强，副作用较严重，故可以通过基因改造的方法改变某些特异的异种基因，减少异种器官的免疫源性。例如杨璐菡等人结合使用 CRISPR 工具和小分子药物，成功诞生出了世界首批内源性反转录病毒被灭活的猪。另外，目前已经开发出了一种基因敲除猪，这种猪不会表达三种高免疫原性碳水化合物：半乳糖 -α1，3 半乳糖、N- 羟乙酰神经氨酸以及 Sd（a）抗原。同样，也有研究将人类基因敲入供体动物细胞，使之表达人类基因。然而目前基因改造仍处于探索阶段，异种基因的种类较多，需要进一步的试验来探索和构建合适的异种移植模型。另外，基因编辑手段的效率和脱靶率、转基因供体动物的健康性和存活率都是后续将动物模型转化到临床过程中需要重视的问题。

3. 确定合适的大动物模型来着手开始人体试验

虽然目前的异种移植在大动物模型上已经较为成功，但缺少一个确定的目标，使得达到这个要求目标的动物模型可被转为用于进行人体试验。据肾移植相关数据显示，如果粗略地将转基因猪和人之间的抗原差异当作最大程度的 HLA 不匹配，非常乐观地估计受者进行异种移植的 5 年存活率最高能达到 80%。目前普遍认为，异种移植的大动物模型的存活率至少必须要非劣效于透析治疗的患者的存活率（1 年的患者存活率为 90% 左右，5 年的患者存活率为 50% 左右）。

4. 明确特定类型的受者参与最初的临床试验

随着透析质量的不断提高，降抗体的方案不断优化，交叉配型阳性的高致敏受者的预处理方案不断进步，使得选择恰当的受者来进行异种移植人体试验的要求越来越高。参与试验的受者必须是能从异种移植的预期获益高于（至少是非劣效）现有的治疗方案的。目前有四种类型的患者可能适合参与到最初的异种移植临床试验：①患有会快速复发肾病的患者，如局灶性节段性肾小球硬化症（FSGS）和膜增生性肾小球肾炎 2 型；②高度致敏的患者，这类患者同种异体肾移植后的 5 年存活率约为 65%；③不能再继续进行透析的透析患者；④特定的老年患者，短时间移植物的存活可使其生存获益。

此外，在再生医学领域，现在已经可以形成缺乏某个器官（如胰腺、肾脏）的猪胚胎，可供异种多功能干细胞补入来形成异种器官。未来有望可用患者自己的细胞置入动物体内，生长出人体器官来供给自己移植。

四、随访系统的建设

1. 供者的随访

供者在捐献肾脏后，会存在手术相关并发症和远期稍高概率患慢性肾脏病（CKD）或 ESRD 的风险，因此，需要对供者进行随访，早期发现问题并尽早干预，促进供者的健康。目前，发达国家多数都有自己的供者随访系统，但都面临供者随访状况较差的局面，其中供者的依从性和随访费用问题为最主要的原因。因此，未来解决供者随访系统建设问题可能主要围绕如何提高供者随访的依从性和如何提高资金支持上面。优秀的随访系统不仅可以促进供者的随访质量，还可以较完整地收集供者较长时间的数据，以进一步评估供者捐肾的远期风险，为活体器官捐献政策的制定提供支持。供者随访时间通常认为应该在术后 1 个月、6 个月、12 个月、24 个月，此后随访间隔时间可据情况适当延长，但建议每年至少有 1 次随访。随访内容首先至少应包括供者的存活状态、肾功能、尿蛋白、血压以及糖尿病和心血管疾病的发生率。其次，还应了解供者的长期健康相关的生存质量和心理健康状况。此外，捐献对供者的社会经济学状态的长期影响也应该纳入随访内容。

2. 受者的随访

随着高效免疫抑制剂的临床成熟应用，器官保存和血管吻合技术的不断进步，器官移植事业得到了蓬勃的发展。肾移植由于开展最早、发展最快、技术和管理最成熟，使得受者的长期存活率、生存质量和治疗花费远远优于血液透析治疗。肾脏移植术后 1 年存活率显著提高，在多数地方已达 90%。然而，长期存活率仍不理想，如何提高受者的长期存活率是当前肾移植最重大的临床问题之一。影响移植肾长期存活的因素众多，加强随访是其中的核心环节。

多数发达国家，包括我国均采用以移植中心为主的二级随访系统，包括移植中心以及国家层面的注册系统和质量控制（我国的国家层面的注册系统是中国肾脏移植科学登记系统）。患者在移植中心规律随访，所有数据由移植中心收集并报国家注册系统，国家可通过该系统评估各中心移植和随访质量，并通过大数据分析优化移植方案及制定相关政策。发达国家移植中心众多，患者交通便利，回移植中心也较为容易；移植中心配备了内外科医生、护士、协作人员参与随访，同时有专人与患者电话联系，尽可能提高随访质量。受者随访投入虽多，但提高了患者存活，患者可以回归社会创造价值，同时存活超过 5 年的肾移植受者的总体费用远远低于透析。

而我国应用该模式的过程中出现了以下几个主要的问题：①患者就诊困难，部分常见问题不能得到及时处置。一方面，患者的任何问题都希望在移植中心解决，包括很多本应由其他专科、通科、全科医生处置的问题。另一方面，当地医生缺乏肾脏移植相关培训，对肾移植患者的问题多建议到移植中心诊治。这不仅延误患者治疗，还导致患者和移植中心资源严重浪费。同时，我国地域辽阔，富有经验的移植中心数量不足且分布不均。边远地区，比如川西、西藏，缺乏移植中心且交通极为不便，使这类问题更加突出。②影响长期存活以及数据丢失。由于不能按时随访，导致问题不能早期发现和治疗，影响了患者的长期存活及生存质量；同时由于随访不便，不少患者被迫减少随访次数，导致数据丢失。③供者缺乏随访，就没有数据支持，导致难以制定真正适合国人的供者选择标准。④多地医保为规范肾移植患者管理，均指定了随访和开具免疫抑制剂的医院及医生。医院为配合医保，规定患者只能每月开药。稳定的肾移植患者后期只需要每3个月甚至每半年随访一次，但由于开药，部分患者仍需每月到移植中心，同样导致资源浪费，应改进。⑤肾移植患者作为特殊类型的慢性疾病，只由移植中心随访，不符合我国分级诊疗、同质化的医疗建设目标，也不利于精准扶贫政策的实施。我国的随访系统建设还有待进一步探索和开发。

总之，提高随访质量是提高移植肾长期存活的关键因素，同时能促进社会稳定并节约资源。如何建立适合我国国情和医疗体制的随访体系，是中国肾移植有待解决的重大问题。

（范钰）

参考文献

[1] 朱有华，曾力 . 肾移植 [M]. 北京：人民卫生出版社，2017.

[2] 袁小鹏 . 心脏死亡器官捐献供者肾移植学 [M]. 广州：广东科技出版社，2014.

[3] 中华医学会器官移植学分会 . 肾移植手术技术操作规范（2019 版）[J]. 器官移植，2019，10（5）：483-488，504.

[4] 张亚玲，乔保平 . 肾移植发展史的启示 [J]. 医学与哲学，1989，（3）：45-46.

[5]《中国组织工程研究与临床康复》杂志社学术部 . 肾移植的国内外历史记录 [J]. 中国组织工程研究与临床康复，2011，15（5）：882-883.

[6] 王力红，赵霞，张京利 .《重症监护病房医院感染预防与控制规范》解读 [J]. 中华医院感染学杂志，2017，27（15）：3361-3365，3391.

[7] 王书会，王一瑶，王静娜，等 . 肾移植术后患者医院感染目标性监测及危险因素分析 [J]. 中华医院感染学杂志，2013，23（4）：823-825.

[8] 段雨，董秋波，陈妙霞 . 肾移植病房消毒隔离与微生物污染监测的护理管理 [J]. 现代预防医学，2009，36（20）：3977–3978.

[9] 马明惠，何重香，贺学宇，等 . 预见性护理措施在预防肾移植术后肺部感染中的应用 [J]. 实用器官移植电子杂志，2017，5（1）：28–30.

[10] 吴欣娟，李佳倩，李真，等 . 加强专科护士培养与使用，助力专科护理跨越式发展 [J]. 中国护理管理，2017，17（7）：872–874.

[11] 贺启莲，郑显兰 . 专科护士与临床护理专家发展概况及建议 [J]. 中国护理管理，2007，（9）：8–12.

[12] 富晶晶，夏海鸥 . 我国专科护士培养和实践现状的文献计量学分析 [J]. 中华护理教育，2016，13（9）：689–692.

[13] 张红霞，伍淑文，黄艺仪，等 . 器官移植专科护士核心能力培养模式的探讨 [J]. 中国医学创新，2013，10（29）：58–59.

[14] 翁艳秋，郝建玲，张玲娟 . 阶梯式专科护士培养与使用 [J]. 中华护理育，2019，16（9）：661–664.

[15] 张大华，孟祥宇，陈建军 . 日本儿科专科护士的培养与认定及其对我国的启示 [J]. 中国护理管理，2019，9（4）：636–640.

[16] 林涛 . ABO 血型不相容亲属活体肾移植技术操作规范（2019 版）[J]. 器官移植，2019，10（5）：540–546.

[17] 王毅，蒋鸿涛 . ABO 血型不相容亲属活体肾移植技术操作规范（2019 版）[J]. 器官移植，2019，10（5）：533–539.

[18] 于立新，叶俊生，邓文锋，等 . 高度致敏受者肾移植的临床处理 [J]. 中华泌尿外科杂志，2008，29（3）：185–187.

[19] 姚许平，陈实 . 重视肾移植术后系统随访 [J]. 现代实用医学，2011，23（7）：723–724.

第二章 肾脏的解剖、生理及肾移植病理概述

肾脏（kidney/renal）是人体的重要器官，其基本功能是生成尿液，清除体内代谢产物及某些废物、毒物，同时经重吸收保留水分及其他有用物质，如葡萄糖、蛋白质、氨基酸、Na^+、K^+、$NaHCO_3$等，以调节水、电解质及酸碱平衡，而且肾脏还具有内分泌功能，分泌肾素、促红细胞生成素、羟化维生素 D_3、前列腺素、激肽等，同时肾脏还是机体部分激素的降解场所和肾外激素的靶器官。肾脏的这些功能保证了机体内环境的稳定，使新陈代谢正常进行。

第一节 解剖结构

一、形态位置

1. 位置

肾脏为成对的器官，左右各一，位于腹腔上部脊柱两侧，在腹膜后面，紧贴腹后壁。左肾上极平第 11 胸椎下缘，下极平第 2 腰椎下缘，左肾门约平第 1 腰椎；右肾由于肝脏关系比左肾略低 1 ~ 2 cm。右肾上极平第 12 胸椎，下极平第 3 腰椎，右肾门平第 2 腰椎。正常

肾脏上下移动均在 1 ~ 2 cm 范围以内。

2. 形态大小

肾脏是实质性器官，形如蚕豆。正常成人的肾脏长约 10 cm（8 ~ 14 cm），宽约 6 cm（5 ~ 7 cm），厚约 4 cm（3 ~ 5 cm），重 130 ~ 150 g。肾分上下两端、前后两面和内外两缘。内侧缘中部凹陷为肾门（renal hilum），肾门处有肾动脉、肾静脉、淋巴管、肾神经以及肾盂，包裹这些结构的结缔组织称肾蒂。肾蒂的主要结构从上到下排列顺序为肾动脉、肾静脉、肾盂；由前至后则为肾静脉、肾动脉、肾盂末端。由肾门伸入肾实质的凹陷称肾窦。

二、结构

1. 肾皮质

将肾脏从顶到底剖开，可以看到有两个区域，外侧为肾皮质（renal cortex），厚 1 ~ 1.5 cm。肾皮质由肾小体和肾小管构成。

（1）肾小体：肾小体呈球形，由肾小球和肾小囊两部分组成。肾小球是一团盘曲襻状毛细血管网，由内皮细胞、肾小球基底膜及上皮细胞构成。肾小球的包囊称为肾小囊，是肾小管盲端扩大形成的双层球状囊。内层（脏层）紧贴在毛细血管壁上，外层（壁层）与肾小管壁相连，两层上皮之间的腔隙称为囊腔，与肾小管管腔相通。

（2）肾小管：肾小囊延续即为肾小管。肾小管由近球小管（近端小管）、髓袢和远球小管（远端小管）三部分组成。肾小管的初始段高度屈曲，称为近曲小管，位于肾皮质，随后伸直下降，走行于髓质内，然后折返上升，再返回皮质，再度弯曲，称为远曲小管，最后通入集合管。近球小管包括近曲小管和髓袢降支粗段。髓袢由髓袢降支和髓袢升支组成，前者包括髓袢降支粗段（近球小管的组成部分）和降支细段；后者包括髓袢升支细段和升支粗段（远球小管的一部分）。远球小管包括髓袢升支粗段和远曲小管。远曲小管末端与集合管相连。

2. 髓质

肾脏内侧为肾髓质（renal medulla），约占肾实质的2/3。肾髓质可以分为多个圆锥形的实体，叫肾锥体。每个肾锥体的基底部朝向皮质，尖端称肾乳头（renal papillae），伸向肾窦，在肾窦内有7 ~ 12个漏斗状的肾小盏，每个肾小盏包绕1 ~ 2个肾乳头，每2 ~ 3个肾小盏合并成肾大盏，肾大盏集合成扁平漏斗状的肾盂（renal pelvis），肾盂出肾门后逐渐缩窄变细移行为输尿管。

三、肾脏血液循环特点

1. 血液供应特点

（1）血流量大：肾脏的血液供应非常丰富，两个肾脏的血液流量大约为心输出量的22%，每分钟约1 200 ml。肾脏的血液供应直接来自腹主动脉，从腹主动脉分出左、右肾动脉，肾动脉经肾门进入肾脏，然后分支形成叶间动脉、弓形动脉、小叶间动脉和入球小动脉。

（2）血流分布不均匀：皮质血供丰富，占94%左右，髓质血供少，且越向内髓质血供越少，这与皮质主要完成滤过功能有关。

（3）两套毛细血管网：肾小球毛细血管和管周毛细血管，它们以串联方式相配置，通过出球小动脉而分开，这有助于调节两套毛细血管的静水压。肾小球毛细血管中血压高（约60 mmHg）*，引起快速的液体滤过；管周毛细血管中血压低（约13 mmHg），使得液

---

* 1 mmHg ≈ 0.133 kPa。

体迅速地被重吸收。通过调整入球和出球小动脉的阻力，肾脏能有效地调节肾小球和肾小管周围的毛细血管中的血压，从而改变肾小球的滤过作用和（或）肾小管的重吸收作用，以保证身体内环境的稳态。

2. 血流量的调节

（1）自身调节：不依赖肾外神经支配使肾血流量在收缩压 80 ~ 180 mmHg 变化范围内能保持不变的现象。其生理意义是：肾血流量与泌尿功能相适应，使肾小球滤过率不会因血压波动而改变，有利于维持肾小球滤过率的相对稳定。

（2）神经和体液调节：肾交感神经兴奋时，肾血管收缩，肾血流量减少；肾交感神经活动减弱时，肾血管舒张，肾血流量增加。肾上腺素、去甲肾上腺素、血管紧张素Ⅱ、血管升压素也能引起肾血管收缩，前列腺素、乙酰胆碱、心房利尿钠肽则可舒张肾血管。

一般情况下，肾主要依靠自身调节来维持血流量相对稳定，以保证泌尿功能的正常进行。在异常情况下，如大失血、中毒性休克、缺氧等机体处于应激状态时，肾通过交感神经和体液调节使肾血流量减少，这对维持心、脑等重要器官的血液供应有重要意义。

（程蓉）

第二节 生理功能

一、泌尿功能

肾脏的基本功能是泌尿功能，通过肾小球的滤过、肾小管及集合管的重吸收作用，完成排泄代谢产物和调节水、电解质和酸碱平衡的任务。

（一）排泄代谢产物

1. 肾小球滤过

循环血液流经肾小球毛细血管网时通过肾小球的滤过膜被超滤进入肾小囊的过程称为肾小球滤过。正常人两侧肾脏血流量每分钟约 1 200 ml，其中血浆流量每分钟 600 ～ 700 ml，两侧肾脏每日从肾小球滤过的血浆总量达 18 000 ml。所滤过的这部分血浆称之为原尿。单位时间内（每分钟）两肾生成的超滤液量（即从全部肾小球滤过的血浆毫升数）称为肾小球滤过率（glomerular filtration rate，GFR），正常成人约为 125 ml/min。

影响肾小球滤过的主要因素有：肾小球滤过膜的通透性、滤过面积、肾小球毛细血管血压、肾小囊内压和血浆胶体渗透压等。由于肾血流量的自身调节机制，收缩压血压波动于 80 ～ 180 mmHg 时，肾小球内毛细血管压可以保持相对稳定；当收缩压血压降到 80 mmHg 以下时，肾小球毛细血管血压也相应下降，可造成有效滤过压和肾小球滤过率的降低；当动脉压降至 40 mmHg 以下时，肾小球滤过率为零，出现无尿现象。

2. 肾小管重吸收

原尿流经肾小管及集合管，约 99% 被重吸，每日排出体外的终尿为 1 500 ～ 1 800 ml。

肾小管的重吸收分为被动重吸收及主动重吸收，被动重吸收是一种顺着电化学梯度进行转运的过程，不需要直接消耗代谢能量进行重吸收，尿素、水和重碳酸离子的重吸收都是被动性的；主动重吸收是逆着电化学梯度进行转运的过程，需要从代谢获得能量进行重吸收。一般说来，机体对所需要的物质，如葡萄糖、氨基酸、钠离子等都是由肾小管主动重吸收的。

肾小管重吸收是有高度选择性的。某些物质，如葡萄糖、维生素和氨基酸，能够被肾小管完全重吸收，尿中排泄率几乎为零。滤液中的水和电解质，如钠、氯和重碳酸离子，也是高度被重吸收。某些代谢产物，如尿素氮、肌酐等只有小部分被重吸收或不吸收。

肾小管对物质的主动重吸收是有最大限度的。这个限度是由于小管中的溶质超过了载体蛋白的数量，使专门的转运系统发生了饱和的缘故。如肾小管对葡萄糖的重吸收就有一定限度，如果滤过的葡萄糖量超过肾小管重吸收葡萄糖的能力，尿中就会有葡萄糖。健康人的血浆葡萄糖浓度不可能高到引起糖尿的水平，但在非控制性糖尿病患者中，滤过葡萄糖的负荷超过重吸收的最大限度，从而引起尿中葡萄糖的排泄。

3. 远曲小管和集合管的重吸收

远曲小管和集合管可继续重吸收水和 Na^+。但是，与其他部位不同的一个重要特征是 Na^+ 和水的重吸收受激素的控制。其中，盐皮质激素，如醛固酮可刺激 Na^+ 的重吸收，主要部位是作用在皮质集合管；神经垂体激素，如抗利尿激素（ADH）可刺激水分的重吸收，当机体缺水时，重吸收量增多，不缺水时则减少。

（二）维持内环境稳定

肾脏通过肾小球滤过、肾小管重吸收及分泌功能，排出体内多余的水分，对滤过的葡萄糖、小分子蛋白质、氨基酸等全部重吸收，维持内环境稳定。

二、内分泌功能

肾脏不仅是一个泌尿器官，还可以分泌激素类的生理活性物质，主要有肾素、激肽释放酶、前列腺素、促红细胞生成素、1，25-（OH）$_2$D$_3$等，对血压、水和电解质的平衡、红细胞的生成及钙、磷的代谢等许多生理功能的调节起着重要的作用。

1. 肾素

肾素是一种蛋白水解酶，体内90%以上肾素来源于肾脏。肾小球旁器中的近球细胞是肾素合成、贮存、释放的主要场所。肾素的主要生理作用是将肝脏产生的血管紧张素原的链肽水解，形成血管紧张素Ⅰ，从而激活肾素－血管紧张素－醛固酮系统（RAAS）。RAAS的主要作用是使小动脉收缩、血压升高、肾血流量减少，降低肾小球滤过率，减少水钠的排出。肾素的分泌受血压和体液含钠量等因素调节。血压升高可抑制肾素的分泌，反之增加。体液含钠量增加，作用于交感神经、压力感受器和致密斑，使肾素分泌抑制，从而促进多余钠排出。高血钙、高血镁、低血钾等亦可刺激肾素的分泌。

2. 促红细胞生成素

促红细胞生成素（EPO）作为一种糖蛋白，是一种调节红细胞生成的多肽类激素。其90%由肾脏产生，约10%在肝、脾等产生。肾脏毛细血管丛、肾小球旁器、肾皮质、肾髓质均能产生促红细胞因子，作用于促红细胞生成素原。EPO的合成与分泌主要受组织氧的供求比例来调节，减少氧供或增加组织需氧量，可激活肾脏腺苷酸环化酶，促进EPO的分泌。EPO可通过反馈机制抑制EPO生成，保持机体红细胞维持在正常水平。EPO的绝对和相对不足是肾性贫血的重要发生机制之一。

3. 活性维生素D

体内生成或摄入的维生素D$_3$需经肝内25-羟化酶的催化，形成25-（OH）$_2$D$_3$，然后再经肾小管上皮细胞内线粒体中α－羟化酶的作用而形成具有高度生物活性的 1，25-（OH）$_2$ D$_3$。其主要生理作用：①促进肠道对钙、磷的吸收。②促进骨中钙、磷吸收及骨盐沉积。1，25-（OH）$_2$ D$_3$ 受血钙、血磷的调节，并受甲状旁腺素和降钙素的控制。低血钙、低血磷、甲状旁腺素升高、降钙素减少可促进 1，25-（OH）$_2$ D$_3$ 生成，反之则减少。1，25-（OH）$_2$ D$_3$ 的生成还受自身反馈的调节。当机体缺少维生素 D$_3$ 时或肾脏器质性损害，导致 1，25-（OH）$_2$ D$_3$ 分泌不足，引起钙磷代谢失常，可诱发肾性佝偻病、骨营养不良及骨质疏松症。

4. 前列腺素

肾的皮质和髓质均可合成前列腺素（PG），但主要来源于髓质乳头部的间质细胞。PG 合成是由 PG 前体即花生四烯酸在 PG 合成酶作用下生成的。PG 可抑制血管平滑肌的收缩，具有很强的扩血管效应，具有降血压和调节体液的作用，亦可刺激环磷酸腺苷的形成，对抗抗利尿激素（ADH），促进水、钠排泄，使动脉压下降。肾内 PG 分泌受肾髓质血流量等因素影响，在各种应激情况下，肾髓质血流增加，刺激 PG 分泌，从而使血管舒张，增加水、钠排出，降低血压使其恢复正常。

5. 激肽释放酶和激肽

激肽释放酶来自皮质的近曲小管细胞，其作用于血浆中激肽原分解为激肽。激肽的主要作用：①对抗血管紧张素及交感神经兴奋，使小动脉扩张。②抑制抗利尿激素（ADH）对远端肾小管的作用，促进水、钠排泄，从而使血压降低。肾激肽水平主要受激肽释放酶的活性影响。肾激肽释放酶的产生与分泌受细胞外液量、体钠量、醛固酮、肾血流量等因素调节，其中醛固酮最为主要，它可促进肾激肽释放酶分泌，低血钾可抑制醛固酮分泌而减少激肽释放酶，高血钾则反之。

另外，许多内分泌激素如胰岛素、胃泌素、甲状旁腺激素等均经肾脏灭活，当肾功能减退时，这些激素的清除时间明显延长，从而引起代谢紊乱。

三、其他功能

肾脏可以调节水、电解质和酸碱平衡。

1. 肾脏对水的调节依赖于抗利尿激素

抗利尿激素（又称血管升压素）是由下丘脑的视上核和室旁核的神经细胞分泌的 9 肽激素。其主要作用是改变远曲小管和集合管上皮细胞对水的通透性，从而影响水的重吸收；增加髓袢升支粗段对 NaCl 的主动重吸收和内髓部集合管对尿素的通透性，使髓质组织间液溶质增加，渗透浓度提高，利于尿浓缩。

2. 肾脏调节血 Na^+、血 K^+ 的水平受醛固酮的影响

醛固酮是一种盐皮质激素，是肾素－血管紧张素－醛固酮系统的重要组成部分，是调节细胞外液容量和电解质的激素。当细胞外液容量下降时，刺激肾小球旁细胞分泌肾素，激活肾素－血管紧张素－醛固酮系统，醛固酮分泌增加，使肾脏重吸收钠增加，进而引起水重吸收增加，细胞外液容量增多；相反，细胞外液容量增多时，通过上述相反的机制，使醛固酮分泌减少，肾重吸收钠、水减少，细胞外液容量下降。血钠降低、血钾升高同样刺激肾上腺皮质，使醛固酮分泌增加。

3. 肾脏调节酸碱平衡的机制

人体在正常膳食情况下，体内产生大量的酸性物质和少量的碱性物质。酸性物质主要有两大类：碳酸（挥发性酸）和固定酸（非挥发性酸）。糖、脂类、蛋白质氧化分解产生的硫酸、磷酸、乳酸、

丙酮酸等酸性物质，主要由肾脏排出体外，称为固定酸。机体产生的固定酸，每天为 40 ~ 60 mmol H^+，通过肾小管泌 H^+ 作用自尿液中排出。近曲小管、远曲小管、集合管细胞都可以分泌 H^+。肾小管在排出酸性尿时，通过 H^+-Na^+ 交换，生成新的 HCO_3^-。这样，肾脏通过对肾小球滤过的碳酸氢盐的重吸收和生成新的碳酸氢盐，使细胞外液中的碳酸氢盐的浓度保持稳定，以维持体液的酸碱平衡。

（程蓉）

第三节　病理概述

对移植肾进行活检及病理学诊断，能有效、直接地反映肾脏内部结构变化及病变原因，常用于供肾活检、移植后诊断活检等，有助于更加准确地评估供肾质量，明确移植后排斥、并发症及相关临床疾病的诊断与治疗。

一、移植肾活检病理诊断标准

目前，全球对移植肾病理公认标准为 Banff-2017 移植肾病理分类方案。该标准在 2017 年第 14 届 Banff 移植病理学会议上进行修订，将移植肾病理分为四类：第一类为正常或无特异性病变；第二类为抗体介导病变，包括了活动性抗体介导排斥（anti-body mediated rejection，ABMR）、慢性活动性 ABMR 以及无排斥反应证据的 C4d 阳性；第三类为交界性病变（临界性病变）；第四类为 T 细胞介导排斥（T-cell mediated rejection，TCMR），包括了急性 TCMR、慢性活动性 TCMR。

（一）一类

正常或无特异性病变。

（二）二类

抗体介导病变。

1. 活动性 ABMR

活动性 ABMR 需具备以下 3 个条件：

（1）急性组织损伤组织学证据，包括以下 1 项或多项：①微血管炎（g > 0 和 / 或 ptc > 0）；无肾小球肾炎复发或新发；如有急性 TCMA、交界性病变或感染，单独 ptc ≥ 1 不足以诊断，须有 g ≥ 1。②动脉内膜炎或透壁性动脉炎（v > 0）。③急性血栓性微血管病，无其他病因。④急性肾小管损伤，无其他明显病因。

（2）现在 / 近期抗体与血管内皮细胞相互作用证据，包括以下 1 项或多项：①肾小管周毛细血管 C4d 线性阳性（冰冻切片免疫荧光 C4d 2 或 C4d 3 ；或石蜡切片免疫组织化学染色 C4d > 0）；②至少中度微血管炎 [（g+ptc）≥ 2]；无肾小球肾炎复发或新发；如有急性 TCMA、交界性病变或感染，单独 ptc ≥ 2 不足以诊断，须有 g ≥ 1；③肾穿组织中 ABMR 明显相关的基因转录组合或分子分类器（如已验证）表达增高。

（3）血清抗供体特异性抗体阳性（ HLA 或其他抗原的 DSA ）：C4d 阳性或上述条件 2 中经验证的基因转录组合或分子分类器表达的增高可替代 DSA；当符合上述诊断条件 1 和 2，但 HLA 抗体阴性；建议作全 DSA 检测，包括非 HLA 抗体检测。

2. 慢性活动性 ABMR

慢性活动性 ABMR 需具备以下 3 个条件：

（1）慢性组织损伤形态学证据，包括以下 1 项或多项：①移植肾肾小球病（cg > 0），包括电镜下肾小球病变（cg 1 a），无慢性血栓性微血管病或无慢性肾小球肾炎复发或新发；②明显肾小管周毛细血管基底膜多层化（需电镜）；③无其他原因的动脉内膜新纤维化，如无 TCMR 病史，纤维化的动脉内膜见白细胞浸润，更支持诊断慢性活动性 ABMR（此病变并非必须）。

（2）与活动性 ABMR 诊断条件 2 相同（见上）。

（3）与活动性 ABMR 诊断条件 3 相同（见上）。

3. 无排斥反应证据的 C4d 阳性

无排斥反应证据的 C4d 阳性需具备以下 4 个条件：

（1）肾小管周毛细血管 C4d 线性阳性（冰冻切片免疫荧光 C4d 2 或 C4d3；或石蜡切片免疫组织化学染色 C4d > 0）。

（2）无（活动性和慢性活动性）ABMR 诊断条件 1 的形态学表现。

（3）无（活动性和慢性活动性）ABMR 诊断条件 2 的分子标记证据。

（4）无急性或慢性活动性 TCMR，或无交界性病变。

（三）三类

交界性病变（临界性病变）——可疑急性 TCMR，局灶明确小管炎（t > 0）伴轻度间质炎（i0 或 i1）；或中 – 重度间质炎（i2 或 i3）伴轻度肾小管炎（t1）；i1 伴 t > 0 是交界性病变诊断阈值。无动脉内膜炎或透壁性动脉炎（v=0）。

（四）四类

TCMR 的病理分类，见表 2–1。

表 2-1　TCMR 的病理分类

急性 TCMR	ⅠA 级	皮质非纤维化区间质性炎＞ 25%（i2 或 i3）伴至少 1 个肾小管中度肾小管炎（t2），回避重度肾小管萎缩区
	ⅠB 级	皮质非纤维化区间质炎性浸润＞ 25%（i2 或 i3）伴至少 1 个肾小管重度肾小管炎（t3），回避重度肾小管萎缩区
	ⅡA 级	轻中度动脉内膜炎（v1），有或无间质炎和 / 或肾小管炎
	ⅡB 级	重度动脉内膜炎（v2），有或无间质炎和 / 或肾小管炎
	Ⅲ级	透壁性动脉炎和 / 或动脉中膜平滑肌纤维素样坏死伴单个核细胞浸润（v3），有或无间质炎和 / 或肾小管炎
慢性活动性 TCMR	ⅠA 级	总皮质区间质性炎＞ 25%（ti2 或 ti3）、皮质纤维化＞ 25%（i-IFTA 2 或 i-IFTA 3）伴中度肾小管炎（t2）；除外其他已知 i-IFTA 病因，回避重度肾小管萎缩区
	ⅠB 级	总皮质区间质性炎＞ 25%（ti2 或 ti3）、皮质纤维化＞ 25%（i-IFTA 2 或 i-IFTA 3）伴重度肾小管炎（t3）；除外其他已知 i-IFTA 病因，回避重度肾小管萎缩区
	Ⅱ 级	慢性移植物动脉病或血管病（动脉内膜纤维化伴单核细胞浸润、动脉壁“新内膜”形成）

Banff 供肾移植前活检病理诊断见表 2-2。

表 2-2　Banff 供肾移植前活检病理诊断报告表

标本编号:	供者姓名:	性别:	年龄:	标本送检日期:
肾小球总数:	硬化肾小球数量:		硬化肾小球比例:	
细小动脉总数:	玻璃样变小动脉数量:		玻璃样变小动脉比例:	

续表

肾间质纤维化：□无（＜5%）□轻度（5%～25%）□中度（26%～50%）□重度（＞50%） 肾小管萎缩：□无（＜5%）□轻度（5%～25%）□中度（26%～50%）□重度（＞50%的皮质肾小管被累及） 肾间质炎症：□无（＜5%）□轻度（5%～25%）□中度（26%～50%）□重度（＞50%的肾皮质部分被累及） 小动脉内膜纤维化增厚：□无（＜5%）□轻度（5%～25%）□中度（26%～50%）□重度（＞50%的动脉管腔狭窄） 动脉透明样变：□无 □轻度（至少1支小动脉分支被累及）□中度（1支以上小动脉分支被累及） □重度（多支小动脉全周呈透明样变） 肾小球内微血栓：□无 □轻度（＜10%的毛细血管袢）□中度（10%～25%的毛细血管袢） □重度（＞25%的毛细血管袢） 肾小管损伤/坏死：□无 □轻度（肾小管上皮肿胀、核脱失、刷状缘消失）□中度（局灶性肾小管上皮凝固性坏死）□重度（大片缺血性坏死）
其他病变：FSGS改变（ ）、肿瘤（ ）、感染（ ）等
备注：

二、Banff移植肾急性病变和慢性病变的半定量评分

Banff诊断体系对急性排斥反应给予初步量化评估，有助于明确排斥反应的程度，评估治疗后的效果。急性病变量化评估包括肾小球、肾间质、肾小管、肾血管四个方面（以其英文的头一个字母表示：g、i、t、v），慢性病变则在各组织代表字母前加“c”（即cg、ci、ct、cv）。在急性和慢性病变中，每一组织成分的评分依据病变程度分为1、2、3（即轻、中、重）三个程度分级。如果急性和慢性病变同时存在，可同时使用急性和慢性评分。

Banff 移植肾急性病变和慢性病变的半定量评分见表 2-3。

表 2-3 Banff 移植肾急性病变和慢性病变的半定量评分

急性病变	g 0，1，2，3 分别为无、轻、中、重度肾小球炎。g3= 所有或几乎所有的肾小球毛细血管内均有单个核细胞，并可见因此形成的血管内皮细胞水肿及管腔堵塞
	i 0，1，2，3 分别为无、轻、中、重度间质炎性细胞浸润。急性排斥反应时常伴有水肿及活化的淋巴细胞，i3=50% 的肾实质有炎性浸润
	t 0，1，2，3 分别为无、轻、中、重度肾小管炎。t3= 在几个肾小管所含的 10 个肾小管上皮细胞或 1 个小管横断面内有大于 10 个单个核细胞浸润
	v 0，1，2，3 分别为无、轻、中、重度动脉内膜炎。v3= 严重的动脉内膜炎和（或）透壁性动脉炎伴或不伴有肾实质的梗死及出血
	ah 0，1，2，3 分别为无、轻、中、重度小动脉的结节样透明样变导致小动脉增厚，提示 CsA 毒性病变。ah3= 在 PAS 染色切片中多少小动脉管壁呈明显的 PAS 阳性物质沉积
慢性病变	cg 0，1，2，3 分别为无、轻、中、重度慢性移植性肾小球病变，主要为肾小球毛细血管襻中基底膜双轨的程度
	ci 0，1，2，3 分别为无、轻、中、重度间质纤维化，常合并有单个核炎性细胞浸润
	ct 0，1，2，3 分别为无、轻、中、重度肾小管萎缩甚至消失
	cv 0，1，2，3 分别为无、轻、中、重度动脉内膜增厚并常伴有弹力膜断裂，cv3 表示动脉完全梗阻（cg、cv 提示慢性排斥反应）

三、常见临床移植肾病理学

（一）移植肾缺血再灌注损伤

缺血再灌注损伤，是指移植器官在经历缺血和保存后重新恢复血液灌注的过程中引起的损伤。

肾缺血再灌注损伤是临床上常见的病理过程。器官移植中的缺血现象是十分特殊的。肾移植手术过程中，因为供体器官在移除之后，血流供应几乎完全中断。在体外保存过程中的缺血损伤、肾脏缺血一段时间后突然又恢复血液灌注及氧供时均可发生不同程度的再灌注损伤，造成微血管和实质性器官的损伤，可导致移植器官早期非免疫性失功，增加移植器官发生急性和慢性排斥反应的机会，增加感染和血栓形成的发生机会。再灌注损伤与缺血时间、侧支循环开放、需氧程度、再灌注条件息息相关。

缺血再灌注损伤的发生机制尚未明确，目前已知的主要机制包括细胞内能量代谢障碍、氧自由基、细胞内钙超载、中性粒细胞释放活性物质、血液无复流现象以及细胞凋亡等。缺血再灌注损伤严重影响着肾移植的成功率。临床目前重点在于预防与减轻缺血再灌注损伤，改善供器官质量，确保移植肾术后功能恢复。

（二）移植肾排斥反应

排斥反应实质上是一种免疫反应，包括 TCMR 和 ABMR。排斥反应是导致移植肾失功的重要因素之一。其发病机制主要包括移植肾损伤、抗原的递程和识别、T 淋巴细胞的活化以及免疫应答。

临床排斥反应分类、发生机制、病理表现如下：

1. 超级性排斥反应

超级性排斥反应是一种多数情况下不可逆的体液性排斥反应，发生在移植肾手术血管开放后至 24 小时内，少数也可延长至 48 小时内。

发生机制：预存抗体与移植物血管内皮抗原结合，激活补体引起多形核和单核细胞趋化，导致内皮细胞损伤，启动凝血反应，血小板受损，凝血酶改变，导致血栓形成，使移植物功能快速减退。预存抗体：天然抗体，血型抗体、异种抗体；非天然抗体，移植前致敏因素（如输血、妊娠、血液透析、过往移植史）。

病理表现：肾小球毛细血管腔内广泛血栓形成，周围肾小管坏死，肾小管炎，间质出血，间质水肿及炎症细胞浸润，上皮细胞脱落。

2. 加速性排斥反应

加速性排斥反应是以体液性免疫为主的排斥反应，部分可逆转，发生在术后 24 小时至 7 天内。

发生机制：低浓度预存抗体，相同抗原再次刺激引起的再次免疫应答，新抗原诱导抗体迅速产生。

病理表现：淋巴细胞和中性粒细胞浸润动脉壁，动脉壁中层纤维素样坏死，内皮细胞肿胀。

3. 急性排斥反应

急性排斥反应是体液免疫（占 5% ~ 100%）和细胞免疫（占 90%）共同介导的排斥反应，多发生在术后 1 ~ 3 月，随时间延长发生率逐渐降低。它是临床最常见的一种排斥反应。

发生机制：抗体介导的急性体液性排斥反应，主要为 B 细胞作用，移植物内皮细胞损伤，血小板的活化和血栓形成，移植物内皮细胞和纤维细胞增生。T 细胞通过直接和间接的途径，依赖于 T 细胞受体和共同刺激双信号，同时在细胞因子和黏附分子的参与下活化增殖。

病理表现：肾小管壁和腔内炎症细胞浸润，间质水肿及炎症细胞浸润。小血管内中性粒细胞附壁，内皮细胞空泡形成和增殖，炎症细胞内膜下浸润。肾小球内皮细胞肿胀，周围间质水肿及炎症细胞浸润。

4. 慢性排斥反应

慢性排斥反应是体液免疫和细胞免疫共同介导的慢性进行性排斥反应，也是急性排斥反应未有效逆转的后续反应，多发生在术后 3 个月以后，是影响移植肾长期存活的主要因素。

发生机制：慢性排斥反应目前发生机制尚不明确。急性排斥反应与慢性排斥反应的发生密切相关。慢性排斥反应主要应以体液免疫为主，由于循环中特异性抗体低水平的免疫应答导致血管周围炎症，使移植物血管内皮持续低程度的损害，伴有血管平滑肌细胞增生阻塞血管，致移植物功能逐渐减退，导致慢性排斥反应病变的形成。

病理表现：间质广泛纤维化，肾小管萎缩，肾小球基底膜增厚硬化，逐渐透明样病变至肾小球硬化，小动脉内膜增厚、狭窄、闭塞。

（三）移植肾免疫抑制毒性损伤

移植肾免疫抑制剂毒性损伤分为急性和慢性毒性损伤。急性损伤表现为肾小管上皮细胞包浆内大量细小等大空泡变性，特别是入球微动脉管壁平滑肌细胞空泡变性，严重时入球动脉完全阻塞。慢性损伤表现为细小动脉管壁平滑肌因坏死及脂质沉积后呈结节样透明样变，肾组织间质局灶性或条索状纤维化，肾小球缺血而系膜基质增生、硬化。

（四）移植肾复发和新发肾病

移植肾出现的病理改变与自体肾病理类型相同时，称为复发性肾病，移植肾发生的病理改变与原发肾病理类型不同称为新发性肾病。

主要临床表现：不同程度的蛋白尿、镜下血尿、移植肾功能下降等。

主要病理表现：肾间质纤维化、肾小管及肾间质病变。诊断移植肾复发和新发性肾病关键要有自体和供体术前、术后的病理学诊断资料进行比较，才能更准确地分析、诊断移植肾复发和新发肾病。

（杜诗露）

参考文献

[1] 刘永锋，郑树森 . 器官移植学 [M]. 北京：人民卫生出版社，2014.

[2] 郭晖，刘磊，彭风华，等 . 器官移植病理学临床技术操作规范（2019 版）：总论与肾移植 [J]. 器官移植，2019，10（2）：128–141.

[3] 黄亚冰，郭晖，钟伟雄 .2017 年 Banff 移植病理学会议纪要及移植肾病理诊断分类修订 [J]. 中华器官移植杂志，2018，39（9）：565–570.

[4] 郭晖，陈实 . 供肾移植术前活检的 Banff 组织病理学诊断共识解读 [J]. 实用器官移植电子杂志，2017，5（6）：401–404，399.

[5] 付晓宇，曲利娟 . 电镜在肾移植诊断中的应用进展 [J/CD]. 实用器官移植电子杂志，2019，7（5）：396–400.

[6] 杨勇，李虹 . 泌尿外科学 [M]. 第 2 版 . 北京：人民卫生出版社，2015.

[7] 赵玉沛，陈孝平 . 外科学 [M]. 第 3 版 . 北京：人民卫生出版社，2015.

第三章　肾移植免疫抑制剂

第一节　免疫排斥机制

一、免疫的基础知识

1. 免疫系统

免疫系统是指能够识别自我、触发免疫应答、发挥免疫效应和维持自身稳定的组织系统，包括免疫器官、免疫细胞、免疫分子和免疫相关基因四个层面。免疫器官包括胸腺、骨髓、脾脏、淋巴结；免疫细胞包括造血干细胞、T 淋巴细胞、B 淋巴细胞、NK 细胞、粒细胞、抗原递呈细胞、肥大细胞等，是免疫应答的重要执行者；免疫分子包括免疫球蛋白、补体、细胞因子、主要组织相容性复合物（MHC）、白细胞分化抗原、黏附分子等，是免疫功能的基础。

2. 免疫应答

机体的抗原特异性淋巴细胞识别抗原后，发生一系列变化（活化、增殖、分化）并发挥免疫效应（体液免疫 / 细胞免疫）的生理过程，特性是识别自己和异己、特异性和记忆性。免疫应答过程分为三个阶段：①感应阶段，免疫细胞对抗原分子的识别，即 T、B 淋巴细胞通过 T 细胞表面受体（TCR）和 B 细胞表面受体（BCR）识别抗原；②增殖和分化阶段，识别抗原的淋巴细胞发生增殖分化，产生效应细胞、效应分子和记忆分子，即淋巴细胞间相互作用的阶段；③效应阶段，效应细胞和效应分子清除抗原。

3. 免疫耐受

免疫耐受是免疫系统接触抗原后产生的特异性无应答和低应答，是免疫应答的一种特殊形式。对异体器官移植而言，免疫耐受是指不产生损害移植物的免疫反应，同时保存了受体完整的免疫能力，是宿主与移植物之间免疫反应呈现的一种新的动态平衡。一旦产生耐受，受者 T 细胞和 B 细胞对供体的器官组织特异性抗原将不出现免疫应答，宿主将移植物当作自己的组织而接受，从而使用最小剂量的免疫抑制剂或间断使用免疫抑制使移植物能够在受体体内长期存活。所以，诱导供、受体之间的免疫耐受被认为是预防和治疗同种异体肾移植术后排斥反应的最佳方法。

二、移植免疫反应

同种异体器官移植后，对移植物的免疫反应分为三个阶段：异体抗原识别期、抗原特异性淋巴细胞激活期、移植物排斥反应的效应期。由于免疫攻击的方向不同，可分为两种不同类型的排斥反应：宿主抗移植物反应（host versus graft response，HVGR）和移植物抗宿主反应（graft versus host reaction，GVHR）。

1. 宿主抗移植物反应

宿主抗移植物反应为最常见的排斥反应。由于移植物异体抗原的存在以及缺血再灌注等原因，启动抗原呈递过程并激活了移植物宿主体内特异性激活的T细胞、B细胞、细胞因子等，导致抗体对移植物进行攻击，从而产生肾小管/间质、动脉/血管或肾小球的单个或多个受累的组织损伤和炎症反应，最终导致移植物排斥失功。

2. 移植物抗宿主反应

由移植物中淋巴细胞（主要是T细胞）识别宿主抗原而致敏、增殖分化，直接或间接攻击受者靶组织而发生的一种排斥反应。发生GVHR需3个必备条件：①移植物必须含有免疫活性细胞；②受者必须表达供者没有的组织抗原；③受者无力发动摧毁移植细胞的能力。

三、排斥反应的免疫学机制

器官移植排斥反应的本质是受者体内复杂的免疫机制所致的炎症损伤过程，是由细胞免疫和体液免疫因素共同参与完成的。其中，细胞免疫在排斥反应中占主导地位。

1. 细胞免疫机制

细胞免疫指T细胞介导的特异性免疫反应，主要通过$CD8^{+}$CTL（CD8细胞毒T细胞）介导的溶细胞作用（可直接杀死移植物靶细胞），活化的巨噬细胞和NK细胞介导的溶细胞作用，以及活化的$CD4^{+}$T细胞释放白细胞介素（IL）、干扰素（IFN）、肿瘤坏死因子（TFN）等多种细胞因子直接和间接地损伤靶细胞。器官移植急性排斥反应发生时，移植物的病理改变常以实质性细胞坏死并伴有淋巴细胞（其中有大量针对移植抗原的CTL）和巨噬细胞浸润为主要表现，故又称为急性细胞性排斥。

2. 体液免疫机制

体液免疫是指抗体介导的免疫反应，因抗体（如IgG、IgM、IgE

等）一般分布在淋巴液、组织液等体液和黏膜分泌液内，故称为体液免疫。虽然在排斥反应中细胞免疫起主导作用，但有时体液免疫同样能够发挥重要作用。当抗体与抗原结合后可直接发挥效应，如调理作用、中和作用或激活补体后产生的损伤性作用（Ⅰ型变态反应、溶细胞作用），也可与K细胞上Fc受体结合，产生抗体依赖细胞介导的细胞毒作用（ADCC），破坏靶细胞。

（肖开芝）

第二节 肾移植免疫抑制剂

半个世纪前，当可的松被成功地从动物组织中提取后不久，Hench等即发现其具有治疗风湿性关节炎的作用，自此免疫抑制剂登上了历史的舞台，在器官移植排斥反应的预防和治疗中发挥重要作用。

免疫抑制治疗：免疫抑制剂是通过针对宿主免疫系统不同环节进行干预，阻断免疫应答，实现免疫抑制，用于维持免疫抑制稳定状态或用于排斥反应的治疗用药。肾移植常用的免疫抑制剂有皮质类固醇、钙调磷酸酶抑制剂（CNI）、抗细胞增殖药物、细胞周期抑制剂、生物制剂（多克隆抗淋巴细胞抗体和单克隆抗淋巴细胞抗体）。

一、化学免疫抑制剂

（一）抗细胞增殖药物

抗细胞增殖药物统称为霉酚酸酯，是一种具有选择性的抗代谢药物。其口服可迅速吸收，生物利用率约在 90%，在肝肠循环。

1. 吗替麦考酚酯

吗替麦考酚酯（MMF）为麦考酚酸（MPA）的 2- 乙基酚类衍生物，是淋巴细胞的高特异性和高选择性抗增殖抑制剂，能特异、有力地通过抑制鸟嘌呤合成抑制 T 淋巴细胞的增殖，对抗体的合成也具有抑制作用。其常见副作用为胃肠道反应（腹泻、恶心和呕吐）、白细胞减少、贫血和（或）血小板减少，感染风险高，但是没有肾毒性。MMF 在胃肠道吸收。常见药物为吗替麦考酚酯（商品名：骁悉）和吗替麦考酚酯分散片（商品名：赛可平），每日口服两次，间隔 12 小时。

2. 麦考酚钠肠溶片

麦考酚钠肠溶片在体内发挥作用的有效成分同为麦考酚酸（MPA）。其是一种选择性、非竞争性、可逆的次黄嘌呤单磷酸脱氢酶（MPDH）抑制剂，能够抑制鸟嘌呤核苷酸的经典合成途径而不损伤 DNA 的合成。药在胃的酸性条件下不溶解，到达小肠后才释放出活性成分麦考酚酸（MPA）。其独特的剂型优势减轻了胃肠道的不良反应，提高了器官移植患者对服用抗排异药物的耐受性及依从性，患者的减量及停药现象较服用传统的抗排异药物者显著减少。常见药物为麦考酚钠肠溶片（商品名：米芙），每日口服两次，间隔 12 小时。

（三）钙调磷酸酶抑制剂

其抑制 T 细胞中产生钙离子依赖型讯息传导路径作用。

1. 环孢素

环孢素为真菌代谢产物提纯得来的大环内酯，不溶于水，但可溶于酯类或醇类。环孢素 A（CsA）是一种强效的细胞因子合成抑制剂，主要作用机制是抑制 T 细胞 IL-2 基因的转录，具有淋巴细胞特异性，能够直接抑制 T 细胞对外源组织的反应。副作用包括因肾毒性引起的急慢性肾脏损伤、高血压、高脂血症、多毛症、牙龈增生、神经毒性或糖尿病等。其在胃肠道吸收具有胆汁依赖性，如果患者出现胆汁代谢异常或腹泻，会影响 CsA 吸收。常见药物有环孢素软胶囊（商品名：新山地明）、环孢素软胶囊（商品名：田可）等，每日口服两次，间隔 12 小时。药物监测谷浓度（服药前 0 小时），必要时监测服药后 2 小时浓度。

2. 他克莫司

他克莫司（Tacrolimus，亦统称 FK）是从一种土壤真菌中分离而得。其作用机制与 CsA 相似，能抑制 T 细胞 IL–2 基因的表达，但不影响抑制型 T 细胞变化。其免疫抑制作用强度为 CsA 的 100 倍以上。副作用包括肾毒性、糖耐量异常或糖尿病、神经毒性及脱发等。FK 吸收于小肠，无胆汁依赖性。他克莫司每日口服两次，间隔 12 小时。药物监测 FK 谷浓度（服药前 0 小时）即可较好反应药物暴露浓度。普乐可复为他克莫司缓释胶囊，在体内有缓慢的口服吸收过程。其半衰期长，每日口服一次，清晨服用，可有助于提高移植患者服用药物的依从性，避免漏服。

（三）皮质类固醇

皮质类固醇的常用药有醋酸泼尼松（强的松，prednisone，pred）、甲泼尼龙（甲基强的松龙，methelprednisolone，MP），是临床上最早也是最常用的免疫抑制药物。皮质类固醇通过抑制巨噬细胞因子基因转录和分泌，抑制 T 细胞产生细胞因子，减弱 T 细胞对特异性抗原及同种异体抗原的作用，起到抑制同种异体免疫反应及炎症反应的作用。口服和静脉给药都可以吸收。副作用包括高血压、高血糖、伤口延迟愈合、骨质疏松、青光眼、生长抑制、胃溃疡和感染风险等。术中及术后 3 ~ 5 天静脉用药，之后改为每日晨时口服，剂量逐渐减至维持量。

（四）细胞周期抑制剂

西罗莫司（SIR，也称雷帕霉素）是一种大环内酯抗生素类免疫抑制剂。其作用机制可阻断 T 淋巴细胞活化的后期反应（增殖），抑制细胞从 G1 期进入 S 期，阻断 IL-2 与受体结合，使 Tc、Td 细胞不能成为具有免疫应答作用的致敏性 T 淋巴细胞。副作用包括高胆固醇和高甘油三酯、伤口愈合延迟、白细胞减少、血小板减少、贫血和胃肠道功能紊乱等。SIR 的半衰期长，监测浓度应在改变剂量数天后测定，一旦浓度稳定就不需要频繁监测药物浓度。

常见免疫抑制剂不良反应及护理要点见表 3-1。

表 3-1　常见免疫抑制剂不良反应及护理要点

药物种类	药名	商品名	不良反应	护理及宣教要点
皮质类固醇	糖皮质激素	甲基强的松、泼尼松	长时间大剂量服用可引起向心性肥胖、多毛、痤疮、高血压、消化性溃疡、骨质疏松、白内障、糖尿病等	（1）严格给药剂量、时间，用药期间密切观察患者的血压、血糖、血脂等 （2）低盐、低糖、低钠、高蛋白饮食，尽量减轻副作用 （3）长期用药期间禁用阿司匹林等损害胃黏膜的药物，一般预防性使用质子泵抑制剂，以预防应激性溃疡的发生或者复发，出现消化道出血时，遵医嘱减量或停药 （4）停药时，须遵医嘱逐渐减量，以预防突然停药引起的反跳现象 （5）长期大量服用皮质激素可有容貌改变等不良反应，还可引起骨代谢异常，造成骨质疏松，甚至发生股骨头无菌坏死，应注意补充钙剂

续表

药物种类	药名	商品名	不良反应	护理及宣教要点
钙调磷酸酶抑制剂	环孢素	新山地明、新赛斯平、田可	肾、肝及神经毒性，高血压，高血钾，多毛，牙龈肿大，继发肿瘤和感染的危险	（1）严格给药剂量、时间，监测血药浓度 （2）严密观察血压、尿量等，注意不良反应的发生 （3）遵医嘱监测血液生化指标，观察患者肝肾功能、血液电解质等变化 （4）注意药物配伍禁忌，CsA 与他克莫司属于配伍禁忌；大环内酯类药物、钙离子拮抗剂、类固醇激素等可提高 CsA 血浓度药；苯巴比妥、利福平、异烟肼等药物可降低 CsA 血药浓度 （5）用药不良反应监测：肾毒性、血栓性微血管病、电解质异常和高血压、消化系统毒性（肝损害、恶心、呕吐、腹泻等）、容貌受损、高脂血症、糖耐量异常、高尿酸血症和痛风等
	他克莫司	他克莫司、普乐可复、他克莫司缓释胶囊	神经毒性、糖耐量异常、肾功能减退、高血压	（1）严格给药剂量、时间，监测血药浓度 （2）指导患者低盐饮食，忌酒，进食脂肪性饮食会影响药物吸收，饮酒会加重不良反应 （3）注意药物间的相互影响，雌激素、维拉帕米、西咪替丁、红霉素、诺氟沙星等能提高他克莫司的血药浓度；苯巴比妥、利福平、异烟肼等能降低他克莫司的血药浓度

续表

药物种类	药名	商品名	不良反应	护理及宣教要点
抗细胞增殖药物	吗替麦考酚酯	骁悉、赛可平	胃肠道症状（恶心、呕吐、腹泻、便秘、腹胀等）、血液系统损伤（三系减少）、继发感染	（1）严格给药剂量、时间 （2）消化道溃疡活动期，以及有严重腹泻、吸收障碍的患者慎用 （3）遵医嘱监测血象变化，注意观察骨髓移植及有无血液系统变化的表现
	麦考酚钠肠溶片	米芙	血液系统损伤（三系减少）、继发感染，极少发生胃肠道不适（腹泻、消化不良、腹胀、呕吐等）	（1）严格给药剂量、时间 （2）遵医嘱监测血象变化，注意观察骨髓抑制及有无血液系统变化的表现
细胞周期抑制剂	西罗莫司	西罗莫司	高血脂、血小板和白细胞减少、伤口愈合延迟	（1）严格给药剂量、时间，监测血药浓度 （2）注意药物间的相互影响，酮康唑、红霉素、地尔硫䓬等能提高西罗莫司的血药浓度；抗惊厥药、利福平等能降低他克莫司的血药浓度 （3）影响伤口愈合，建议伤口愈合之后使用

二、生物免疫抑制剂

（一）多克隆抗淋巴细胞抗体

如抗人胸腺细胞免疫球蛋白（ATG，商品名即复宁）、抗人T细胞兔免疫球蛋白（ATG-F），用于排斥反应风险较高的受者。此类抗体是将人淋巴细胞注射到兔身上产生的抗胸腺细胞和淋巴细胞的多克隆抗体。

作用机制：对T淋巴细胞产生直接细胞毒性作用，使淋巴细胞衰竭。

（二）单克隆抗淋巴细胞抗体

1. 白细胞介素 2 受体拮抗剂（IL-2RA）

（1）巴利昔单抗（常见商品名为舒莱），是一种人 / 鼠嵌合型抗 T 细胞单抗，能特异性地与 CD25 抗原结合，阻断 T 淋巴细胞增殖。

（2）利妥昔单抗（常见商品名为美罗华），是一种人 / 鼠嵌合型抗 B 细胞单抗，能特异性地与 CD20 抗原结合，启动介导 B 细胞溶解免疫反应。常用于术后抗体水平较高患者。

2. 静注人免疫球蛋白

静注人免疫球蛋白（IVIG）是从健康人血液中提取的高滴度的抗体。其作用：

①中和受者体内预存的供体特异性抗体（DSA）；②抗独特型抗体活性；③通过结合 C3b 与 C4b 抑制补体活性；④通过结合免疫球蛋白 G 受体（Fc γ receptor）抑制巨噬细胞与中性粒细胞活化；⑤抑制 CD19 表达，促进 B 细胞凋亡。其常用于肾移植术前高致敏状态的患者；术后体液免疫介导的排斥反应的患者。

（三）抗浆细胞活性制剂

硼替佐米（常见商品名为万珂）是一种高选择性蛋白酶体抑制剂。其在作为针对浆细胞的靶向治疗药物时，能够清除抗 HLA 抗体，对抗体介导的排斥反应起到良好的治疗作用。

生物免疫抑制剂的用法、常见不良反应及护理要点见表 3-2。

表 3-2　生物免疫抑制剂的用法、常见不良反应及护理要点

<table>
<tr><th>药物名称</th><th colspan="2">使用时间</th><th>使用剂量</th><th>用法</th><th>常见不良</th><th>护理要点</th></tr>
<tr><td>舒莱
（巴利昔单抗 20 mg/ 支，10 mg/ 支）</td><td rowspan="4">手术当日，且在术前 2 小时内开始输注</td><td>术后第 4 天</td><td>每次 1 支</td><td>用专配 5 ml 注射用水稀释后，成人 20 mg 加入 100 ml 生理盐水（NS）中，30 分钟左右滴完，输注前后用 NS 冲管
儿童体重 $<$ 35 kg 时，分两次，每次 10 mg；$>$ 35 kg，同成人</td><td>皮疹、荨麻疹、瘙痒、喷嚏、支气管痉挛、呼吸困难、肺水肿、心力衰竭、低血压、心动过速</td><td>输入过程中严密观察有无过敏反应，并做好记录</td></tr>
<tr><td>ATG-F
（抗人 T 细胞免免疫球蛋白）</td><td>术后第 1 ~ 3 天</td><td>每次 1 支</td><td>静脉滴注甲泼尼龙后，加入 500 ml NS 中，速度为 85 ~ 120 ml/h，4 ~ 6 小时输液泵完</td><td rowspan="3">发热、寒战、呼吸困难、恶心、呕吐、腹泻、皮疹</td><td rowspan="3">观察有无输液反应，发生输液反应及时停药，通知医生处理。大多不良反应可在减缓滴速后减轻</td></tr>
<tr><td rowspan="2">ATG，即复宁
（兔抗人胸腺细胞免疫球蛋白，25 mg/ 支）</td><td rowspan="2">术后第 1 ~ 4 天</td><td rowspan="2">根据医嘱（一般是 2 ~ 3 支）</td><td>首次输注时，静脉滴注甲泼尼龙后，先加 1 支稀释到 500 ml NS 中用输液泵泵入，若 30 分钟后病人无不良反应，则将剩余量剂量加入液体中继续泵完。速度约 85 ml/h，6 小时左右泵完</td></tr>
<tr><td>以后滴注，静脉滴注甲泼尼龙后，稀释到 500 ml NS 中用输液泵泵入，速度约 120 ml/h，4 小时左右泵完</td></tr>
</table>

续表

药物名称	使用时间	使用剂量	用法	常见不良	护理要点
人免疫球蛋白，即 pH4（5%，10 g）	根据医嘱		开始滴注速度为 20 滴 / 分，持续 15 分钟若无不良反应，可增加速度，最快滴速不得超过 60 滴 / 分	极少会出现一过性头痛、心慌、恶心等不良反应，必要时减慢或暂停输注	密切观察有无不良反应，并做好记录
美罗华（利妥昔单抗）（100 mg/10 ml，500 mg/50 ml）	根据医嘱（多为单次）	根据医嘱（常用 1 支）	初次滴注，静脉滴注甲泼尼龙后，500 mg 稀释到 500 ml 0.9%NS 或 5% 葡萄糖溶液（GS），推荐起始速度为 50 ml/h，1 小时后未出现不良反应可每 30 分钟增加 50 ml/h，最大速度为 400 ml/h 以后滴注，开始速度为 100 ml/h，每 30 分钟增加 50 ml/h，最大速度为 400 ml/h	密切观察不良反应，如低血压、发热、畏寒、寒战、荨麻疹、支气管痉挛、舌或喉部肿胀感、恶心、头痛、瘙痒、呼吸困难、呕吐等情况	（1）轻柔颠倒注射袋使溶液混合，避免产生泡沫 （2）输注过程中发生不良反应时，暂停输注，并做好记录。待不良反应的症状和体征完全消失后，可减缓 50% 的输注速度继续输注，密切观察
硼替佐米（万珂，3.5 mg/ 支）	根据医嘱		首选皮下注射，2.5 mg/ml = 1 支稀释到 1.4 ml 0.9%NS 静脉推注，1 mg/ml = 1 支稀释到 3.5 ml 0.9%NS，3 ~ 5 秒推完	神经性疼痛、低血压、恶心、呕吐、腹泻、贫血、血小板减少等	（1）患者治疗前要求：血小板 > 70×10^9/L （2）本品为抗肿瘤药物，配置时戴手套操作 （3）透析会降低本品浓度，应透析后用

三、肾移植免疫抑制方案

免疫抑制方案分为免疫诱导 + 免疫维持，但具体用药选择及剂量不同移植中心各有不同，取决于临床经验、患病人群。联合用药增加不同药物之间的协同作用，减少单一药物剂量，使毒副作用及对受者免疫系统的影响减至最低程度，从而促进肾移植受者和移植肾的长期存活。

（一）免疫诱导

免疫诱导方案：采用术前及术中静脉输注皮质类固醇 + 生物制剂 +pH4（必要时），手术前一日晚及术晨开始口服抗细胞增殖药物。

（二）免疫维持

免疫维持方案：三联免疫抑制疗法，抗细胞增殖药物 +CNI+ 皮质类固醇。

四、免疫抑制剂血药浓度监测

1. 监测的目的

移植术后给予免疫抑制剂治疗是维持移植肾功能和肾移植远期良好疗效的关键。然而，免疫抑制剂治疗范围窄，药物代谢动力学个体差异大，其血药浓度与疗效和毒性密切相关，是其临床合理用药的主要难题。因此，监测血药浓度极为重要。

2. 监测安排

华西医院常用免疫抑制剂采血时机见表 3–3。

表 3–3　华西医院常用免疫抑制剂采血时机

免疫抑制剂	采血时机
骁悉 / 赛可平	0 小时 –0.5 小时 –2 小时 –4 小时
米芙	0 小时 –1.5 小时 –4 小时 –6 小时
环孢素	0 小时（或加抽 2 小时）
他克莫司 / 普乐可复 / 新普乐可复	0 小时
西罗莫司	0 小时

备注：0 小时，免疫抑制剂服药前半小时内，通常要求空腹 6 ~ 8 小时。

（肖开芝）

参考文献

[1] 石炳毅，陈莉萍 . 中国肾移植排斥反应临床诊疗指南（2016 版）[J]. 实用器官移植电子杂志，2017，5（2）：79，81–87.

[2] 石炳毅，袁铭 . 中国肾移植受者免疫抑制治疗指南（2016 版）[J]. 器官移植，2016，7（5）：327–331.

[3] 石炳毅，李宁 . 肾移植排斥反应临床诊疗技术规范（2019 版）[J]. 器官移植，2019，10（5）：505–512.

[4] 马锡慧，肖漓 . 肾移植免疫抑制剂研究进展 [J]. 器官移植，2019，10（4）：459–464.

[5] 田普训，敖建华，李宁，等 . 器官移植免疫抑制剂临床应用技术规范（2019 版）[J]. 器官移植，2019，10（3）：213–226.

[6] 林芬望，于立新，周敏捷，等 . 巴利昔单抗联合小剂量抗人 T 细胞兔免疫球蛋白诱导在肾移植中的应用效果分析 [J]. 中国临床新医学，2019，12（10）：1053–1056.

第四章　肾移植器官捐献的法律伦理原则

第一节　肾移植器官捐献的相关法律法规

1991 年，世界卫生组织（WHO）颁布了《人体器官移植指导原则》，成为国际上器官移植的通用法则。随着器官移植技术在我国的发展以及不断完善，为了规范和加强人体器官移植技术临床应用管理，保证医疗质量和医疗安全，保护患者健康，中华人民共和国卫生部于 2006 年组织制定了《人体器官移植技术临床应用管理暂行规定》。为了进一步规范人体器官移植，中国国务院于 2007 年发布了《人体器官移植条例》。2009 年 12 月 28 日，卫生部发布了《关于规范活体器官移植的若干规定》。2013 年，国家卫生和计划生育委员会印发《人体捐献器官获取与分配管理规定（试行）》。2018 年 8 月，国家卫生健康委员会医政医管局对《卫生部关于印发中国人体器官分配与共享基本原则和肝脏与肾脏移植核心政策的通知》进行了修订，并制定了心脏、肺脏分配与共享核心政策，形成了《中国人体器官分配与共享基本原则和核心政策》，其中《中国人体器官分配与共享基本原则》同肾脏分配与共享核心政策以及肾脏移植手术关系密切。2019 年，国家卫生健康委员会对《人体捐献器官获取与分配管理规定（试行）》进行修订，发布了《人体捐献器官获取与分配管理规定》，自 2019 年 3 月 1 日起施行。

一、与活体供肾移植相关的法律问题

所有的器官捐献应在器官捐献人自愿、无偿的情况下进行。器官捐献人应当年满 18 岁，具有完全民事行为能力，应当有书面形式的捐献意愿，而对已经表示捐献其人体器官的意愿，有权予以撤销。活体供肾捐献包括亲属捐献与非亲属捐献。

1. 亲属捐献

（1）父母：生育自己的父母。

（2）兄妹：有直系血缘关系（同父和 / 或同母）的兄弟姊妹。

（3）三代以内旁系血亲：在血缘上和自己同出于三代以内的亲属，例如父母双方的父母，父母双方的兄弟姊妹以及他们的子女。

2. 非亲属捐献

（1）配偶：仅限于结婚 3 年以上或者婚后已育有子女的。

（2）因帮扶等形成的亲情关系：仅限于养父母和养子女之间的关系、继父母与继子女之间的关系。

3. 年龄

必须年满 18 岁。任何组织或者个人不得摘取未满 18 周岁公民的活体器官用于移植。

二、与公民逝世后器官捐献相关的法律问题

1. 知情同意

公民生前表示不同意捐献其人体器官的，任何组织或者个人不

得捐献、摘取该公民的人体器官；公民生前未表示不同意捐献其人体器官的，该公民死亡后，其配偶、成年子女、父母可以以书面形式共同表示同意捐献该公民人体器官的意愿。

2. 死亡判定

死亡判定必须由主管医生负责判断，且死亡的判定不应与器官捐献有直接关系。脑死亡必须符合中国认可的脑死亡判定标准，并且由经过专业培训并取得相应资质的脑死亡专家判定方可成立。撤除脑死亡公民生命支持后的死亡判定时，需要由 2 名或 2 名以上主治医师宣布死亡，移植医生不能参与判定过程，且不能在场。任何情况下，捐献不能作为死亡的判定原因。

3. 器官捐献合法性

器官的摘取与分配必须符合《人体器官移植条例》规定。若患者生前有指定捐献受者，在配型结果不理想的情况下，应向受者说明情况，由受者决定是否进行移植手术。

4. 人道主义救助

公民逝世后，为进行器官摘取而进行的一系列医疗行为不应由其家庭承担。器官摘取结束后，工作人员有义务使捐献者恢复原貌，进行器官摘取部位的填充以及皮肤缝合等，以供亲属哀悼。公民逝世后在器官获取完成以前，红十字协会的器官捐献协调员有义务陪伴及安抚家属情绪，充分讲解捐献的过程及意义，肯定捐献者及家属的奉献精神。

（周朝霞）

第二节 器官移植伦理

一、伦理原则

（1）自愿原则：不管是活体捐献或者是公民逝世后器官捐献，必须建立在自愿的原则上，供者应在无任何压力和勉强的情况下做出捐献的决定，如果是由于经济或者家庭的压力以及出于心理的压力勉强同意的捐献，同样视作非自愿捐献。每一位公民都有捐献或者不捐献其器官的权利，对于已经表示捐献其人体器官的意愿，有权予以撤销。但是捐献者的自主权不能支配医学评估和最终决定。

（2）知情同意原则：不管是对于活体器官捐献还是公民逝世后的器官捐献，进行器官的摘取与植入的前提是知情同意，活体器官的捐献者的同意应当建立在充分了解手术目的以及手术可能产生的身体上以及社会上的不良后果的基础上的同意。

（3）无偿原则：所有的捐献均应是在自发的、奉献的心理下产生的行为，不能由任何的经济或者社会上的回馈来作为捐献的动机。捐献是一种伟大的精神，是供者经过思考后的一种对于亲属或者对于社会的爱的表达，不能被任何原因所玷污。

（4）器官非商业化原则：人体器官不得买卖，医疗机构用于移植的人体器官必经捐献者书面同意，不能有经济利益的回报作为捐献的条件。对于公民逝世后捐献器官的接受者而言，除器官获取以及器官植入相关手术费用以外，不得以任何形式、任何目的收受其他的费用。开展移植的医院必须是经过国家相关法律及卫生部门批准的，具有相应的资质的移植医院，以确保医疗质量和医疗安全。

（5）伤害最小化原则：不管是对于活体器官捐献者还是公民逝世后器官捐献者，对于供者的伤害我们要尽量降低。活体供者我们要保留功能较好的肾脏，以便能满足供者的代谢需要；对于公民逝世后的供者，在器官获取完成后，应使供者尸体恢复原貌，以便亲属瞻仰。

（6）公平原则：每一位社会公民均享有捐献器官的权利。在捐献器官的分配上，接受器官的个体的权利义务关系应平等，作为平等的民事主体享有接受被捐献器官的权利。肾脏移植等待者匹配名单排序的主要因素包括：等待者评分、地理因素和血型匹配。其中，等待者评分由等待时间得分、等待者致敏度、人类白细胞抗原（HLA）配型匹配度、儿童等待者优先权组成。在同等条件下，器官捐献者的家属及活体肾脏捐献者优先。

（7）风险/伤害告知原则：对于活体供者而言，供肾取肾术是完全没有治疗效果的利他的手术，需告知供者在手术中可能的伤害以及术后可能出现的手术并发症。远期对于供者的伤害，比如买保险被拒以及社保拒赔方面的社会性不良伤害也应明确告知。

（8）保密原则：进行相关评估的医护人员，应对供、受者未公开的个人资料予以保密。医疗机构保证为捐献人因医学和（或）自身因素而停止捐献的原因保密。公民逝世后的器官捐献，供者与受者双方资料应互相保密，以避免不必要的潜在纠纷，但是应客观地告知双方对方的一些医学状况，例如告知供者家属受者移植肾的恢复情况等，使供者家属得到心理安慰。

（9）避免利益冲突原则：公民逝世后的器官捐献并不是以谋取利益为目的，而是患者及家属在患者临终状态时的一种自发的、无私的高尚选择。活体器官捐献者首先是满足法律、相关鉴定与各种程序完善后的一种器官移植手术。无论哪种手术，均应签订相关法律文件以及取得伦理的支持，避免后期可能的一系列利益冲突。

（10）公开透明性原则：公民逝世后的器官捐献，在器官获取以及分配的行为上，要具有较高的透明度，使所有自然人均有捐献器官的权利以及器官移植等待者有均等的获得移植器官的机会。

（11）保护未成年人原则：任何人不得以任何借口摘取未满 18 岁的公民的器官作为活体器官移植，若为公民逝世后的器官捐献，捐献应得到其所有监护人的同意后方可进行。

二、与活体供肾移植相关的伦理问题

（1）完全民事行为能力：《人体器官移植条例》规定，捐献人体器官的公民应当具有完全民事行为能力，公民捐献其人体器官应当有书面形式的捐献意愿，并且出具《捐献人民事行为能力鉴定表》，任何组织或者个人不得摘取未满 18 周岁公民的活体器官用于移植。在现实工作中，父母捐给子女是比较普遍的行为，满足《人体器官移植条例》要求的夫妻之间供肾也是一种常态。应在法律允许的范围内充分考虑到器官捐献人与接受人双方的利益，禁止将未成年人、限制行为能力及无行为能力的人作为器官移植的供体。

（2）捐献人的捐献意愿是否真实：活体器官捐献人应当完全知情同意，自愿进行器官捐献。活体器官的捐献应符合《关于规范活体器官移植的若干规定》及《人体器官移植条例》等法律的约束与保护。捐献者在了解到活体肾移植并不是唯一的选择，还有其他肾脏替代治疗以及可以等待尸体供肾移植，供肾手术可能造成供者有医疗风险甚至死亡，还可能对其就业、保险以及家庭和社会适应性有影响，受者接受供肾术后可能出现各种不良事件（ 如移植肾排斥反应、严重感染、移植肾无功能，甚至死亡）等多种捐献后果后，经过多次书面资料告知以及面对面交流，捐献者仍绝对、明确且自愿捐献，需签署知情同意书、自愿捐献书和手术同意书等相关文件。若捐献者捐献意愿并非完全自愿，而是出于家庭、社会的压力不得已捐献时，医生可以采用“医学托词”保护器官捐献人。

（3）伤害最小化原则：活体供肾切除术是对供肾者没有任何益处的手术，必须最大限度地降低供者死亡率，减少手术并发症。除了保护供肾的解剖完整和功能之外，还要关注供者的健康和利益，要将肾小球滤过率（GFR）较好一侧的肾脏留给供者，未婚年轻妇女供肾应优先选择右肾，避免在今后妊娠时肾积水的发生。在相同匹配程度下，我们尽量选择家庭关系稳定、有一定的经济条件、不会因为捐献而陷入严重的经济困境、捐献后不会造成家庭关系的恶化的活体捐献者。这也是医学伦理评估上对于供者术后远期生活提前进行的一种不伤害行为。

（4）器官接受人的状况及配合：在进行伦理审查时，器官捐献人与接受人应提供合法的关系证明材料，以此来审查该人体器官的配型与器官接受人的适应证是否符合伦理原则以及《人体器官移植技术临床应用管理规范》。

（5）有无买卖或者变相买卖人体器官的情形：《人体器官移植条例》规定人体器官捐献应该遵循自愿、无偿的原则。而器官买卖的供体往往存在被欺骗、威胁、强迫捐献，或者在伦理审查资料上往往会有造假的证件，在器官捐献人与接受人相接触时，体现出非真正的亲情关系，甚至在家庭条件以及经济基础上存在巨大的差异。伦理审查委员会成员应深入理解并明确所需审查的内容，包括器官捐献人捐献意愿真实性的审查，器官的配型和接受人的适应证是否符合伦理原则和《人体器官移植技术临床应用管理规范》的审查，提供法律文件真实性的审查，等等，杜绝器官买卖的发生。

三、与公民逝世后器官捐献相关的伦理问题

1. 公民的意愿

①公民生前表示不同意捐献其器官的，任何组织或者个人不得捐献、摘取该公民的人体器官；②已经由其他方式提前完成器官捐献志愿者登记的公民，入院后可以由主治医师或者器官捐献协调员再次确认其个人捐献的真实意愿；若公民未表示不同意捐献其人体器官，该公民死亡后，其配偶、成年子女、父母可以通过书面形式共同表示同意捐献该公民人体器官的意愿，并且签署书面同意书，再由器官捐献协调员（由红十字会负责培训及认定资质）负责与家属共同探讨器官捐献的相关事宜，获得捐献知情同意的法律文件，最终交由人体器官移植技术临床应用与伦理委员会审核。

2. 捐献人死亡

尸体器官的摘取必须在依法判定器官捐献人死亡后进行，而且从事人体器官移植的医务人员不得参与捐献人的死亡判定。患者的主治医生要参与除器官切取外的整个捐献过程，首先对潜在供者进行初步评估，符合捐献条件后需要提交资料，并对其进行医疗干预，在家属的要求与见证下撤除心肺支持，最后宣布死亡。

3. 供者适当人道救助原则

公民死亡后的器官捐献是“大我”“大爱”等中国传统美德的体现，是生命延续的一种表达形式。减免捐献者部分医疗费用与补偿丧葬费用是对捐献者无私奉献的一种感谢与褒奖，这与器官买卖有本质之分，可以体现人道主义关怀。提倡将人道主义救助与当地经济以及社会形势结合，避免直接的经济补助，可以通过协助捐献

者子女入学、赡养其父母等多种救助形式进行。

4. 杜绝器官买卖的发生

县级以上地方人民政府卫生主管部门按照公平、公正、公开的要求监督申请人体器官移植手术的排序，规范医疗机构及医务人员在人体器官切取、植入等环节的行为，保证器官分配的公正与公平。器官捐献者的捐献绝对不是以任何利益或者回报作为捐献前提。对于器官接受者，除器官摘取及维护以及器官植入相关费用以外，不得额外被收取任何费用。各移植医院伦理委员会应严格伦理审查，卫生部门应加强相应法律文件及资料的审核，对于任何不符合法律及伦理的移植申请，均应严格停止。

5. 尊重原则

当捐献者器官被摘取完毕后，器官获取组织成员应将捐献者遗体进行合理的医学处理，尽量恢复捐献者遗体的原貌。对于生前表示器官捐献后仍捐献遗体者，经死者家属同意后，由省级人体器官捐献办公室联系遗体接收站接收。而不符合接受条件的捐献者，在对遗体恢复原貌后，由医院移交其家属，器官捐献协调员应协助捐献者家属处理善后事宜。

（周朝霞）

参考文献

[1] 周瑞，唐义红 . 建立我国活体器官捐献补偿机制探析：以美国肾脏移植的改革为例 [J]. 医学与法学，2015，7（6）：37-41.

[2] 叶航，郑恒 . 器官捐献的激励机制与匹配理论 [J]. 社会科学战线，2017，（8）：40-50.

[3] 李月华 . 我国人体器官捐献法律问题研究 [D]. 沈阳：沈阳师范大学，2015.

[4] 张晓曼，冯雷 . 运用心理危机干预缓解中国器官捐献文化敏感性 [J]. 器官移

植，2019，10（1）：84–87.

[5] 徐哲，司晶，叶少军，等 . 器官捐献协调员在公民逝世后器官捐献供者转运方面的作用 [J]. 中华移植杂志（电子版），2018，12（2）：69–71.

[6] 董鹤，方玉婷，王丹，等 . 国内外器官捐献现状与思考 [J]. 护理学报，2017，24（7）：23–26.

[7] 江文诗，Gomez M P，Paez G，等 . 数据之美：聚焦全球器官捐献发展趋势 [J]. 中华移植杂志（电子版），2019，13（1）：28–33.

[8] 赖彦华，杨建荣 . 我国器官捐献现状及展望 [J]. 中国临床新医学，2019，12（10）：1045–1048.

第五章 潜在供者的院前评估

第一节 公民逝世后供者的院前评估

一、公民逝世后供者伦理及法律评估

1. 评估单位

评估单位为人体器官移植技术临床应用与伦理委员会，委员会由管理、医疗、护理、药学、法律、伦理等方面专家组成，从事人体器官移植的医务人员人数不得超过委员会委员总数的1/4。

2. 评估内容

捐献意愿是否真实，是否涉及器官买卖/变相器官买卖行为，人体器官配型与接受者适应证是否符合伦理原则和人体器官移植技术管理规范。经过2/3以上委员同意，人体器官移植技术临床应用与伦理委员会方可出具同意摘取人体器官的书面意见。

3. 死亡判定

我国现阶段公民逝世后心脏死亡器官捐献分为三大类：

（1）中国一类（C-Ⅰ）：国际标准化脑死亡器官捐献（DBD），

即脑死亡，是经过严格医学检查后，各项指标符合脑死亡国际现行标准和国内最新脑死亡标准，由通过卫生健康委员会委托机构培训认证的脑死亡专家明确判定为脑死亡。家属完全理解并选择按脑死亡标准停止治疗、捐献器官，同时获得案例所在医院和相关领导部门的同意和支持。目前该类缺乏法律、法规的保障，存在医疗和法律双重风险。

（2）中国二类（C-Ⅱ）：国际标准化心死亡器官捐献（DCD），即包括 Maastricht 标准分类中的 m-Ⅰ～Ⅴ类案例；其中 m-Ⅰ、m-Ⅱ、m-Ⅳ、m-Ⅴ概乎没有争议，但成功概率较小，其器官产出对医疗技术、组织结构及运作效率的依赖性极强。m-Ⅲ所面临的主要问题是关于“抢救与放弃”之间的医学及伦理学争论，需要用具有法律效力的、权威性的医学标准、共识或指南来保证其规范化实施。

（3）中国三类（C-Ⅲ）：中国过渡时期脑-心双死亡标准器官捐献（donation after brain death plus cardiac death，DBCD），即虽已完全符合 DBD 标准，但鉴于国内对脑死亡法律支持框架缺失，现依严格程序按 DCD 实施。

目前，在我国主要推进的是中国三类（C-Ⅲ）器官捐献，这也是具有中国特色的 DCD 器官捐献。

附 Maastricht 标准：

m-Ⅰ——入院前已经宣告死亡，但时间不超过 45 分钟。

m-Ⅱ——于医院外发生心脏停搏，急诊入院后经心肺复苏 10 分钟无效，宣告死亡。

m-Ⅲ——受到严重的不可救治性损伤，通常为毁灭性脑外伤，但还没有完全达到或完全满足脑死亡的全套医学标准；同时生前有意愿捐献器官，经家属主动要求或同意，在 ICU 中有计划地撤除生命支持和治疗，主要手段为终止呼吸机人工通气给氧，使心脏缺氧而停搏及残余脑细胞彻底失活，等待死亡的发生。

m- Ⅳ——脑死亡判定成立后、器官捐献手术之前所发生的非计划性、非预见性心脏停搏。

m- Ⅴ——住院病人的心脏停搏，主要为ICU中抢救过程中发生的非计划性、非预见性心脏停搏。

二、病史及临床评估

（一）免疫学评估

（1）ABO血型：ABO血型相同或者相容是捐献的首要满足条件，确定供者血型有助于潜在受体的选择与筛选。

（2）群体反应性抗体（PRA）：对于肾脏受者而言，PRA阴性即使不做交叉配型也能接受移植。PRA＞10%的受者在交叉配型结果阴性并且受者无对应供者的HLA抗体的情况下才可以接受移植。

（3）淋巴细胞毒交叉配合试验：供体的淋巴细胞与潜在受体的血清与之间的配合试验，配合试验＜10%或为阴性才能进行肾移植。

（4）HLA配型：其也称作组织相容性试验，指将供者HLA进行分型与等待受者的HLA分型进行比对，按照HLA六抗原配型原则或氨基酸残基配型原则，筛选出错配抗原少的受者接受供肾。与潜在受者错配数越少则效果越好，尽量避免全错配。

（二）一般情况评估

（1）年龄：一般不超过65岁，可根据供者肾脏功能状况放宽至70岁。

（2）全身状况：无全身活动性细菌、真菌或者病毒性感染，无血友病/凝血机制障碍，无明显高血压，无严重心、肺疾病、血液病及糖尿病，无慢性肾病史，无恶性转移性肿瘤或不可治愈的恶性肿瘤，如有早期恶性肿瘤，但经过成功治疗后，也能捐献。同时，无药物滥用史，无静脉注射毒品史等。

（3）濒死的相关情况：濒死原因（有严重的、不可逆的心肺或者神经损伤，预计撤除生命支持治疗后，将在 60 分钟内死亡），ICU 住院时间，目前的临床状况（包括生理参数、机械通气参数、合并感染及抗感染方案、心律失常、血流动力学不稳定的时间、心肺复苏次数及持续时间、低血氧饱和度的时间、血管活性药物使用的种类和剂量等），低血压休克时间（收缩压＜ 50 mmHg），是否有尿，尿量多少，是否透析，是否溺水，有无肺部感染。

（4）实验室检查：行常规人免疫缺陷病毒（HIV）、乙型肝炎病毒（HBV）、巨细胞病毒（CMV）及丙肝病毒（HCV）检测以及生化肝肾功能检测，还包括 ABO 血型、HLA 配型、全血细胞计数、血糖、动脉血气、电解质、血尿素氮、血清肌酐、尿液分析、凝血全套、病毒感染性疾病的检测以及其他病原微生物感染性疾病检查。

（三）供肾质量评估

供肾质量的评估是影响移植存活的重要因素，也是移植术后肾功能恢复的关键。

1. 供肾获取前的质量评估

尿液分析：当 24 小时尿蛋白＞ 300 mg 或者随机尿蛋白与尿肌酐比值＞ 300，提示供肾质量较差。

内生肌酐清除率（Ccr）：目前尚缺乏评定供肾功能的金指标，通常使用血清肌酐（Scr）和 Ccr 来反应供肾质量，Ccr 更能反映肾小球滤过率（GFR）。

肾小球滤过率（GFR）：GFR 可通过肌酐估算法计算或者

直接测定法获得。对于年龄 > 50 岁的供者，GFR > 80 [ml/(min · 1.73 m^2)] 能够保证移植后的肾功能。

2. 体外机械灌注评估供肾质量

低温机械灌注肾血管阻力指数评估供肾质量：灌注初期或者末期肾血管阻力指数与移植术后的移植肾功能延迟恢复（DGF）以及移植肾原发性无功能（PNF）有一定的关系。

机械灌注流出液生物学标志评估供肾质量：监测灌注流出液中乳酸脱氢酶、丙氨酸氨基肽酶、谷胱甘肽 S-z 转移酶（GST）等分子生物在灌注末端时的浓度，对术后移植物的存活及功能恢复有一定影响。

机械灌注供肾活力评估 Newcastle 标准：目前广泛使用于临床，具有良好的预测价值。（表 5-1）

表 5-1 心脏死亡器官捐献供肾移植活力测试 Newcastle 标准

特征	单肾使用标准
机械灌注流量（灌注血流指数）	> 0.4 ml · min^{-1} · $mmHg^{-1}$ · 100 g^{-1} 组织
细胞内酶 GST（或 ALT、脂肪酸结合蛋白、氧化还原铁）	GST < 100 IU · 100 g^{-1} 肾脏 · L^{-1}
高 GST、低供肾 GFR、老年供体、糖尿病、冷缺血时间较长	考虑双肾移植

3. 供肾穿刺活检术

移植前穿刺活检术对评估供肾以及发现供肾的潜在病变非常有价值。一般对于年龄低于 50 岁、Scr 正常的供者不需要常规活检，而老年供者、边缘供肾除了需仔细评估肾功能，还应行供肾穿刺以判断评估供肾。

4. 供肾冷缺血时间（CIT）

供肾的 CIT 与 DGF 密切相关，同时也是导致急性排斥反应的独立危险因素，应最大可能地缩短 CIT 的时间。建议 DCD 供肾 CIT < 12 小时，对于是否使用 CIT > 36 小时的供肾，应个案评估。

5. 供肾外观及质地评估

通过直接观察供肾的外观，能直观地发现供肾大小、质地、表皮是否有破损、是否有肿瘤及硬结，对于供肾存在的血管和解剖畸形、供肾损伤、血栓、梗死、纤维化以及瘢痕也能更直观地发现。对怀疑有肾肿瘤者，应进行病理学检查。

三、公民逝世后器官捐献流程

公民逝世后器官捐献流程见图 5-1。

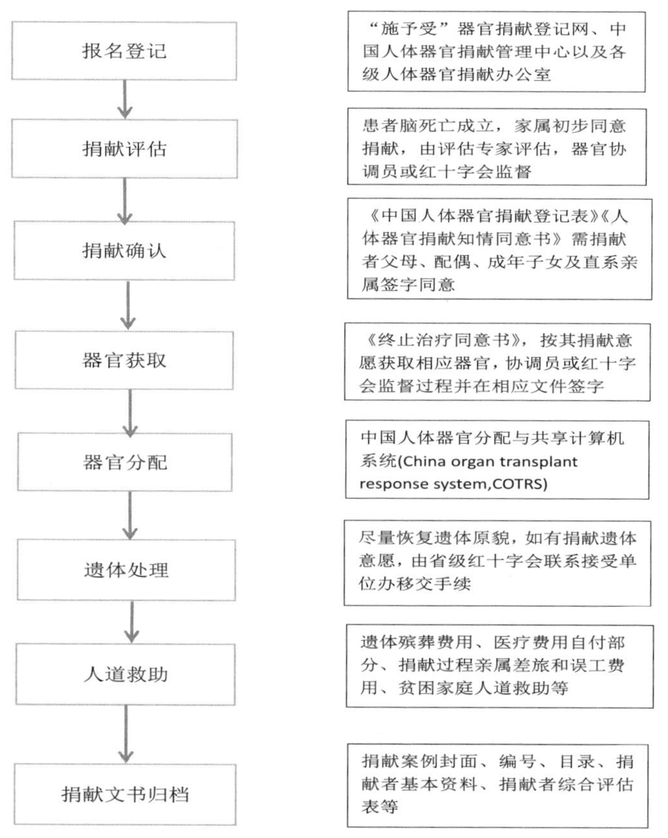

图 5-1　公民逝世后器官捐献流程图

（周朝霞）

第二节 活体供者的院前评估

活体供肾者，在捐献手术前都要进行在确保其医疗安全性与社会适应性的前提下的评估。供者评估应依据熟悉的、公认的、以临床证据为基础的合理程序进行。筛查重点应放在尽早筛查出不适合捐献的供者，达到利益最大化和风险最小化。

一、伦理及法律评估

1. 评估单位

评估单位为人体器官移植技术临床应用与伦理委员会。

2. 评估内容

（1）供者完全民事行为能力：供者应是具有完全民事行为能力的成年人。活体供者准备好民事行为能力旁证材料，到有相应资质的医生处鉴定填写并签字，且做此鉴定的医生需非移植相关医生。

（2）供者知情同意：这是指对于术前评估以及器官捐献手术的知情同意，以及有任何时候退出捐献的自由。除供者本人外，还需要捐献人配偶、成年子女以及捐献人父母的同意。如捐献人婚姻状况为离异，则必须提供离婚证件。

（3）关系证明合法有效性：户籍上能明确反映供者受者关系的，不用开具关系证明；如供、受者关系为父母子女的，如果能提供出生医学证明则不需开具关系证明；如户籍证明上不能直观反映供、受者关系的，则需要到户籍所在地派出所开具关系证明（不在同一派出所，则需要双方均在当地派出所开具供、受者关系证明）。

（4）医院伦理管理委员会同意：医院伦理管理委员会要核实捐献材料填写正确性，确定供、受者关系证明合法性，经过医院伦理管理委员会成员 2/3 以上同意后上报当地省级卫生健康委员会审批，审批通过方可手术。

二、病史及临床评估

1. 一般情况评估

（1）年龄：大于 18 岁成年人，一般不超过 65 岁，可酌情放宽至 70 岁。

（2）吸烟：询问吸烟史，要求术前一月戒烟，且建议终身戒烟。

（3）高血压：如果供者血压持续高于 140/90 mmHg，应进行动态血压监测。如果动态血压监测的平均值低于 135/85 mmHg，且没有器官终末期损伤的依据，可以考虑捐献。也有学者认为，在使用 1 ~ 2 种降压药物能够使血压维持在正常水平，也可作为潜在供者。

（4）体重指数（BMI）：BMI ＞ 35 kg/m^2 供者不推荐捐献，应建议其减肥；BMI ＞ 30 kg/m^2 供者应评估其全身情况，例如是否有代谢综合征。

（5）肾结石：询问结石病史，既往有结石病史并非捐献禁忌，重点要评估捐献时候是否患有结石、结石复发的风险以及既往结石对目前肾功能的影响，应作螺旋 CT 检查以便评估目前结石的情况。

（6）其他：评估有无糖尿病、痛风、高尿酸血症等疾病，以及目前有无感染、有无肿瘤病史、家族遗传性肾病史等。

2. 术前筛查

人免疫缺陷病毒、乙型肝炎病毒、丙肝病毒、巨细胞病毒、EB

病毒、梅毒、结核杆菌。对于存在影响肾功能风险的疾病或用药等情况，需要做好术前单肾风险告知。潜在供者如果捐献意愿强烈，应该在相应专科医生的诊治下控制好疾病，再考虑捐献。如果供肾志愿者有传染性疾病，那么意向供者、意向受者和移植团队应仔细衡量继续捐献的风险和收益，如果继续捐献，必须得到供者和受者的一致知情同意，同时制定应对方案。

3. 供者肾脏功能评估

肾功能精确评估对捐献者保留肾脏的功能和受者移植的安全性至关重要。供者的肾功能应以肾小球滤过率（GFR）表示，初步评估可采用基础血清肌酐估算 GFR，然后再选择菊粉或同位素等直接测得 GFR，或者使用血清光抑素计算 GFR。若双肾明显不对称或者存在实质血管异常，推荐使用肾核素扫描测定肾功能。

4. 免疫学评估

（1）ABO 血型：血型相容或相合是活体供肾捐献的最好状态。若供、受者在血型不合的情况下仍然坚持捐献，需在移植医生同意且对器官受者有相应的术前处理后再进行手术。

（2）淋巴细胞毒交叉配合试验：受体的血清与供体的淋巴细胞之间的配合试验，结果小于 10% 或为阴性才能手术。如果受体以前曾经接受过输血，有过妊娠或接受过同种异体移植，可能在其血清内已产生抗淋巴细胞抗体，对人类白细胞抗原（HLA）敏感。此时，淋巴细胞毒交叉配合试验可为阳性，器官移植术后将可能发生超急性排斥反应。

（3）人类白细胞抗原（HLA）配型：其也称作组织相容性试验，指将供者 HLA 进行分型并与等待受者的 HLA 分型进行比对，按照 HLA 六抗原配型原则或氨基酸残基配型原则，筛选出错配抗原少的受者接受供肾。

5. 肾脏捐献禁忌

（1）内科疾病：有严重疾病史、冠心病、活动期恶性肿瘤或曾患有高度转移潜能的恶性肿瘤、未被控制的高血压、尚未控制的感染性疾病。

（2）肾功能损害或肾结构异常：微量白蛋白尿、蛋白尿、复发性结石或双肾结石者、GFR < 70［ml/（min・1.73 m^2）］，泌尿系统畸形，家族遗传多囊性肾病。

（3）传染性疾病：HIV 抗体阳性。

（4）其他：孕妇、有严重认知障碍者、有明显精神疾病或精神病史者、不能了解供肾风险者、吸毒或酗酒者，以及供者器官捐献后可能会导致自身健康状况下降或功能受损者。

6. 社会心理评估

（1）知情同意：包括所属家庭结构中所有成员的知情同意，例如成年未婚供者除需供者本人同意外，还需父母的同意。

（2）自愿捐献：这是指供者了解受者有除活体肾移植以外的医疗方式，并且受者在术后可能出现不能恢复肾脏功能甚至死亡的情况下，仍旧愿意无偿捐献肾脏器官。

（3）是否存在潜在逼迫：指是否有来自家庭成员个体或者群体对于捐献的逼迫。当供者表示出捐献退缩以及畏惧时，要协助其找出原因，一旦发现有其他因素影响供者捐献意愿，要明确告知供者可采取医学托词保护供者，让供者以自己的真实意愿做出选择。

（4）手术期望值：任何手术都有失败的风险，不管是对于供者还是受者，术后有可能出现相应的并发症。我们要充分告知供者手术的相关事宜，即了解手术对受者的益处，也获悉供、受者的手术风险，使供者有合理的期望值，积极面对手术。

（5）术后生活及工作：评估供者家庭对于捐献的支持度，供者术后是否对家庭生活有影响，是否会对既往的家庭相处方式带来矛盾及冲击，对于术后供者的工作是否能从容地面对。

三、供者的院前宣教

（1）身体准备：供者在术前需要维持健康的生活方式，注意休息，避免感染、外伤、过于劳累等，以最好的身体状态等待手术。

（2）心理准备：多数供者心理有复杂的多种情绪，一方面是对于捐献后受者康复的期待与欣喜，另一方面是对于手术的害怕与自己即将成为孤肾者的恐慌，要指导供者以平和的心态来迎接手术。

（3）生活环境准备：供肾手术需要约一周的在院时间，出院后需要 2 周的家庭康复时间。供者应提前做好工作上的交接，提前告知家属做好生活照顾和安排。

（4）回归正常生活的准备：手术后 1 个月左右即可回归工作岗位，应避免从事重体力劳动。

四、亲体供者捐献流程

亲体供者捐献流程见图 5-2。

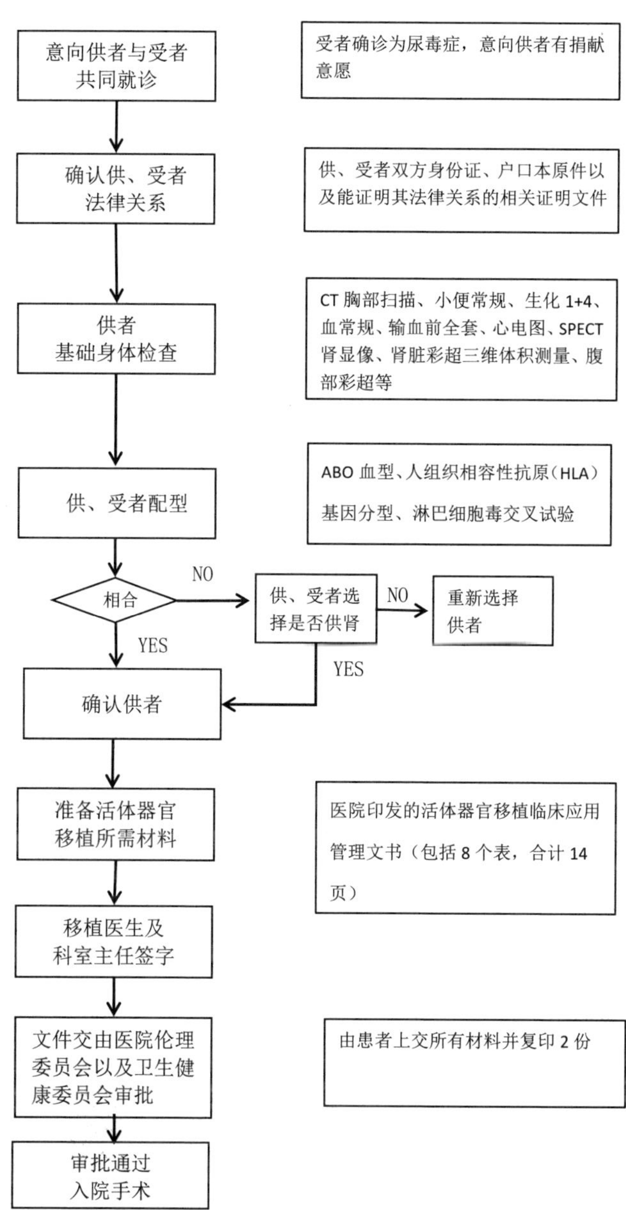

图 5-2　亲体供者捐献流程图

（周朝霞）

参考文献

[1] 高振利，石炳毅 . 现代活体肾移植 [M]. 北京：人民卫生出版社，2018.

[2] 石炳毅，陈实 . 博鳌“关注活体供肾移植”专题研讨会专家共识 [J]. 中华器官移植杂志，2008，（3）：179–180.

[3] 郭霜，满江位，王华彬，等 . 活体供肾在肾移植中的应用研究进展 [J]. 西北国防医学杂志，2018，39（12）：771–777.

[4] 江苏省医学会泌尿外科学分会肾移植学组 .DCD 供体选择及供肾质量评估：江苏专家共识 [J]. 江苏医药，2017，43（9）：652–657.

[5] 郑树森，徐骁，庄莉，等 . 中国心脏死亡捐献器官评估与应用专家共识 [J]. 中华移植杂志（电子版），2014，8（3）：117–122.

[6] 阮东丽，张更，刘克普，等 . 扩大标准公民逝世后器官捐献肾移植术后一年内临床效果分析 [J]. 中华移植杂志（电子版），2019，13（2）：118–122.

[7] 程东瑞 . 如何评估边缘供肾质量 [J]. 肾脏病与透析肾移植杂志 [J].2019，28（1）：45–46.

[8] 彭龙开 . 尸体器官捐献供体及器官评估和维护规范（2019 版）[J]. 器官移植，2019，10（3）：253–262.

第六章　等待期尿毒症患者院前评估

中国人群慢性肾脏病发生率高达 10.8%。据统计，每年进入终末期肾病（end-stage renal disease，ESRD）的人数达到 100 万。肾移植因为生存率高于透析、生存质量改善明显的优势成为 ESRD 患者最佳的治疗方案，但是器官短缺仍是制约肾移植广泛开展的关键。我国是人口大国，但是因文化、技术等原因，器官捐献率较低。每年等待器官移植的患者约 30 万人。以 2018 年为例，我国公民逝世后器官捐献 6 302 例，每百万人口捐献器官值为 4.43，很多 ESRD 患者处于漫长的器官移植手术等待期。对等待期 ERSD 患者进行院前管理，以期助力于患者平稳度过等待期，提高其对手术的耐受力及心理承受力。

第一节　肾移植的优势及风险

一、肾移植的优势

（一）患者生存率较高

肾移植的效果一般采用 1 年、3 年、5 年、10 年的移植肾或人的存活率进行描述。所谓肾存活，是指移植肾脏保留完整或部分功能。据美国肾脏数据库（USRDS）报道，采用肾移植和透析的患者生存率数据如表 6–1 所示，相对于透析，肾移植患者的长期存活率更高。

表 6–1 患者生存率数据

	3 年成活率（%）	5 年存活率（%）
肾移植患者	94	89.4
血液透析患者（HD）	57	42
腹膜透析患者（PD）	68	52

（二）医疗费用更低

患者医疗费用数据见表 6–2。

表 6–2 患者医疗费用数据（2007 ~ 2013 年）

	年均额（万）	年涨幅（%）	8 年累计额（万）
肾移植患者	11.22	1.27	87.24
血液透析患者（HD）	10.75	5.18	102.7
腹膜透析患者（PD）	8.6	3.27	87.16

长期来看，肾移植的费用低于血液透析所需的费用，国内外的统计结果相一致。因此，从患者经济角度出发，相对于传统透析手段，肾移植无疑是更优的选择。

（三）日常生活更方便

患者日常生活对比见表 6–3。

表 6–3　患者日常生活对比

	透析患者	肾移植患者
治疗	规律透析，血透患者 2 ～ 3 次 / 周，腹透患者 4 次 / 天，时间、地点受限	定期复查，活动自由
饮食	限制水、盐、钾、磷及嘌呤物质的摄入	饮食正常，营养均衡
活动	视力减弱、贫血、骨质疏松易导致骨折，活动受限	活动如常人，避免剧烈运动
工作	50% 恢复工作	80% 恢复工作
性功能	不足 40% 恢复性功能	超过 80% 恢复性功能

从表 6–3 可以看出，相对于透析，肾移植的患者活动更自由，生存质量更高。

二、肾移植的风险

（1）肾脏移植手术是一个较为复杂的手术，常规的手术风险包括出血、疼痛、手术意外等。除此之外，术中可能会发生超急性排斥反应。其发生机理是受者体内预存补体抗体与供肾抗原的反应，短时间内引起肾小球微小动脉血栓形成，肾缺血性坏死，是一种不可逆的过程，一旦发生，只有切除移植肾。

（2）肾移植术后会存在肾功能延迟恢复和排斥反应风险，甚至出现移植失败，导致重返透析的可能，这种结局往往给捐献者及肾移植受者带来巨大的生理、心理压力。受者在移植后因终身服用免疫抑制剂感染风险高于常人，严重感染可危及生命。

（周言　李霞）

第二节　肾移植的适应证与禁忌证

相较于其他手术，肾移植是一个高风险的手术。肾功能衰竭的患者全身系统都可能存在损害和功能障碍，因此，并非所有的肾功能衰竭的患者都适合肾移植。

一、肾移植的临床适应证

（1）各种原发或继发的终末期肾病。病因如肾小球肾炎、间质性肾炎、遗传性肾炎、多囊肾、糖尿病肾病、高血压动脉硬化性肾病、药物性肾损害、狼疮肾炎。

（2）移植手术无年龄限制，但受者的年龄与肾移植术后的效果相关。目前，从几个月的婴儿到 80 多岁的老人都能进行肾移植，但年龄大于 55 岁的受者手术的并发症增多，危险性相对增高；年龄小于 13 岁尤其是小于 4 岁的受者，肾移植的手术难度明显增大。

二、肾移植的绝对禁忌证及相对禁忌证

（一）绝对禁忌证

（1）术前全身性严重感染，包括活动性肺结核、肝炎、肺炎等。

（2）预计术后遵医行为差，如重度抑郁症患者。

（3）严重影响预后的合并症，如恶性肿瘤、顽固性心功能衰竭、凝血功能障碍、弥散性血管炎。

（二）相对禁忌证

（1）乙型肝炎或丙型肝炎病毒血清阳性，对于乙型、丙型肝炎病毒感染者需经治疗，肝功能正常一个月以后行肾移植较好。

（2）难以控制的糖尿病。

（3）活动性系统性红斑狼疮。

（4）体重超过标准体重的30%。

（5）HIV感染。

（6）其他，如溃疡病、肺部感染、泌尿系感染、结核病、心力衰竭、心包积液等，须将合并症治疗痊愈后方可进行肾移植。干扰素治疗后短期内不宜进行肾移植。

三、移植时机

肾移植最佳时机为透析之前，这样有利于降低患者病死率和并发症的发生率。美国的一项研究表明，在亲属肾移植患者中，不透析直接移植的比例在成人达到25%，这一比例在等待尸肾的患者中只有10%左右，主要原因是在漫长等待的过程中，很多患者需要透析维持生命。对于等待肾移植术的ESRD患者，应动态评估其肾小球滤过率、身体及心理状态等是否适合接受肾移植术，保证手术的顺利进行，提高移植物存活率，并预防肾移植术后相关并发症的发生。

（周言　李霞）

第三节　肾移植等待期患者的院前准备

一、身体状态评估

（一）原发肾病的评估

对于肾移植而言，虽然原发肾病再发的危险性不足以阻止肾移植，但仍要引起移植受者及医生的重视。有一些疾病应延迟到基础肾脏疾病静止后才移植。不同基础肾脏疾病的移植患者 3 年存活率差别很大。对于不再复发的基础肾脏疾病移植后患者，3 年存活率在 80% 左右，而可能复发的基础肾脏疾病，3 年存活率为 60% ~ 83%。常见的复发性原发性肾小球疾病包括 IgA 肾病 、局灶节段性肾小球硬化 、特发性膜性肾病和膜增生性肾小球肾炎；常见的复发性继发性肾小球疾病则包括狼疮性肾炎、过敏性紫癜性肾炎、肾淀粉样变性、轻链沉积病、原纤维性免疫管状肾小球肾炎、混合性冷球蛋白血症性肾病、糖尿病肾病及血管炎肾损害等。

（二）对肺部疾病的评估

移植受者术前应行呼吸系统常规检查，并排除肺功能损害。对于有慢性阻塞性肺部疾病史的受者，应该进行肺功能检查。吸烟会增加移植手术的危险性，准备移植的患者应戒烟。

（三）对心脏病的评估

移植受者的缺血性心脏病发病率相比普通人群较高。移植前有缺血性心脏病的患者，移植后缺血性心脏病发作风险更高。有心绞痛病史的受者，移植术前应考虑做血管造影术及螺旋 CT 检查。严重冠状动脉病变的受者，在移植前应该接受血管成形术。对于糖尿病患者应该术前排除无症状性的冠心病，因为移植后可增加此类患者冠心病的发病率和死亡率。

（四）对肝脏情况的评估

对于有肝脏疾病症状和体征的患者，应考虑潜在的肝脏损伤。有胆囊炎的患者应综合评估是否行胆囊切除。所有肾移植等待患者都应该筛查乙型肝炎、丙型肝炎。HBcAb 或 HBeAg 阳性的患者死于肝脏疾病的危险性很大，需要肝功恢复正常后评估是否可做肾移植。

（五）对泌尿系统的评估

如果患者没有膀胱功能障碍的症状和体征，可以不用做额外的泌尿系统检查，但对有膀胱功能障碍的患者，必须进行术前评估以确保移植后膀胱功能正常和排除潜在的泌尿系统感染源。这些患者可以行排尿性膀胱尿道造影。对于多囊肾患者，如果反复发生尿路感染、出血或肾脏过大无法将移植肾植入，则考虑将多囊肾切除。

（六）对脑血管疾病的评估

在 6 个月内有中风或短暂性脑缺血史者不应进行移植手术。常染色体显示遗传的多囊肾患者和有颅内动脉瘤破裂发作史或家族史的患者必须做 CT 或磁共振检查。直径超过 7 mm 的动脉瘤患者应处理动脉瘤后再考虑肾移植手术。

（七）对周围血管疾病的评估

周围血管疾病通常伴随冠状动脉疾病或脑血管疾病。对将要与移植器官进行吻合的血管，包括动脉和静脉，应在移植前进行彩色多普勒检查。如果相应血管存在严重病变，应考虑在移植前进行介入治疗；如果病变严重到可能无法吻合的地步，术前应充分讨论解决的办法。

（八）对糖尿病和甲状旁腺功能亢进的评估

对于血糖难以控制的糖尿病患者，可同时进行肾脏和胰腺移植。有甲状旁腺功能亢进症状或甲状旁腺功能亢进难以控制的患者，最好在移植前进行甲状旁腺切除术。对于抑制药物如环孢素 A 代谢有影响的药物，最好在移植前用适当的药物代替。

（九）消化系统评估

对于有症状的结肠憩室炎史患者，应在移植前权衡是否进行部分结肠切除。对于炎症性肠炎，一般在其不活动时进行移植。消化性溃疡和胰腺炎最好在移植前进行仔细评估。这些疾病都会在术后因使用糖皮质激素而加重。

（十）免疫学评估

随着手术方式的改进和新型免疫抑制剂的临床应用，移植器官的早期存活率明显提高，但其长期存活率仍不理想。临床实践表明，器官移植的成败取决于供、受者之间的组织相容性，其中人类白细胞抗原（HLA）等位基因的匹配程度起关键作用，能够影响移植器官的长期预后。

常见肾移植院前免疫状态评估的内容有：①组织配型，包括 ABO 血型、HLA、群体反应性抗体（PRA）和补体依赖淋巴细胞毒性试验（CDC），而 HLA 配型是整个组织配型中最重要的一环。② HLA 抗体，其在供肾内皮细胞表面表达，具有高度多态性，是受体免疫识别供者的关键靶分子，也是引发移植排斥的主要原因。HLA 抗体是急性和慢性排斥反应以及移植物丢失的危险因素。移植前输血、妊娠（暴露于胎儿父亲的非己抗原）、器官移植史等原因均可使移植受者体内产生抗 HLA 抗体，从而使受者处于预致敏状态。受者术前的致敏状态始终是影响移植肾存活的一个重要因素。

二、心理状态评估

肾移植患者术前由于疾病缠身，一部分患者希望尽快手术以得到解脱，但更怕手术不成功造成更大的损害，表现为易怒、烦躁、心事重重、不愿合作，甚至产生悲观绝望心理。也有一部分患者对手术的态度是积极而高兴的，他特别关心肾移植手术前后的检查结果，反而不太关心手术的结果，不去详细了解可能在手术后发生的排斥反应，正是由于这种否定心理防御机制的作用，在肾移植术后可能发生的并发症以及免疫抑制剂类药物的副作用使患者产生失望感而出现不同的心理反应。

部分患者因为心理障碍而影响预后，并严重影响其生存质量，可能出现的精神和行为上的问题有：①焦虑和忧虑。个体的焦虑可能来源于个体自觉的能力不佳，失去依附对象和罪恶感，忧虑会产生无助感。当患者被告知需要进行器官移植手术时，产生了新的焦虑，常合并自主神经亢进的症状，即恶心、呼吸急促、胸闷、出冷汗、心悸等。当看到其他患者在等待别人捐赠器官过程中死亡时会造成更沉重的心理压力。因患者个性特征、病情严重性而有不同程度的焦虑。②遵医性差，包括不能按医嘱服药，不能按医嘱调配饮食，违反医嘱持续抽烟。③器质性脑症候群，表现为注意力不集中，意识、知觉障碍，谵妄状态或伴有癫痫出现。

三、社会支持及经济评估

社会支持是指在应激状态下，个体获得来自他人和社会各方面的心理上和物质上的支持和援助。社会支持可以有效地降低或缓解个体的应激强度，维护心理健康水平。肾移植受者获得较正常人更多的社会支持，且已婚和年龄较大者社会支持和主观支持更高。

肾移植术后年均费用为10余万元（在无医疗保险的情况下），感染造成的直接经济负担更大，医院内感染患者以西药费和治疗费为主，多部位感染花费最多，其次为肺部感染。社区感染患者以西药费和化验费为主，多次、多部位感染花费最多，其次为泌尿系统感染。因此进行肾移植手术前应做好经济准备。

四、对肾移植知识的知晓度评估

肾移植相关知识的知晓度对肾移植术后有长远影响，对肾移植相关知识知晓较多的患者，其术后移植物存活率、并发症知晓率及心理健康等方面明显优于对肾移植知识知晓较少的患者。根据知晓度的评估结果，可对患者进行针对性宣教，提高患者的肾移植相关知识，为移植做好知识储备。

大多数ESRD患者对肾移植知之甚少，对肾移植术后的生存、生存质量期望过高，对术后终身口服免疫抑制剂及定期复查不知晓，这些都将导致患者不同程度的心理问题，这些问题在近期或远期都将影响患者的身心健康。因此，在知识知晓度的评估基础上，让患者及其家属了解为什么要肾移植，肾移植的益处及风险，当前肾移植的可能效果、危险性、并发症、费用、等待时间，才能让患者及家属积极准备，随时迎接手术的可能，避免在手术机会来临时摇摆不定或隐瞒病情。除此之外，初步介绍肾移植术后管理相关知识和移植团队，可有效提高患者的依从性，提高对移植团队的信任，明显降低因知识缺乏所致的移植物丢失率、肾移植术后心理问题和医患矛盾的发生率。

五、不良生活方式评估

（一）吸烟与酗酒

询问患者是否吸烟及饮酒，以及每日吸烟量与饮酒量，指导患者戒烟、戒酒，并进行相关健康知识宣教，提升患者及其家属对吸烟、饮酒危害的认知。对短时间无法戒除的患者，可推迟手术。定期电话或门诊 / 家庭随访进行加固型健康知识宣教，运用患者家庭支持系统，必要时指导患者寻求心理医生的帮助，以避免吸烟、饮酒对患者造成身体及（或）移植物的损害。

（二）药物依赖

毒品、精神类依赖药物、止疼药等，应进行服用时长、剂量以及戒除时间的评估，难以戒除者需慎重考虑其风险，避免器官浪费与医疗风险。

（三）其他

睡眠紊乱、饮食紊乱、运动缺乏等。

（周言　李霞）

第四节　肾移植等待期的健康管理

一、生理准备

（1）规律透析。进行充分的血液透析或腹膜透析治疗，以有效地清除过多的水分和尿毒症毒素，纠正水、电解质紊乱和酸中毒，明显地减轻尿毒症症状，能减轻或消除心、肺、肝等重要脏器的合并症，使患者恢复正常活动，这对于患者能够耐受肾移植手术及免疫抑制剂的治疗有很大帮助。

（2）定期复查。如果术前出现抗体增高，除了口服骁悉或环磷酰胺以外，可在确定肾移植日期之前两周住院处理。

二、心理准备

对患者进行有效的心理护理，调整患者对手术的认识、期待和情绪反应，变被动接受为主动配合，变消极因素为积极因素。患者常见的是焦虑和恐惧，他们一是担心手术的安全；二是误以为切除一个肾，人就会残废；三是受者认为接受亲属的供肾不道德。针对患者的心理特点，对其进行医学健康知识宣教，让患者及其家属了解手术的大致流程，应在术前认识到肾移植并非一劳永逸，术后初期可能会有移植肾功能延迟恢复，移植肾随时间延长有可能发生排斥而导致移植肾丧失功能等。同时，移植术后还有许多的潜在并发症以及感染危险，而这些可导致肾脏功能的丧失甚至威胁生命。但是随着医疗技术的提升和医护团队的合作，肾移植手术的安全系数大大提高。具体心理护理见第十三章。

三、经济准备

大多数患者及家属对肾移植抱有十分乐观的态度，但同时又忽视了一个非常实际而又严峻的现实，即经济问题。肾移植术后为了抑制机体对移植肾的排斥反应，需终身服用免疫抑制剂，免疫治剂价格昂贵，加之需定期复查肝肾功能及进行血药物浓度检测等，对整个家庭有一定的经济负担，因此须告知患者向医院咨询相关费用，做好经济准备。

四、移植中心的选择

1. 移植中心的距离

当患者在全国候诊名单上时，在任何时候可能会接到有肾脏匹配的电话，此时要告知患者在短时间内赶到医院，实际时间取决于医院，通常情况下，需要在 24 小时内到达医院。患者应该在被列入等待名单之前和移植团队讨论这个问题。

2. 患者医疗保险范围

一些医院只接受某些移植手术的保险。患者应在选择医院之前确认其医疗保险范围。肾移植住院手术费用中，活体供体住院费和受体不在医保目录内的药品不属于医疗保险报销范围，由个人承担。由于不同的诊疗项目和不同类型药品报销比例不同，具体报销费用需根据费用构成比例而定。肾移植术后门诊抗排异治疗，需要办理门诊慢性病申报手续，通过准入后符合政策规定的费用可享受门诊慢性病医疗待遇。

3. 注意事项

为提高肾移植等待者接受肾脏移植的机会，告知患者在多个移植中心或在不同 OPO 地区的医院登记。在同一 OPO 地区的多家医院登记不会增加更快获得移植的机会，因为器官捐赠是按地区考虑的。

须告知患者不要错过与移植团队、主治医生和其他医生的预约。仔细遵循移植团队制订的饮食和锻炼计划。管理好个人医疗保健，把所有的医疗文件都放在一个文件夹或活页夹里，方便随时取用。如果患者为育龄期女性，应将其婚育情况以及怀孕需求告知移植团队。如果患者的联系方式有任何变化，尤其是地址或电话号码，应立即告知移植团队。

五、血压管理

多数 ESRD 患者有合并血压异常的情况，如：水钠潴留等原因所致的肾性高血压，透析时超滤量过多、过快导致有效血容量不足引起的低血压，心血管功能障碍导致的血压异常等，致使患者生存时间减少及（或）生存质量下降，增加了部分肾移植等待患者罹患并发症的概率，甚至失去肾移植机会。因此等待肾移植的 ESRD 患者，其血压控制至关重要。据临床研究，透析患者收缩压控制在 110 ~ 150 mmHg，会明显降低 ESRD 患者因血压异常所致心脑血管死亡率。

鼓励无血压异常的 ESRD 患者，在每日晨起和睡前监测血压，以及透析前后监测血压。对于已合并肾性高血压的患者，告知其需要在医生的指导下服药降压药，严禁擅自服药、停药、增加药物剂量等行为发生；在早晚及透析前后监测血压的基础上，还应增加服药后的血压监测，具体时间为，短效降压药服药后 30 分钟，长效降压药服药后 3 小时左右。出现头昏、头痛、眩晕、胸闷、四肢麻木等症状，患者需立即监测血压，如有疑问及控制血压效果不理想，建议咨询医生，在医生的指导下进行药物的调整。

六、饮食与营养管理

1. 体重管理

肾移植术前 BMI 指数控制在 18.5 ~ 23.9 kg/m^2 可降低肾移植后肾功能延迟恢复率及并发症发生率，所以有必要对准备进行肾移植手术的 ESRD 患者进行 BMI 指数评估。BMI 指数低＜ 18.5 kg/m^2

或> 23.9 kg/m^2 的患者需要进行饮食指导，需定期动态评估，并进行饮食、运动等相关指导，必要时可指导患者营养科就诊。

2. 血糖管理

根据欧洲国家经验，肾移植术前糖尿病患者，除控制饮食外，可使用胰岛素替换口服降糖药，以达到术前理想血糖水平。控制空腹血糖 5.0 ～ 7.2 mmol/L，餐后高峰血糖≤ 10 mmol/L，避免血糖的大幅度波动。

3. 改善贫血

贫血对心功能及肾功能均有影响，原则上，要将患者在肾移植术前的红细胞压积调整到 30% 以上；对于严重贫血，有输血治疗史的患者，应在移植术前充分了解其输血的时间、剂量以及种类，尤其是女性妊娠时输血患者，其抗 –HLA 有显著升高，将增加急性排斥风险。有报道称，ARB 及 ACEI 类药物可导致贫血恶化，可进行适当的药物调整。指导患者遵医嘱注射促红细胞生成素，服用铁剂及叶酸，以纠正贫血，维持较好的身体状态应对肾移植手术。

4. 低蛋白血症

由于疾病进展或透析治疗，部分患者丢失蛋白过多，或食欲低下，导致蛋白摄入不足，引起低蛋白血症，可在肾移植术前进行饮食纠正，指导患者补充优质动物蛋白，如鱼、鲜奶、鸡蛋等，每天摄入量为 1.2 g/kg，并向患者强调补充营养的重要性，避免营养不良对患者机体产生损害，预防肾移植术后并发症的发生。

（周言　李霞）

参考文献

[1] 李海皓 . 肾移植受者移植前免疫状态及其与移植肾功能关系研究 [D]. 上海：

复旦大学，2014.

[2] 张振 . 年龄大于 50 岁亲属活体肾移植供者安全性分析 [D]. 泰山：泰山医学院，2014.

[3] 石炳毅，林涛，蔡明 . 中国活体供肾移植临床指南（2016 版）[J]. 器官移植，2016，7（6）：417–426.

[4] 李雪，唐政 . 肾移植受者排斥反应的风险评估 [J]. 肾脏病与透析肾移植杂志，2016，25（6）：568–572.

[5] 王琳 . 基于三种不同供肾来源的肾移植术后患者临床疗效分析及生存质量评估 [D]. 郑州：郑州大学，2017.

[6] 武海环 . 肾移植患者社会支持、家庭功能、心理一致感与生存质量的相关性研究 [D]. 洛南：山东大学，2018.

第七章　肾移植活体供者的围手术期护理

第一节　术前护理

活体供肾者，临床上亦称亲体供者，是指健康人在自愿无偿的情况下，将自己的一个肾捐献给自己的亲人，以期帮助尿毒症患者摆脱透析，开启崭新生活。活体供者围术期护理的核心是评估供者在心理、生理上是否符合肾脏捐献的要求，完善术前准备，加强术后护理以及促进术后康复，以供者围手术期安全为重点，同时兼顾受者的移植效果。术前对活体供者进行全面的评估和充分的准备是手术的重要环节。

一、术前评估

（一）一般情况评估

年龄、性别、民族、身高、体重、文化程度、婚姻状况、职业、饮食情况、营养情况、睡眠情况、大小便情况等评估。

（二）病史评估

详细询问病史，如心血管病（缺血性心肌病、动脉硬化、高血压、血栓栓塞性疾病、血友病）、传播性感染病（乙型肝炎病毒、丙型肝炎病毒、人免疫缺陷病毒、梅毒、结核等）、过敏、糖尿病、痛风、肾脏病（血尿、肾性水肿、泌尿系感染、肾结石）、遗传性疾病、精神病及肿瘤病史。

（三）心理评估

评估供者心理状态，有无紧张、焦虑、恐惧等心理，供肾是否完全自愿。

二、术前检查

（一）一般实验室检查

肝肾功能、电解质、血常规、凝血常规、输血前全套（人免疫缺陷病毒、乙型肝炎病毒、丙型肝炎病毒、梅毒螺旋体）、尿常规、大便常规等常规检查。

（二）免疫学检查

常规检查：ABO 血型、补体依赖性淋巴细胞毒性实验（CDC）、巨细胞病毒抗体、T 细胞亚群，特殊情况下增加结核感染 T 细胞斑点试验（T-SPORT）试验（既往有结核病史或接触史患者）、前列腺特异性抗原（仅限男性且年龄大于 50 岁）、高精度乙型肝炎 DNA 定量分析（乙型肝炎患者）。

（三）影像学检查

常规行心电图、腹部彩超、泌尿系彩超、妇科彩超（仅女性）、胸部CT平扫、肾血管三维重建，或根据供者具体情况有针对地进行其他检查，如肾脏数字减影造影（DSA）、静脉肾盂造影、心血管造影、各类内镜等。

三、术前护理

（一）呼吸道准备

（1）禁烟：吸烟会刺激气道，引起气道不适、咳嗽，增加术后肺部感染的风险，因此建议供者术前2周戒烟。

（2）呼吸训练：术后卧床休息以及全身麻醉可能导致术后发生肺不张。为预防术后发生肺部并发症，术前应指导供者进行腹式呼吸训练，具体方法：患者取舒适体位，放松身体，在整个过程中保持胸部放松，将右手放于腹部，左手放于胸部，闭嘴，用鼻子吸气，并在可承受的限度内向外扩张腹部至腹部完全隆起，停顿2秒后，用口缓慢呼气，向内收缩腹部，尽量将肺部气体完全呼出。进行腹式呼吸训练的频率为15分钟/次，3～5次/天，也可选择采用吹气球或使用呼吸训练器的方法训练。

（3）有效咳嗽训练：供者术后需卧床休息，或因切口疼痛不愿翻身及咳嗽，易导致痰液积聚在肺及支气管内，引起坠积性肺炎。因此，术前应指导供者进行有效咳嗽、咳痰的训练。方法：吸气后轻咳1～2次，使痰液松动，然后用手按压拟行的手术切口后再用力咳嗽，使痰液排出。

（二）肠道准备

术前一日晚正常清淡易消化饮食，禁食辛辣、油腻、刺激性食物，勿暴饮暴食，术前8小时禁食，4小时禁饮。无需清洁灌肠或口服洗肠液。

（三）皮肤准备

手术前，应剪短指（趾）甲，洗澡或擦浴，保持身体清洁，必要时洗头。女供者应注意清洗会阴部。常规无须备皮。

（四）药物准备

术前一日准备术中带药，必要时进行抗生素皮试试验。术晨禁食供者予补液。为供者提供营养支持以及术前扩容。

（五）心理护理

供者术前存在着不同程度的紧张、焦虑、恐惧心理。由于对亲属供肾相关知识缺乏及手术流程了解不足，担心缺少一个肾脏会影响自身身体健康，以至于不能正常工作、生活；害怕手术引起疼痛，担心自身及受者手术出现意外，担心受者术后发生排斥反应等。因此，术前应加强与供者的交流沟通，及时发现各种心理问题，加强健康教育，告知供者一个功能正常的肾脏就足以满足人体的正常需要，术后能正常工作、生活。由于术前的配型准备以及术后免疫抑制剂的使用，受者手术以后发生排斥反应的概率较低，活体供肾移植受者长期存活率明显高于公民逝世后器官供肾受者，患者应减少顾虑，缓解心理压力，确保在心理上积极面对手术。

（六）术晨准备

（1）患者准备：洗漱，更换清洁病员服，长发者可将头发束起，排空大小便。术前将假牙、眼镜、手表和其他随身物件等取下，交由家属保管。练习床上漱口、刷牙、吃饭。

（2）用药准备：为防止供者因禁食导致饥饿感、发生低血糖，术晨需遵医嘱输注术前液体；再次备好术中用药。

（3）床单位及生活用品准备：为预防术后发生切口感染，术晨为供者更换清洁床单、被套、枕套；备好水杯、吸管、量杯、便器、护理垫等。

（4）仪器及设备准备：备好心电监护仪、氧气瓶、吸氧设备等。

（黄霞 王莉雅）

第二节 肾移植供者术后护理

肾移植活体供者术后快速康复护理的重点是降低术后并发症的发生率，保障供者的安全，加速供者康复，缩短供者住院时间，使供者尽早地回归到正常的生活及工作中。

一、意识与体位

全麻清醒前，置供者于平卧位，头偏向一侧，保持呼吸道通畅；待麻醉清醒后，可协助供者半坐卧位，以利于呼吸及有效咳嗽；亦可协助供者取患侧卧位，以达到压迫止血及促进引流的作用。

二、生命体征监测与护理

（一）体温、脉搏、血压、疼痛

（1）体温：术后 3 天内应严密监测体温并做好记录，如有异常，及时告知医生。由于手术部位的组织分解产物及局部渗液、渗血的吸收，术后 2 ~ 3 天，供者体温可能会有所增高，但不超过

38.5℃，一般无须处理可自行恢复正常；如果体温逐渐上升，超过38.5℃，居高不下，则需及时检查、明确诊断，及时找出可能出现的感染，必要时抽取血培养，根据培养结果选择敏感的抗生素。

（2）脉搏、血压：供者术后维持良好的血压对保障肾血流灌注以及肾功能有重要意义，因此对血压的监测及管理尤其重要。术后需安置心电监护1～2天，安置心电监护期间定时测量并记录脉搏、呼吸、血压，如有异常及时报告医生并根据情况增加测量次数；待停用心电监护且血压平稳后，可根据情况决定血压监测频率。

（3）疼痛护理：供肾切除后伤口疼痛，术前麻醉医生应根据供者的手术方式、疼痛的耐受情况及身体状况进行综合评估，决定是否使用镇痛泵。术后责任护士应动态评估供者疼痛NRS评分，当疼痛评分大于3分或对于疼痛耐受低的供者，可协助供者取舒适体位，缓解疼痛，必要时使用止痛药物。

（二）呼吸和血氧饱和度

肾移植供者术中需行气管插管，插管时间越长，导致呼吸道感染的发生率越高，因此手术结束待麻醉复苏后，应尽早拔出气管插管，减少感染的可能。供肾切除位置较高，手术易损伤胸膜引起气胸。因此术后应严密观察供者的呼吸频率及氧饱和度，有无呼吸频率加快及呼吸困难等情况发生，术后前24小时常规给予低流量鼻塞吸氧，保持血氧饱和度在95%以上；若供者出现呼吸困难、血氧饱和度不能维持，给予面罩吸氧，立即找出原因并处理。术后早期鼓励供者下床活动，床上自主翻身；指导供者深呼吸及有效咳嗽、咳痰，咳嗽时用手轻轻按压伤口，防止伤口裂开，排痰困难时，将供者床头抬高，辅以拍背，尽可能地排尽痰液，防止呼吸道感染，必要时给予雾化吸入。

三、出入量平衡

供者术前禁食、禁饮，术后短时间内不能大量饮水，可能会出现短暂性的少尿，因此术后应合理补液，以维持水、电解质及酸碱平衡。术后 24 小时内，记录供者每小时尿量，每小时入量按上 1 小时进行加减。注重量出为入原则，防止入量不足致尿量过少，入量过多导致心衰。补液方法：尿量为 100 ～ 150 ml/h 时，入量为尿量加 50 ml；尿量为 150 ～ 200 ml/h 时，入量等于尿量；尿量为＞200 ml/h 时，入量为尿量减 50 ml；持续 2 小时尿量＜ 50 ml 时，评估出入量情况并处理。补液总量根据体重及 24 小时小便量计算，禁食期间输液量 2 000 ～ 3 000 ml/d，开始进食后输液量逐渐减少，1 000 ～ 2 000 ml/d。

供肾切除术后，应密切观察健侧肾脏的功能。其最直观的方法就是严密观察尿量变化，准确记录 24 小时尿量。若手术当天尿量小于 500 ml，护士应评估导尿管是否通畅；计算静脉补液量和饮水量，判断是否存在入量不足；观察供者是否出现低血压、口渴、皮肤干燥等组织灌注量不足的症状；叩诊供者膀胱是否充盈。若以上几方面存在问题，可酌情加快补液速度或适当增加输液量及饮水量，保持导尿管引流通畅；若以上几方面没有问题则及时联系医生，进行下一步处理。若术后尿量逐日减少，需警惕脱水或应激性肾功能受损的情况，根据临床情况和化验检查结果，预防酸中毒、水和电解质紊乱等。除此之外，还应严密观察尿液的颜色、性质。若尿液由黄色变为红色，应警惕吻合口出现活动性出血，需立即做好供者制动宣教及心理护理。

四、伤口护理

伤口护理的重点是预防术后切口感染。术后第二天常规更换伤口敷料，严密观察伤口情况，有无渗血渗液。如有渗血渗液，及时更换伤口敷料，更换敷料过程中严格遵循无菌原则，预防感染；若无异常，可 3 ～ 4 天更换伤口敷料一次。开放式取肾手术术后 5 ～ 7 天拆除伤口缝线（腹腔镜取肾手术不涉及）。伤口愈合后不用再粘贴敷料。

五、管道护理

（一）导尿管

妥善固定保留导尿管，保持导尿管引流通畅，防止扭曲、受压及脱落。留置导尿管期间每天行导尿管护理。术后 6 小时若无恶心、呕吐、腹胀等，鼓励供者多饮水以增加尿量，起到尿路冲洗的作用，减少细菌在尿路停留、生长、繁殖的机会，预防泌尿系统感染。供者一般于术后第二天拔出导尿管，拔管后督促供者正常饮水、自主排尿，观察有无尿路刺激征及 24 小时尿量。

（二）血浆引流管

妥善固定引流管，防止扭曲、受压及管道脱落；定时挤压引流管，保持引流的通畅；严密观察引流液的颜色、性质及量的变化，并做好记录。血浆引流管 24 小时内引流液为血性液体，一般不超过 100 ml/24 h，之后逐渐减少。如超过 100 ml/24 h 且引流液颜色为鲜红色，应警惕活动性出血，需密切观察生命体征变化。一般术后第二天拔出血浆引流管，当引流量超过 100 ml/24 h，暂缓拔管，观察引流情况。

六、饮食护理

术后 6 小时可少量饮水，无呛咳、恶心、呕吐等不适后可进食少量稀饭等流质饮食，少食多餐，循序渐进，逐渐过渡到普通饮食和正常饮水。观察供者进食后有无腹胀、腹痛等不适，如出现腹痛、腹胀，应适当推迟进食时间。术后正常进食后，应选择高热量、高维生素、易消化优质蛋白质、低盐饮食，多补充含维生素丰富的新鲜蔬菜和水果。

七、基础护理

（一）口腔护理

为清除口腔异味，增加供者舒适度，促进食欲，保持口腔清洁、湿润，防止口腔感染，术后待麻醉清醒后，应为供者行口腔护理，并指导供者做好口腔清洁。

（二）皮肤护理

供者术后需卧床休息，且因切口疼痛不愿翻身，容易造成局部组织受压时间过长引起压力性损伤。因此术后待麻醉清醒后，应每两小时指导或协助供者翻身，翻身时动作宜轻柔，避免托、拉、拽；保持床单位平整、清洁、干燥；护理垫潮湿后及时更换，若伤口未再渗血渗液，应尽早取出护理垫。

八、活动指导

术后返回病房，置供者平卧位休息，床上活动双下肢及足背屈曲活动，防止下肢静脉血栓形成；麻醉清醒后，可适当抬高床头，指导及协助供者至少每 2 小时翻身一次。术后第二天可根据病情及供者耐受程度协助其下床活动，活动宜循序渐进，动作宜缓慢，避免跌倒。

九、心理护理

主动关心供者，积极与其交谈，耐心倾听他们的主诉，及时了解其心理状态，建立良好的护患关系。向供者讲解其自身恢复情况及受者的恢复状况，消除其担忧，使供者得到心理安慰。告诉供者积极、稳定的心态有利身体的恢复。

（黄霞　王莉雅）

第三节　肾移植供者术后常见并发症的护理

供者术后并发症的发生不仅增加供者痛苦，还会延长供者住院时间，增加住院费用，重者甚至造成供者死亡，因此术后应严密观察与监护，最大限度地减少并发症的发生率。

一、出血

1. 病因

肾窝出血是后腹腔镜肾切除术常见的并发症，多与手术中血管损伤、血管吻合不紧密、伤口内止血不彻底、结扎线脱落、术后继发毛细血管出血、供者凝血机制差、肝脾等实性器官损伤引起的腹膜后出血有关。供者血管残端出血是最严重的并发症，多与术中为了移植方便，尽量把供肾的血管保留得较长，相应的供体残端血管太短，致使可供结扎的组织太少或因组织结扎不紧而滑脱有关。出血常发生于术后 24 ～ 48 小时内或术后 7 ～ 14 天。

2. 临床表现

主要表现为切口渗血、敷料血性渗湿、引流量增多、颜色鲜红、腰痛、肾切除区肿胀，严重者可出现血容量不足的表现，甚至失血性休克。彩超检查显示肾切除处血肿或积血，血肿区域内有血流信号，有助于诊断。

3. 护理措施

术后给予心电监护，严密观察生命体征变化，尤其是血压心率是变化；保持腹膜后引流管通畅，防止折叠、脱出，密切观察引流液颜色、性质和量，切口渗血情况以及供者面色、腹部体征，有无压痛、反跳痛、腹胀等不适，供者肾切除区疼痛程度，有无肿胀，注重供者主诉。避免腹压增加及体位不当造成血管吻合口破裂出血，指导供者咳嗽时注意保护手术区域，避免剧烈咳嗽和突然翻身，保持大便通畅，排便不畅时使用通便药物。发生出血倾向时遵医嘱使用止血药物，动态评估出血情况有无好转。一旦发现出血加重，如伤口大量渗血、引流液鲜红且量多、肾切除区肿胀、心率加快、血压降低等，应及时通知医生，建立静脉通道，并配合处理，必要时行急诊手术止血。

二、腹胀

1. 原因

充气式腹腔镜手术因为术中所用气体及手术体位、手术时间的关系，腹腔镜手术后腹腔内 CO_2 未排空，供者腹内压升高，同时腹腔镜肾切除过程中游离腹侧粘连处，导致腹膜损伤，供者术后有不同程度的腹胀。

2. 临床表现

可表现为全腹或下腹的胀痛甚至肠梗阻的症状。供者主诉腹胀，不思饮食。查体：腹部膨隆，叩诊呈鼓音。

3. 护理措施

术后指导供者床上活动四肢，指导或协助供者翻身，鼓励供者尽可能早期下床活动，以促进胃肠蠕动；术后 6 小时可少量饮水，无呛咳、恶心、呕吐等不适后进食少量流质饮食，少食多餐，循序渐进，逐渐过渡到普通饮食，适当增加新鲜蔬菜、水果等富含纤维素食物的摄入，同时禁食豆浆、牛奶、甜食、鸡蛋等，以免引起胃肠胀气。术后持续低流量吸氧，指导供者深呼吸，促进 CO_2 排出，减少 CO_2 对膈神经的刺激，不仅能有效缓解腹胀，还能缓解肩背疼痛。腹胀明显，可用小茴香热敷腹部，行腹部环形按摩，督促供者自主床上翻身，下床活动。若不能缓解，可遵医嘱服用促胃肠道动力药物，必要时可留置胃管持续胃肠减压。

三、气胸及皮下气肿

1. 原因

气胸及皮下气肿为腹腔镜手术的常见并发症。腹腔镜术中损伤膈肌使气体进入胸腔，先天性肺部疾病，气管插管时损伤支气管，正压呼吸压力过高等均可导致气胸。腹腔镜供肾切除术，为使手术有良好的视野，亦避免意外损伤其他脏器，需将大量 CO_2 注入腹腔，以便撑开腹壁，若术中气腹压力过高且术后排气不充分，腹腔内残

留的 CO_2 气体较多，在缝合腹壁切口后，腹膜腔内的气体从腹膜上的气腹针孔或套管针孔窜出，大量 CO_2 气体窜入皮下引起皮下气肿。

2. 临床表现

一般表现为突发胸痛、气短、咳嗽，出现呼吸急促、呼吸困难、端坐呼吸，血氧饱和度低。皮下气肿，重者可达面颈部，可闻及捻发音。

3. 护理措施

术后持续心电监护，动态监测血氧饱和度，持续低流量吸氧，半坐卧位休息，密切观察供者有无呼吸困难、憋气、咳嗽、胸骨后疼痛、血氧饱和度低及呼吸频率变化，鼓励供者多做深呼吸、咳嗽、咳痰，定时翻身拍背。通过听诊肺部呼吸音、叩诊胸部、监测血气分析、胸部X线片、胸腔穿刺等检查，判断胸膜损伤的程度。若发生气胸，协助医生行胸腔穿刺抽气及安置胸腔闭式引流管。一般少量的皮下气肿可自行吸收，较大的皮下气肿，可用穿刺针刺破皮肤，双手将气体从戳孔中推出。

四、切口感染

1. 病因

手术时间、季节、术前抗生素的使用、术中无菌技术、供者的年龄、术后伤口敷料更换情况等均是导致术后切口感染的重要因素。手术时间过长，使手术切口长时间处于开放状态，增加了手术切口感染的概率；夏季，天气闷热，容易发热、出汗，导致切口处细菌的滋生；术中未按要求使用抗生素；未严格遵循无菌技术，导致手术切口污染；供者一般均为中老年，机体的免疫力较年轻人低下，抵抗能力降低直接影响切口愈合；术后伤口敷料渗湿未及时更换，为细菌滋生提供了良好的培养基，增加切口的感染率。

2. 临床表现

切口处皮肤出现红肿、疼痛、皮温升高，伤口渗液增加，出现脓性分泌物，皮下积液、积脓，可扪及波动感，切口愈合不良、裂开，重者可出现全身症状，如发热、寒战、食欲下降、白细胞计数升高，甚至感染性休克。

3. 护理措施

严密观察伤口情况，有无红、肿、热、痛、脓性分泌物及坏死组织，伤口敷料渗湿应及时更换。若伤口发生感染，应及时在渗液、红肿或波动最明显处拆除部分或者全部缝线，或切开引流，排出积液积脓，取分泌物做细菌培养，以选择敏感的抗生素；及时清除伤口中的坏死组织，可用碘伏或者生理盐水彻底清洗伤口，伤口渗液较多时可放置引流条充分引流，根据伤口情况选择合适的敷料，适当增加换药次数。鼓励供者补充营养，进食高蛋白、高热量、高维生素饮食，术后早活动早进食，增强身体抵抗力。

五、肺部感染

1. 病因

由于供者采用全身麻醉，在行气管插管麻醉时间内，供者处于一种低免疫力状态，气管插管是从供者的口鼻腔进入，使得供者的整个呼吸道和支气管与外界环境处于一种相通的状态，使供者本身身体部位的天然屏障被消除，加上在行气管插管过程中，多少会对供者呼吸道黏膜造成一定程度的损伤，且术后由于疼痛不愿活动及咳嗽，有可能发生呼吸道及肺部感染。

2. 临床表现

呼吸急促，呼吸困难，血氧饱和度低，发热，咳嗽、咳痰，痰量增多，听诊肺部可闻及啰音。

3. 护理措施

指导吸烟者术前应戒烟。术后严密观察供者的呼吸频率及氧饱和度，有无呼吸频率加快及呼吸困难等情况发生。术后常规吸氧，指导供者深呼吸及有效咳嗽、咳痰，尽可能地排尽痰液，排痰困难时可给予雾化吸入，痰液较多时，可做痰培养，根据培养结果，选择敏感的抗生素对症治疗。加强翻身、拍背，从而避免肺部感染的发生。

（黄霞　王莉雅）

第四节　肾移植供者出院准备及随访管理

一、出院准备

为确保供体出院后无不良反应发生，能尽快以良好的心态回顾正常生活和工作，应做好出院准备。

（一）出院评估

（1）一般情况评估：生命体征平稳，精神状态良好，心理状态稳定，饮食和大小便正常，生活基本能自理。

（2）手术相关并发症评估：伤口愈合良好且已拆除缝线，伤口处无明显疼痛；无腹胀、切口感染、肺部感染等手术相关并发症。

（3）相关实验室检查结果：血常规、尿常规、肾功能检测结果正常，无阳性体征。

（二）出院健康指导

（1）心理指导：供者的社会功能及社会角色并未发生本质的改变，应完全正确认知自身的身体状况并没有与其他人有差别，减少心理落差。应及时说出心中所虑，保持心境平和。告知供者捐肾行为利他利己，促进家庭完整，促进和谐人际关系，体现生命价值，充分认知自己捐献的伟大、无私行为，积极回归正常生活。对活体肾移植供者的生存质量问卷调查结果显示，活体捐献供者的生存质量与健康人比较没有差异，甚至供者的生存质量优于同龄人。

（2）用药指导：在医生的指导下用药，慎用或禁用对肾脏有毒性的药物，如庆大霉素、卡那霉素、链霉素、磺胺等。

（3）活动指导：术后1个月内，注意休息，保证充足的睡眠，避免劳累；3个月内避免重体力活动，可适当规律运动（如散步、慢跑、太极等），以增加机体抵抗力。

（4）饮食指导：合理饮食，营养搭配，多食粗粮及富含维生素的新鲜蔬菜、水果，戒烟、酒、浓茶、咖啡，少食油腻及含脂类高的食物，勿过咸，禁食对肾有毒性的食物（如鱼胆等），注意饮食卫生，禁止暴饮暴食。养成多饮水、勤排尿的习惯，保持尿路通畅，防止尿路结石及泌尿系统感染的发生。

（三）自我监测与记录

（1）体重：定时测量体重，预防肥胖，因肥胖会增加肾脏负担。

（2）尿量：注意观察尿量改变，若在正常饮水且没有出汗的情况下尿量突然减少，应立即就医。

（3）血压：定期测量血压，出现高血压者应遵医嘱服用降压药物。

二、随访管理

活体供者的长期随访有利于早期发现供者的健康问题并及时治疗，随访数据也可准确评估供者的长期危险，对于活体肾移植手术的开展具有不可替代的重要意义。对活体供者的随访应包括身体健康和心理健康状况两方面。

（一）随访时间

术后 6 个月、12 个月、24 个月，此后随访间隔时间可根据情况适当延长。

（二）随访方式

随着网络平台的迅速发展，随访方式也逐渐多样化，有门诊、电话、网络平台等随访方式。目前最常用的是门诊随访，供者与医生面对面进行交流沟通，能更直观详尽、方便快捷地进行治疗和指导。随着延续护理的加强，还可通过电话、QQ、微信及视频等与供者进行直接交流，为供者答疑解惑，普及健康知识，督促供者按时门诊随访。同时，通过微信公众号，定期为供者推送健康信息，培养供者的健康意识和行为。

（三）随访内容

1. 身体健康状态随访

身体健康状态的随访内容应包括供者的存活状态，肾功能、尿蛋白及全身疾病（如高血压、糖尿病、心脑血管疾病）的发生率等。

（1）肾功能：血清肌酐是反应肾脏功能的重要指标，血清肌酐升高，应考虑肾功能受损的可能性。血清肌酐的正常范围是：44 ~ 133 μmol/L，少数供者术后肌酐在短时间内可能会出现代偿性的增高，但一般 3 ~ 5 个月会自行恢复到术前状态。长期随访数据显示，供者并发肾脏病风险、慢性肾脏病发生率与健康人无明显差异。

（2）尿常规：监测供者是否出现蛋白尿及尿路感染征象。24 小时尿蛋白定量超过 150 mg 或尿蛋白定性试验阳性称为蛋白尿，蛋白尿是肾脏疾病最常见表现。高蛋白饮食、剧烈运动、精神激动可出现生理性蛋白尿，应加以鉴别，准确评估健侧肾脏的功能。若出现尿频、尿急、尿痛、血尿及尿中有泡沫且久之不散时应立即就医。

（3）肾脏 B 超：检查肾脏是否存在实质性和异位病变，如肾肿瘤、肾囊肿、肾盂积水、肾结石、肾下垂等。为保证检查结果的准确性，检查前应保持膀胱充盈。

（4）血压：正确掌握监测血压的方法，为确保测量的准确性，应做到“四定”，即定时间、定体位、定部位、定血压计，且测量血压前半小时避免剧烈活动、进食及情绪激动。血压的正常范围为 90 ~ 140/60 ~ 90 mmHg，当血压偏高时，应及时就医，在医生指导下使用降压药物，适当增加测量次数并做好记录。长期随访数据显示，供肾摘除后供者高血压疾病发生率与正常人群比较无明显差别，但有极少供者出现血压异常。长期的高血压可导致肾脏损害，而肾脏损害又会导致肾性高血压的发生，形成恶性循环。因此，供肾摘除后，密切监测血压具有重要的意义。

（5）血糖及血脂：血糖升高是糖尿病的危险信号，若不加以控制，容易并发糖尿病，而糖尿病易导致肾脏损害；血脂增高可造成高血压的发生，长期的高血压亦会导致肾脏损害，因此，应定期监测供者的血糖及血脂的变化。

2. 心理健康状态随访

影响供者术后心理健康的因素有很多，主要有经济压力、供肾的质量、受者恢复情况、手术部位情况等。应及时发现供者存在的心理问题并给予干预，使供者能以良好的心态尽快回复到正常的生活和工作中去。

（黄霞　王莉雅）

参考文献

[1] 石炳毅，林涛，蔡明 . 中国活体供肾移植临床指南（2016 版）[J]. 器官移植，2016，7（6）：417–426.

[2] 王秋晨，石丽，史守梅 . 对术后的肺癌供者进行腹式深呼吸训练的效果探讨 [J]. 当代医药论丛，2018，16（16）：210–211.

[3] 刘铁石，李笑弓，张古田，等 . 加速康复外科理念在活体肾移植供体围术期液体管理中的应用探讨 [J]. 中国医药导报，2012，9（34）：167–169.

[4] 王守华 . 快速康复外科护理在腹腔镜肾切除术围手术期中的应用效果分析 [J]. 河南医学研究，2017，26（3）：568–569.

[5] 赖智权，舒啸，罗承东，等 . 急诊科气管插管供者下呼吸道感染的病原学研究分析 [J]. 中国实用医药，2019，14（5）：56–57.

[6] 彭秋瑾，王玲，刘娅红 . 腹腔镜镜下肾切除术后预防术后并发症的有效护理措施及术后并发症发生率观察 [J]. 世界最新医学信息文摘，2018，18（64）：211–215.

[7] 叶帆 . 对症护理在腹腔镜肾切除术并发症中的护理效果分析 [J]. 基层医学论坛 2019，23（6）：789–790.

[8] 付迎欣 . 肾移植术后随访规范（2019 版）[J]. 器官移植，2019，10（6）：667–671.

第八章 肾移植受者围手术期的护理

第一节 术前护理

一、病史

了解受者患肾病的病因、病程，出现肾衰竭的时间及诊疗情况，透析方式（途径、频率、持续时间）及效果等。了解既往史，评估受者有无心血管、呼吸、消化、泌尿系统疾病及糖尿病、肿瘤等病史，有无手术史及药物过敏史，家族中有无遗传病史以及出血倾向疾病。

二、术前评估及检查

应对入院的受者进行全面而专科的评估，及时准确地了解受者的疾病状态以及身体状况。保证血液标本采集质量，指导受者正确获取大小便常规标本，及时将受者标本送检，提高标本结果准确度。确保受者进入手术室前已完善以下评估及检查。

（一）术前评估

1. 一般评估

评估受者生命体征，有无高血压、贫血、皮肤水肿、皮肤溃疡、慢性感染等，有无其他合并症或伴随症状。

2. 专科评估

评估受者每日排尿情况及尿量，有无排尿困难和排尿疼痛等；肾区有无疼痛、压痛、叩击痛；肾脏替代治疗的方法、血管通路（动静脉内瘘、CUFF 置管、股静脉置管、颈静脉置管）及固定方式；有管道者制订非计划拔管风险评估。

3. 心理—社会支持评估

（1）社会支持：可分为客观可见的、实际的支持，包括家庭或社会物质上的资助、社会关系或网络的参与，另一类是主观的、情感上的支持，比如稳定的家庭婚姻关系，个体在生活中的受尊重、理解、被支持的情感体验和满意程度。有效降低或缓解个体的应激强度，维护心理健康水平，增加术后恢复的信心。

（2）心理评估：采用心理自评量表对受者进行评估。笔者所在医院采用“华西心晴指数”评估，根据评分进行心理指导，对于评分较高的高危受者，必要时请心理卫生中心会诊，对受者进行心理干预。

4. 其他评估

可根据医院要求及受者情况行静脉血栓栓塞风险评估及跌倒风险、压疮风险、营养筛查等评估。

（二）术前检查

（1）一般实验室检查：血常规、凝血常规、肝肾功能、电解质、合血、尿常规、大便常规等术前检查。

（2）免疫学检测：血型（ABO 血型 和 Rh 分型），人类白细胞抗原（HLA）Ⅰ类（A，B）、Ⅱ类（DB，DQ），供者特异性抗体（DSA），淋巴细胞交叉配合试验及群体反应性抗体（PRA）检测。

（3）病原学检查：巨细胞病毒（CMV）（IgG、IgM，若 IgM 阳性需加 CMV-DNA）、人类免疫缺陷病毒、肝炎病毒（乙、丙型）、梅毒螺旋体等，必要时查结核感染 T 细胞 γ 干扰释放试验（TB）和真菌 GM 试验。

（4）影像辅助检查：常规行心电图、肝胆胰等腹部彩超、泌尿系统超声、胸部 X 线片检查，选择性行膀胱造影、尿动力学检查等，根据受者具体情况有针对性地进行其他检查，如心血管造影、CT、各类内镜和活检等。

三、术前准备

1. 充分透析

肾移植受者术前充分透析可有效纠正其氮质血症、酸中毒、低蛋白血症、水钠潴留和水、电解质紊乱，降低免疫抗体水平，维持其体内内环境和病情的相对稳定，以提高其手术耐受性的同时保证手术的安全性。血液透析受者术前 24 小时增加血液透析治疗 1 次，腹膜透析受者一般按常规腹膜透析，必要时增加腹透 1 次。

2. 控制和消除体内感染灶

术前每天应测量体温，注意保暖，调节病室的温度，避免受凉；仔细检查受者的皮肤、黏膜等有无破损，保持口腔清洁。终末期肾病受者由于免疫功能低下，有潜在感染的风险，但是在肾移植手术后由于大量的免疫抑制剂的使用，潜在的感染灶极易乘机复发，危及生命。因此，肾移植前详细询问病史、做好各种分泌物的培养，及时发现和彻底治疗感染，必要时遵医嘱预防性应用抗菌药。

3. 营养支持

术前应加强营养，补充优质蛋白、高维生素、高碳水化合物、高纤维素及低盐饮食，以满足术后机体高代谢的需要，提高手术耐受性。为纠正受者的贫血状况，首选促红细胞生成素（EPO）。避免多次输血而导致潜在的各种病毒感染和受者致敏，必要输血时应选择去白细胞红细胞悬液，避免增加受者体内抗体。

4. 纠正心血管异常

终末期肾病受者常有高血压、心肌损害、心包积液等病变，移植前应积极治疗。严重的高血压在经过规律的血液透析后可有所下降，大部分受者需要应用降压药物，将血压调整到较理想水平（一般控制在≤ 130/80 mmHg）；有心衰或心包积液的受者，可通过透析治疗改善水钠潴留，同时通过纠正贫血、控制血压、消除肺部感染等措施，使心胸比率小于或等于 50%。

5. 呼吸道准备

（1）术前禁烟：吸烟会刺激气道，引起气道不适、咳嗽，增加术后肺部感染的风险。建议肾移植受者终生戒烟。

（2）呼吸训练：指导受者行腹式深呼吸训练，指导呼吸训练器的使用。

（3）有效排痰：指导受者进行有效咳嗽、咳痰的训练。

6. 肠道准备

基于快速康复理念，术前不常规灌肠或肠道清洁准备，术晨自行排空肠道。术前 1 日指导受者正常饮食，避免暴饮暴食。常规术前禁食 6 ～ 8 小时，禁饮 2 ～ 4 小时（术日晨可少量饮水服用免疫抑制剂和降压药）。为了减轻术前供、受者的饥饿感，缩短下一餐的禁食时间，避免术前低血糖的发生，笔者所在肾移植中心与营养科、麻醉科等相关科室合作，共同制订了术前供、受者口服营养制剂的计划，根据其手术安排，在术前 2 小时让其服用约 200 ml 的营养科自制的碳水化合物营养液，以减少饥饿感。

7. 卫生准备

手术前 1 天需进行淋浴或擦浴以清洁身体表面的污垢和皮屑等，同时应剪短指（趾）甲、刮净胡须，女性受者应注意清洗会阴部，受者练习卧床漱口、刷牙。术日晨只穿着病员服，并将假牙、眼镜、手表等取下，交家属保管。

四、术前用药

（1）免疫抑制剂：为预防排斥反应，手术前或术中即开始使用免疫抑制剂。术日前一晚及术日晨口服免疫抑制剂，具体药物类型、剂量、用法及用药时间需根据受者情况及各移植中心规范决定。术前 2 小时内使用静脉免疫抑制剂，具体使用方法及注意事项见第三章。

（2）降压药物：术晨常规服用降压药维持血压稳定，对于难控性高血压，遵医嘱予静脉降压药物持续降压，以保证血压平稳。

（3）术中带药：抗生素、激素、利尿剂、抗凝剂。不同移植中心使用的抗生素种类及剂量不同。

五、术前环境准备

（1）仪器及设备准备：备好心电监护仪、体温计、吸氧装置。

（2）用药准备：为预防受者术前禁食发生低血糖，需遵医嘱输注术前液体。按计划，术前 2 小时内使用免疫抑制剂并再次核查术中带药。

（3）床单位及生活用品准备：为预防术后发生感染，术晨为受者更换清洁的床单、被套、枕套，铺好手术垫，备好水杯、吸管、量杯、大小便器等。

（董玲）

第二节 术后护理

一、保护性隔离

肾移植受者长期尿毒症透析导致全身状况较差，移加上植手术创伤和接受免疫抑制治疗等因素，易罹患各种感染，因此受者术后需采取保护性隔离措施。不同移植中心保护性隔离有差异，有术后短期留观 ICU，也有独立设置了肾移植保护性隔离病房，但原则一致，即减少外源性感染源。做好环境消毒，落实工作人员标准防护。严格控制家属探视时间及数量，对于有感冒或可疑感冒家属，拒绝其探视并做好解释工作，建议通过语音或视频方式表达关心。但是对于活体亲属供者探视不设限探视时间，指导手卫生及口罩佩戴正确，增加活体供、受者接触，减少供、受者双方术后的担心和忧虑，同时增加康复的信心。

二、术后观察与护理

（一）意识状态观察及护理

肾移植术后麻醉清醒后 2 小时保持受者清醒状态，若出现嗜睡伴有鼾声，让受者头偏向一侧，立即叫醒受者，预防舌后坠导致呼吸道堵塞。神志不清伴有躁动、谵妄的受者，必要时进行四肢约束，向家属做好宣教、沟通，并签字记录。

若受者出现恶心、呕吐的症状，将受者头偏向一侧；恶心、呕吐严重 / 不缓解者遵医嘱给予止吐药。呕吐后协助受者漱口。

（二）生命体征

术后监护内容包括受者体温、血压、脉搏、呼吸。由于术中麻醉、术后水电解质、酸碱代谢不稳定，移植肾的多尿或少尿等原因，移植术后早期受者生命体征易发生波动，需要密切监测。

（1）体温：体温每日监测 4 次，必要时增加测量次数。当受者体温≥ 38℃，通知医生，必要时物理降温。当＞ 38.8℃，但尿量无明显减少和血清肌酐未增高，提示可能有感染，通知医生，对症处理。受者突然出现体温升高、肾区胀痛，伴尿量减少和血清肌酐增加，经常伴腹胀、乏力，提示急性排斥反应，通知医生，此时需行移植肾 B 超检查，及时使用抗排斥药物。术后使用的大剂量免疫抑制剂亦可导致体温调节异常，因此也要警惕体温不升的发生。

（2）心率：术后早期持续监测心率，稳定后随血压同期监测。早期大量补液以及多尿期小便的大量流出，心率可能会有不同程度的波动，应注意加强巡视及观察。当脉率≥ 120 次 / 分，评估受者有无心慌等不适，遵医嘱予对症处理。

（3）呼吸：全身麻醉术后返回病房的受者需注意呼吸频率。当体温升高时呼吸频率可能会相应升高。呼吸频率可反应是否有肺部感染、肺水肿、肺不张等呼吸道病变及肺功能状况。

（4）血压：控制血压对术后移植肾功能恢复十分重要。平稳的血压能够保证移植肾血液有效灌注，有利于肾功能恢复。手术早期及血压异常时，增加监测频次。当收缩压＞160 mmHg，通知医生予降压处理（口服降压药或静脉用药降压），术后早期可维持在受者术前的血压控制水平；术后稳定康复期高血压受者，建议血压目标值在 130/80 mm 以下。

（5）血氧饱和度：术后早期持续监测血氧饱和度并做好相关记录。血氧饱和度 SPO_2＜95%，调整鼻塞吸氧浓度，如果不能维持氧饱，改面罩（氧流量≥6 L/min）。SPO_2＜90% 时且吸氧不能得到有效改善，行动脉血气检查，必要时安置无创呼吸机辅助呼吸。

（6）疼痛：每日对受者进行疼痛的评估，病情有变化时及时评估，准确评估受者引起疼痛发生的原因、疼痛部位、性质、疼痛持续时间，是否有可缓解的物理措施。笔者所在移植中心采用 NRS 评估疼痛，并根据疼痛评分给予相应的处理，复评受者疼痛时机：受者口服给药 1 小时、肌内注射给药 30 分钟后，静脉给药 15 分钟后对疼痛症状进行再评估，NRS 评分≤3 分后，改为每天评估 1 次，并做好相关护理记录。

（三）移植肾局部观察

观察伤口敷料渗血、渗液情况，关注伤口敷料渗湿量及更换伤口敷料渗湿的次数。观察移植肾区有无肿胀、疼痛，如移植肾区胀痛明显，血压骤降，及时建立静脉通道，需要急诊手术止血者迅速做好术前准备。

（四）体重

肾移植手术后，体重的波动除了能反映受者体内蓄积水分的排出情况，也体现了术后受者的营养状况，因此体重的监测非常重要。

医生根据受者的体重，调整免疫抑制剂的用药剂量，也可根据体重变化间接判断有无排斥反应的发生。受者需每日早晨起床排空大小便后，空腹状态下穿着同样的衣服，用固定的体重秤测量体重并准确记录。如体重连续每日增加超过 0.5 kg，应及时告知医生。体重增加可能是营养过剩或者是急性排斥反应引起移植肾功能减退导致的水潴留。如为营养过剩则需控制饮食、增加运动量，避免引起肾脏负担过重；如为排斥反应，则需遵医嘱及时用药治疗。如体重持续减少，应及时遵医嘱调整免疫抑制剂的剂量，避免出现药物中毒，同时加强受者营养风险评估，予以饮食指导，增加营养摄入。

（五）肌酐

肌酐是反应肾功能的敏感指标，因此对肾移植受者肌酐的恢复情况应足够重视。在血清肌酐值存在波动及恢复正常值前，需要每日监测以了解肾脏功能；当血清肌酐值稳定或恢复正常值以后，每周监测 2 次。

（六）免疫药物浓度

监测药物浓度是指导受者调节免疫抑制剂的基础，浓度过低可能出现排斥反应，浓度过高可能出现药物不良反应。药物浓度存在一定的个体差异性，因此需同时监测生命体征和肌酐情况。术后早期药物浓度不稳定，因此术后早期监测药物浓度频次更加频繁，等药物浓度稳定后，适当延长监测周期。在调节免疫抑制剂药物剂量期间，也需要密切监测药物浓度，以指导用药。

三、用药护理

（一）静脉补液

术后输液补液应遵循“量出为入”的原则。根据每小时小便量、受者主观口渴程度、血压、心率等综合指导补液速度。静脉输液通道的选择应避开动静脉造瘘侧上肢。笔者所在移植中心术后 24 小时的补液一般原则为：每小时尿量小于 500 ml，补液量为出量的全量，若伴口渴、血压偏低时，可适当增加补液量；每小时尿量 500 ～ 1 000 ml，补液量为出量的 2/3；每小时尿量大于 1 000 ml，补液量为出量的 1/2，若伴心率增快、血压增加明显，可适当减少补液量。

每小时尿量大于 1 000 ml，为多尿期，注意补充电解质。每小时尿量小于 30 ml，为少尿期，少尿后输液量以 200 ～ 300 ml/h 输入 3 小时后尿量增加，可认为是容量不足，如尿量没有增加或增加不明显，减慢输液速度，通知医生，分析和查找原因。无尿期间，恢复透析。

（二）静脉用药

肾移植术后的受者由于术后手术创伤、机械通气、大剂量的糖皮质激素使用，会增加应激性黏膜损伤风险，围手术期使用 H_2 受体阻断剂或质子泵抑制剂抑制胃酸生成可减少黏膜损伤的发生。糖皮质激素用于防止器官移植排斥反应，通常术后 3 天大剂量冲击治疗，后改为口服糖皮质激素，并逐日减量至维持量。

（三）免疫抑制剂的应用

免疫抑制方案是否合理直接影响肾移植受者术后能否快速康复。

免疫抑制过度容易导致感染、肾功能不全以及围手术期死亡率升高，免疫抑制不足则会导致急性排斥反应甚至移植物失功。因此，肾移植术后免疫抑制的基本原则是在移植肾功能良好前提下，尽可能实现免疫抑制个体化，并严密监测移植肾功能和免疫抑制剂血药浓度。护士应指导肾移植术后受者熟知免疫抑制剂的药名、剂量、用法、用药时间、有效期以及免疫抑制剂浓度检测的时间和次数。为了维持有效的免疫抑制剂血药浓度（药物浓度检测要求见免疫抑制剂章节），所有的免疫抑制剂都应在每天的固定时间按频次规律服用，并严禁多服以及漏服。

（四）降压药物

针对肾移植术后高血压患者，建议血压目标值为 130/80 mmHg 以下。

1. 口服降压药

目前口服降压药可分为五类：利尿药、β 受体阻滞剂（洛尔类）、钙通道阻滞剂（地平类）、血管紧张素转换酶抑制剂（普利类）和血管紧张素Ⅱ受体阻滞剂（沙坦类）。

（1）β 受体阻滞剂（洛尔类）：洛尔类降压药作用于各种不同严重程度的高血压，尤其是心率较快的中、青年受者或合并心绞痛受者，对老年人高血压疗效差。作用机制为减少心输出量，降压起效较迅速、强力。其不良反应主要有心动过缓、乏力、四肢发冷。禁用于急性心力衰竭、支气管哮喘、房室传导阻滞。常用药物为比索洛尔。

（2）钙通道阻滞剂（地平类）：地平类降压药的作用机制为扩张动脉，起效迅速，降压疗效和降压幅度相对较强。其不良反应有心率增快、面部潮红、头痛、下肢水肿。禁用于心力衰竭的受者。常见药物为硝苯地平。

（3）血管紧张素Ⅱ受体阻滞剂（沙坦类）：沙坦类降压药的作用机制为扩张动脉及静脉，起效缓慢，但持久而平稳，持续时间能达到 24 小时。其不良反应少。常用药物为缬沙坦。

（4）利尿药：利尿类药物的作用机制为减少血容量，起效平稳、缓慢，适用于轻、中度高血压。其不良反应有乏力。痛风受者禁用。常用药物为呋塞米。

（5）血管紧张素转换酶抑制剂（普利类）：普利类的作用机制为扩张动脉及静脉，起效慢，逐渐加强。其不良反应有刺激性干咳和血管性水肿。建议此药物延迟至术后 4 ~ 6 个月肾功能稳定时使用。高血钾受者禁用。常用药物为卡托普利。

2. 静脉用降压药

该类药物常见的有硝普钠、硝酸甘油、尼卡地平。

（1）硝普钠：其为强效、速效血管扩张剂，能同时扩张小动脉和静脉，外周阻力降低，减少回心血量，减轻心脏前、后负荷。适用于高血压急症、心力衰竭和手术时控制血压。此药使用后 1 ~ 2 分钟血压即下降，停药后能维持 2 ~ 15 分钟。其不良反应有头痛、恶心。注意事项：肾功能不全及甲状腺功能低下者慎用；5% 葡萄糖注射液稀释，避光使用，并于 24 小时内用完，用药一般不超过 72 小时；长期或大剂量使用可引起硫氰化物的蓄积而导致甲状腺功能减退，出现险峻的低血压。

（2）硝酸甘油：其可扩张静脉和选择性扩张冠状动脉与大动脉，可降低血压和治疗充血性心力衰竭。其不良反应常见于头痛，可为剧痛和持续性眩晕和体位性低血压的表现。

（3）尼卡地平：其是钙通道阻滞剂，通过抑制钙离子内流而发挥血管扩张作用。其主要用于手术时异常高血压的急救处理及高血压危象，作用迅速，持续时间较短。其不良作用有心动过速、面部潮红。

四、管道护理

（一）移植肾周血浆引流管

维持管道通畅，并妥善二次固定，确保引流瓶呈负压状态，观察引流管的颜色、性质及量。当引流液为淡红色或暗红色血性为正常，当引流液颜色呈鲜血色，或引流量 2 小时内大于 100 ml 或者 24 小时大于 500 ml，伴血压下降、心率加快，应立即密切观察病情变化，建立静脉通道，配合医生积极救治，必要时做好术前准备。引流液正常为淡红色，后期逐渐变成淡黄色，量少，当引流量＜ 30 ml，遵医嘱拔除引流管。

当伤口渗出液表现为淡黄色或者引流管引流出大量黄色液体，引流量大于 100 ml/d，应考虑是否为漏尿或淋巴漏。必要时遵医嘱使用思它宁（生长抑素）微量注射泵静脉泵入，注意药物不良反应，并监测血糖。

（二）导尿管

术后妥善固定导尿管，保持导尿管引流通畅，观察颜色、性质、量。术后 24 小时内关注每小时尿量并准确记录，术后 1 周内每班关注小便量，白班小便量＜ 800 ml，应评估入量情况及移植肾恢复情况，若是入量过少，指导受者适当增加饮水量，若是移植肾功能恢复延迟，通知医生对症处理。当尿液呈红色伴有血凝块，定时挤压，勿使血凝块阻塞导尿管或尿袋；若出现阻塞引流不畅，应立即通知医生予以疏通，必要时予以膀胱冲洗。行导尿管护理一天 2 次，观察尿道口有无分泌物以及会阴部有无肿胀、瘀血等。询问受者有无尿道口疼痛及膀胱痉挛等不适，疼痛明显者予以解痉治疗。

（三）透析管

由于术后肾功能恢复需要时间以及可能需透析治疗过渡，需保护好透析管道并进行定期维护。透析管道敷料渗液时，立即更换敷料并标注更换时间。透析管道的维护每周 2 次，方法：先抽回血，确保管道通畅；生理盐水脉冲式冲管；肝素稀释液封管；换肝素帽；消毒穿刺点及周围；更换敷贴；固定，标注更换日期。如管道不通畅，回抽无回血，切勿用力回抽或推注，应及时告知医生，做相应的处理（遵医嘱溶栓或者拔出透析管道）。

（四）中心静脉置管

PICC 及 CVC 置管后的 24 小时，观察穿刺点有无渗血、渗液，穿刺侧肢体有无肿胀及循环不畅。置管后 24 小时更换透明敷料，标记置入时间及更换时间。每日观察穿刺点周围皮肤沿血管走向有无发红、肿胀、疼痛、硬结等临床表现，如有异常，及时对症处理。敷贴有污染、卷边、脱落时及时更换，无异常每周更换一次。规律输液受者需正确冲封管（禁止使用 10 ml 以下的空针）。长期未输液受者应注意管道的维护，一周 2 次。为预防导管堵管，应加强培训护理人员对导管的维护，注意正确冲封管及冲管时机（输液前，输液后，输血、输白蛋白、输脂肪乳等药物后冲管）。

五、风险预防管理

（一）压疮预防

做好压疮的风险评估，做好宣教、沟通，落实 2 小时翻身。对于高危受者予以营养、气垫床（选择）等预防措施。每班评估皮肤并做好记录，定期复评。

（二）跌倒预防

做好跌倒风险的评估。非高危受者指导其循序活动，下床时缓慢起身，注意管路的妥善固定，适当活动。高危受者做好健康宣教及高危标识，定期复评，下床活动时需有旁人协助。

（三）非计划拔管预防

非计划拔管，又称意外拔管，是指受者有意造成或任何意外所致的拔管，即非医护人员计划范畴内的拔管。非计划性拔管可影响受者治疗、疾病转归甚至威胁患者生命。

及时准确进行非计划拔管风险评估。高危受者需每天复评并严格每班床旁交接管理并记录。向受者解释安置管路的目的及重要性，取得受者的知情同意并配合，指导受者改变体位时保护管道，防止管路被牵拉脱落。对于清醒、不配合的受者进行合理的必要约束，防止扯脱管路，必要时药物镇静支持（清醒气管插管患者）。各种管路正确稳妥固定，特殊管路（如透析管道、PICC）要有长度的记录。在进行各种治疗护理及搬动受者之前，先整理管路，保证管路安全。加强巡视，及时满足受者的合理需求。严密观察，动态评估患者拔管风险因素，及时发现问题并处理。对于清醒受者还应针对性地讲解拔管的风险以及导管意外脱落后的紧急处理（如胸腔闭式引流瓶脱落时需立即封闭创口，避免气胸），避免发生非计划拔管时造成进一步的伤害。

（四）静脉血栓栓塞症预防与治疗

静脉血栓栓塞症（venous thromboembolism，VTE）是深静脉血

栓形成（deep venous thrombosis，DVT）与肺血栓栓塞（pulmonary thromboembolism，PTE）的统称。DVT 常常无明显症状，严重者出现肢体不对称肿胀、疼痛、浅静脉曲张、皮肤发红，严重者发生股青肿或股白肿，全身反应包括体温升高、脉率增快、白细胞计数增多等。PTE 可表现为突发不明原因的呼吸困难、气促及胸痛，患者烦躁不安或惊恐，伴濒死感。肾移植受者因手术应激、血液成分改变、药物等多种原因，是 VTE 的高危人群。因此入院时对患者进行 VTE 风险评估及健康宣教是预防 VTE 的重要措施。

血栓预防分为基本预防、物理预防和药物预防。基本预防包括健康宣教血栓风险，指导受者改善生活方式（戒烟、戒酒、控制血糖和血脂）、适度活动（踝泵运动和早起下床）、合理水化（补液、根据小便情况饮水）、减少对深静脉内膜的创伤（尽量避免下肢静脉穿刺）、定期监测肢体是否存在非对称性肿胀。物理预防常见梯度弹力袜的使用、间歇充气型加压装置、足底静脉泵、腔静脉滤器，需要注意的是若受者存在充血性心力衰竭、肺水肿或腿部严重水肿、静脉炎，不适合使用物理预防。腔静脉滤器用于下肢有血栓受者预防 PTE。药物预防常用药物为肝素、维生素 K 拮抗剂、选择性Xa 因子抑制剂和抗血小板药物。注意重点观察药物使用后的出血风险。所有受者给予一般预防措施，低中危受者建议予以机械预防，中高危受者综合其情况在排除高出血风险后可考虑给予机械预防和 / 或药物预防。需要强调的是，药物预防必要性与出血风险要定期评估，每日观察皮肤及黏膜是否有出血点，定期监测血小板。

确诊 DVT 后需遵医嘱予药物溶栓治疗，并评估出血风险，定期检测凝血指标（凝血时间、凝血酶原时间、活化部分凝血活酶时间），观察有无出血并发症的发生（皮肤、黏膜的出血，消化道的出血，眼底出血，脑出血）。发生血栓后加强对受者及家属宣教，取得受者配合。宣教内容包括发现 DVT 后立即卧床休息，抬高患肢 15° ～ 30° ，有利于下肢静脉回流、减轻水肿；避免碰撞患肢，严禁按摩、推拿患肢，防止栓子脱落；保持大便通畅，勿用力大便及用力咳嗽，以免腹压突然增高使血栓脱落；保护患肢，避免寒冷潮湿、外伤等因素。测量腿围，观察腿围变化情况。观察皮肤颜色、温度变化，应密切观察受者有无胸闷、胸痛及呼吸困难、窒息感、咳嗽、咯血，严防肺栓塞（PTE）。怀疑发生肺栓塞应立即指导受者绝对卧床休息，立即通知医生并参与抢救，并尽快开始溶栓治疗。

六、饮食管理

（一）胃肠道观察及护理

术前的长期禁食以及术中的麻醉药物使用可能导致受者胃肠道恢复较慢。腹胀是常见的胃肠道症状，应指导受者早期的床上活动、翻身及鼓励早期下床活动。加强饮食指导，避免术后早期进食牛奶、豆浆、甜食、豆类等容易引起胀气的食物。腹胀明显者可采取腹部热敷（小茴香热敷，避免烫伤）、腹部顺时针按摩等物理方法。出现严重腹胀时应禁食、安置胃肠减压。恶心、呕吐者，指导暂停进食，通知医生对症处理，及时复评。

观察受者的排便情况，如没有排便，遵医嘱使用排便的药物（麻仁丸或乳果糖）、软化大便的药物（开塞露），必要时遵医嘱肛管排气、灌肠。如果出现腹泻，评估次数、形态、颜色及量，评估免疫抑制剂药物浓度是否过高，若是药物浓度过高，通知医生调整药物剂量；若大便常规显示存在菌群失调，指导受者服用益生菌。益生菌使用时注意与抗生素使用间隔至少 2 小时。

（二）饮食指导

1. 常规情况

术后 6 小时可少量饮水，无呛咳、恶心、呕吐等不适，可进食少量稀饭等流质饮食，少食多餐，循序渐进，逐步过渡到普食。观察受者进食后有无腹胀、腹痛等不适，如果有，适当推迟进食时间。糖类占总能量的 55%，由于大量糖皮质激素的使用，受者易出现高血糖，宜选用血糖生成指数较低的复合糖，限制小分子糖（葡萄糖、麦芽糖、蔗糖）摄入。由于术前低蛋白血症加上手术消耗、出血、禁食及免疫抑制剂的应用，蛋白质分解代谢增强，合成减少，此期应进食足量的优质蛋白，如进食牛奶 200 ~ 450 ml/d，每日一个鸡蛋。多补充含维生素丰富的新鲜蔬菜和水果。

2. 肾功尚未恢复时

应适当限制蛋白质的摄入量，约 24 g/d，其中优质蛋白占 80% 以上。根据尿量及输液量，指导受者适量饮水，必要时限制饮水量。

七、心理护理

肾移植术后受者容易存在积极情绪与消极情绪交替且不稳定的复杂心理过程。在任何阶段，医护、病友以及亲属的关爱和支持有助于受者积极应对，因此护士要鼓励受者及时倾诉，引导抒发不良情绪和分享积极且愉快的事情，并给予合理的建议和心理疏导，构建良好的病房环境和群体人际关系，指导家属及照顾者对受者提供足够的情感支持，提升患者战胜疾病的信心。肾移植术后心理护理详见第十三章。

（李晓琴）

第三节 肾移植手术伤口的护理

伤口愈合的过程受到多方面因素的影响，一般可以将其分为全身因素和局部因素。全身因素包括年龄、机体营养状况、肥胖、血液循环功能障碍、代谢性疾病、药物的使用、心理因素等；局部因素包括伤口是否有感染、手术方式、伤口局部是否太干燥或肿胀等。根据愈合时间分为急性伤口（如手术切口）和慢性伤口（一般超过 8 周不愈合的伤口）；根据伤口的颜色分为红色伤口、黄色伤口、黑色伤口和混合伤口；根据有无感染分为清洁伤口、清洁污染伤口、污染伤口和感染伤口；根据伤口愈合方式分为一期愈合（无感染的急性伤口愈合方式）、一期延迟愈合（介于一、二期间，上皮修复愈合）、二期愈合（有污染的伤口愈合方式，纤维组织和瘢痕愈合）、三期愈合（慢性伤口愈合，一般超过 8 周）。对于正常的肾移植手术切口，一般为急性、清洁、一期愈合伤口。

但肾移植受者术前机体营养状况较差，手术创伤及免疫抑制剂、细胞抑制剂、抗炎药物和抗凝剂的使用等对伤口愈合都有直接的负面影响，药物的使用影响止血和炎症过程，抑制细胞增生，影响组织的修复机制，因而抑制肉芽和上皮的形成，从而延缓伤口的愈合。同时，大剂量的肾上腺皮质激素能明显抑制新生毛细血管的形成，成纤维细胞的增生和胶原合成，并加速胶原纤维的分解，导致愈合不良，可能存在愈合延迟的情况。

一、伤口的基础护理

伤口的局部评估内容包括：局部伤口原因及位置，伤口的大小（测量表面最宽、最长处）、深度（将探针放入伤口最深处测量）与潜行（用探针沿伤口周边缘逐一测量，如描述为6点方向潜行2 cm），渗出液（颜色、性质，必要时做分泌物培养），感染（局部有无红、肿、热、痛、脓液及恶臭），周围皮肤情况（颜色、弹性、红肿、疼痛、浸渍、温度和感觉）。评估受者营养、病史、用药史等全身情况。

伤口处理的基本原则：减少或去除导致伤口不能愈合的局部因素和改善全身因素，提供全身支持治疗。无菌伤口定期更换敷料，换药护理过程中，严格按照无菌技术原则操作，由伤口中央环形向外旋转擦拭，无菌棉球或棉签本身旋转一周后必须丢弃，不可来回擦拭；有创面未愈合的伤口用生理盐水进行清洁，伤口周围皮肤用聚维酮碘溶液进行消毒，以伤口为中心，由内向外消毒5 ~ 10 cm。

通常情况下，肾移植术后第二天进行常规换药，以后每2 ~ 3天进行换药，在夏天可以根据情况缩短更换时间。最新的伤口护理理念中，不提倡频繁地进行伤口换药，这样也会破坏创面正常的组织，不利于伤口愈合和延长愈合时间，而须在出现渗液、渗血、污染或脱落时及时更换。同时，每次换药时认真观察伤口的愈合情况，创面是否红润，周围血供及伤口渗液等，并做好记录。创造适宜的换药环境，保持空气流通，减少人员流动，定时进行空气消毒，有条件的情况下设置换药室。

二、感染伤口

1. 临床表现

感染伤口是指因手术切口被各种病原体（细菌、真菌、病毒）污染，未及时处理而发生感染化脓的伤口。通常细菌侵入切口皮肤而发生炎症反应，局部可出现红、肿、热、痛或有脓性分泌物，严重时细菌及毒素进入血液循环可引起毒血症或败血症，可出现体温升高甚至全身感染性症状。伤口感染也可表现为伤口敷料上可见较多脓性分泌物甚至伴有臭味，金黄色葡萄球菌感染为粪臭味，铜绿假单胞菌感染为腥臭味。分泌物的颜色一般为黄绿色、淡黄色、褐色或者墨绿色。病毒感染通常主要表现为全身症状，在病毒感染期间，机体抵抗力下降，应注意预防伤口的感染。

2. 护理措施

受者回到病房后，在每次换药时严格遵循无菌操作，伤口敷料渗液时及时更换敷料；每日病房定时开窗通风及空气消毒；给受者换药前严格手卫生；减少人员走动；患者行移植肾彩超检查打开伤口敷料后须及时更换敷料。

为了准确做好感染伤口护理，首先应做好准确的伤口评估。伤口标本采集质量对分析结果有直接的影响。目前，组织活检及拭子采集 / 分泌物培养是标本采集的主要方法，不同方法各有优缺点，要结合临床情况选择标本进行准确的评估，为伤口护理提供依据。当受者的伤口局部出现红、肿、热、痛等炎性表现时，及时取分泌物进行培养，必要时遵医嘱局部针对用药。

感染伤口换药首先要注意消毒的顺序，应先消毒伤口外部无感染皮肤，再消毒感染伤口创面，使用对组织无刺激性的清洁剂。新鲜红润的肉芽组织不需要用消毒剂清洗或冲洗；对于黑痂和大量坏死组织可以用机械手法清创处理。银离子敷料具有极强的抗微生物能力，所以在感染伤口中用得较多。银离子从敷料中缓慢、低量地释放活性银离子进入伤口的液体或渗出液中，从而对抗各种致病原，而且不会造成细胞毒性，在感染或严重污染的伤口护理中很适用。根据伤口情况选择银离子抗菌敷料，必要时可全身使用抗生素治疗。注意观察分泌物培养结果，特殊细菌感染伤口针对性局部用药。受者全身的营养状况、情绪、睡眠等都是影响伤口愈合的因素，所以要针对性制订个体护理计划，做好身心整体护理。

二、尿瘘性伤口

1. 临床表现

肾移植后尿瘘是常见的并发症之一，也是常见的泌尿外科手术并发症，多为感染、梗阻、输尿管与膀胱吻合口技术、排斥反应等原因引起。局部表现为伤口疼痛，严重者可以出现全身发热；伤口渗液及血浆引流管液体较多，均为淡黄色液体，通常伴有少尿。此时可通过 B 超和实验室化验引流液的尿肌酐值进行确诊。

2. 护理措施

受者一旦出现尿瘘性伤口，遵医嘱及时安置导尿管或延长保留导尿管留置时间，以减轻输尿管和膀胱吻合口的张力，可减少尿液在伤口的渗漏；保持移植肾周血浆引流管通畅，及时引流出液体，避免伤口尿液浸渍。

防止伤口尿液浸渍对伤口产生污染并可减轻受者伤口疼痛。密切观察引流液的颜色、性状、量，随时注意受者的主诉症状，有无尿道口因梗阻或痉挛引起的不适等。按污染伤口进行换药处理，根据引流管周围皮肤情况及渗液的多少进行处理；用生理盐水间断冲洗伤口，对于肾移植术后伤口延迟愈合中可以促进伤口愈合，缩短伤口愈合时间。一旦出现渗液，要及时更换，切记保持引流管及导尿管的通畅，同时注意加强受者营养。通常，大部分肾移植术后尿瘘是可以用非手术方法治愈的，早期充分引流是重要手段，怀疑输尿管坏死导致尿瘘时要及时手术治疗。

三、乳糜漏和淋巴漏伤口

1. 临床表现

胸导管或淋巴管主要分支破损引起乳糜液溢出，即为乳糜漏；淋巴漏大多为淡黄色或者淡血性，与尿瘘性渗液外观相似。后者是肾移植术后较为常见的一种并发症。乳糜漏呈乳糜样的白色液体，甘油三酯含量高。肾移植受者术后早期未能正常进食，乳糜液混在引流液中而不易被发现，引流液呈淡黄或淡红血清样外观。一般乳糜漏发生在术后 2 ～ 5 天，常表现为血浆引流管初期引流出淡血性液体，后转为乳白色液体，引流液量不减少，引流中有乳糜样物；通过乳糜液体成分分析，乳糜液三酰甘油含量超过 110 mg/dl 或血浆中的 2 ～ 8 倍，蛋白质含量超过 3 g/dl，则可诊断为乳糜漏；另一种方法是让受者停止进食，引流液变清，也证实为乳糜漏。一般认为手术中分离血管时，淋巴循环系统途径被破坏和中断以及操作损伤是最主要原因。淋巴漏多发生在术后 3 ～ 4 天，表现为切口血浆引流管引流量较多，或者拔除引流后的管口、伤口可见大量液体流出，为淡红色液体或者淡黄色液体，伤口长时间难以愈合。患者术后处于免疫抑制状态，淋巴漏导致的长时间、大量乳糜腹水及积液，不仅影响手术伤口的愈合、妨碍引流管的正常拔管及全身营养状况的改善，还可能导致腹腔内感染的发生，给受者生理及心理都会造成巨大的痛苦和影响。

2. 护理措施

乳糜漏如果处理不当可导致乳糜积聚，引起局部皮瓣漂浮 / 坏死。一旦发生乳糜漏和淋巴漏时，持续负压引流，应保持引流管的通畅，防止打折、扭曲；避免引起腹胀，保持伤口敷料清洁、干燥，及时更换；严密观察引流液的颜色、量及性状。一般经过体内外引流等积极治疗和精心护理，都能得到很好的效果，必要时根据医嘱使用生长抑素。使用生长抑素过程中注意监测受者血糖。密切观察引流管口皮肤情况，因管道留置时间久，管口周围皮肤容易发红，甚至出现发白等管口皮肤坏死现象，应根据情况选择抗菌敷料或水胶体敷料。

四、脂肪液化伤口

1. 临床表现

脂肪液化一般发生时间为术后 4 ～ 7 天。大部分受者无明显自觉症状，查体可发现伤口周围及引流管有黄色渗液，按压时皮下渗液增多；伤口愈合不良，皮下组织游离，渗液中可见漂浮的脂肪滴和游离坏死组织；伤口无红、肿、热、痛等炎症表现；渗出液涂片镜检可见大量脂肪滴，细菌培养为阴性。伤口脂肪液化的发生机制可能是由于高频电刀所产生的高温造成皮下脂肪组织的浅表性烧伤及部分脂肪细胞因热损伤发生变性，同时脂肪组织内毛细血管由于热凝固作用而栓塞；肥胖受者由于脂肪较多的原因使本身血运较差的肥厚脂肪组织血液供应进一步发生障碍，造成脂肪液化。脂肪液化表现为受者伤口敷料渗液较多，颜色多为淡黄色；局部挤压可见油性液体渗；多数受者多感伤口湿润，少数受者感伤口疼痛。脂肪液化可使伤口愈合延迟，局部的渗液可增加切口感染或切口裂开的危险。

2. 护理措施

根据受者伤口渗液情况采取不同换药方式。如受者渗液较少，渗液部位切口较小，常规消毒伤口后从两针缝线之间填塞盐水纱条引流，必要时给予红外线照射伤口；如受者伤口渗液明显，则需要拆开渗液最明显处的伤口缝线，根据伤口渗液的情况确定换药次数，动态评估伤口，采用合适的敷料及不同的换药方式。相关研究发现，伤口渗出液里大多含有的大量的炎症因子、蛋白酶和自由基都会减缓伤口的愈合速度。新型复合生物抗菌敷料的研发对治疗外科感染伤口有重要的意义，是创伤敷料发展的必然趋势。临床发现新型敷料中的德湿康对于渗液较多的伤口有较好的效果，德湿康是由 99% 的海藻酸钙纤维制成。其原理是通过毛细管压力吸收创面渗出；伤口渗出液中的钠离子和藻酸钙敷料中的钙产生钙 – 钠的置换反应，纤维转化成凝胶；创面污染物被吸附至凝胶结构内部，从而持续保持伤口清洁。伤口渗出液中的钠离子将德湿康转换成凝胶，加速肉芽的生长，促进伤口的愈合。注意提供理想的湿性愈合环境。去除德湿康敷料时不会对新生组织有刺激作用。其条状可根据伤口大小需要任意裁剪形状，适合用于窦道形成的伤口，能保证其与创面完全接触，促进伤口愈合。同时指导患者加强自身营养，做好受者的心理疏导。

（杨璎力　陈晓琴）

参考文献

[1] 张书琴 . 活体肾移植手术围术期护理分析 [J]. 国际移植与血液净化杂志，2019，（2）：39–41.

[2] 孙艳，李良玉，喻文立 . 肾移植患者围术期科学护理体会 [J]. 中国城乡企业卫生，2018，33（11）：172–174.

[3] 夏菁 . 肾移植患者术前心理护理对围手术期并发症的影响 [C]// 中国中西医结合学会肾脏疾病专业委员会 . 中国中西医结合学会肾脏疾病专业委员会 2018 年学术年会论文摘要汇编 . 重庆：中国中西医结合学会，2018：1667.

[4] 胡洪萍，穆燕，汪银霞 .258 例亲属活体肾移植围手术期护理 [J]. 护理实践与研究，2015，12（10）：75–77.

[5] 谷波，谭其玲，陶冶 . 解读肾移植 [M]. 北京：科学出版社，2012.

[6] 李永秀 . 对肾移植患者家庭自我护理指导的体会 [J]. 青海医药杂志 .2014，44（7）：42–43.

[7] 高妍 . 个体化护理干预对肾移植术后患者心理状态和生存质量的影响 [J]. 齐鲁护理杂志，2016，6（22）：69–71.

[8] 马麟麟 . 中国实体器官移植术后高血压诊疗规范（2019 版）[J]. 器官移植，2019，3：112–121.

[9] 中国肾移植围手术期加速康复管理专家共识（2018 版）[J]. 中华移植杂志（电子版）2018，11：151–156.

[10] 李杨 . 肾移植围手术期处理操作规范（2019 版）[J]. 器官移植，2019，9：489–493.

第九章 肾移植术后外科常见并发症的护理

目前，肾移植手术已经作为一种治疗终末期肾病最有效的方法。随着手术技术的不断提高、免疫抑制剂的不断研制与更新，移植后人/肾的长期存活率不断提高，肾移植术后并发症的发生率也在逐年下降。但是，肾移植术后并发症能直接影响移植肾的存活，甚至危及受者的生命，应对其足够重视。为此，特将临床常见的几种并发症的发病原因、临床表现、实验室检查、预防、治疗及护理措施做详细阐述。

第一节 出血并发症

一、出血或血肿

术后出血或血肿为肾移植术后早期并发症之一，移植肾区血肿的发生率达7.0%～9.5%，创面渗血或吻合口出血常发生于术后24～48小时，感染导致血管破裂的出血可延迟至术后2～3周。考虑到血液稀释因素和临床意义，建议出血诊断标准为术后3天任意

24 小时内，血红蛋白比前次下降≥ 20 g/L，超声或 CT 检查血肿发现移植肾周血肿。切口渗血、出血可导致切口感染、移植肾丢失，甚至受者死亡。

（一）发病原因

（1）受者凝血机制障碍，创面广泛渗血。

（2）手术操作的原因，如：动、静脉吻合口缝合不牢，或因角度变化而发生血管吻合口漏血；肾蒂、肾表面、输尿管止血不彻底；分离髂窝和髂血管范围过大，止血不佳；结扎髂内动脉远端或腹壁下动脉、静脉的结扎线脱落或肾门处渗血；切开各层止血不够或缝合时正好缝破腹壁各层间的血管及手术后切口感染致血管破裂；供肾肾包膜为了减压而切开，损失血管。

（3）受者不当的腹部用力、身体扭曲或腹部受碰撞等外伤因素。

（4）各种原因导致的移植肾破裂或移植肾动静脉破裂。

（二）临床表现

（1）移植肾周或手术吻合口少量出血时，表现为引流管引流出暗红色或淡红色液体，血常规可见血红蛋白轻微下降。

（2）严重出血时，表现为血浆引流管 / 保留导尿管引流量突然增多，颜色鲜红，应警惕活动性出血，可伴有全身冷汗、面色苍白、脉搏细速、血压下降等休克表现；移植肾区疼痛，压痛，可能伴局部隆起；手术切口敷料血性渗湿明显。血常规可见血红蛋白明显下降，B 超可协助判断是否存在肾周血肿或吻合口及移植肾破裂。

（3）若输尿管断端或膀胱切口出血，可出现严重的血尿、尿频、少尿及排尿困难。

（三）预防

（1）纠正围手术期凝血功能紊乱，酌情减量或停用抗凝或抗血小板药物，手术当日行无肝素化血液透析。

（2）供肾活检穿刺点的缝合止血。

（3）可靠结扎止血，精细的血管吻合技术。

（4）加强受者各种检查培养，一旦发现感染源立即做药敏试验，选用敏感抗生素。

（四）治疗

（1）对于少量渗血可密切观察，保持引流管引流通畅，必要时遵医嘱给予输血及适当的止血措施。

（2）一旦确诊急性大出血时，应在快速输血、输液等积极治疗的同时，进行急诊手术探查止血，清除血肿，以免引起继发性感染或血肿机化而压迫肾血管及肾实质，使移植肾功能丧失；尽管术中可能找不到出血部位，但只要清除血凝块，消除局部纤溶亢进即达到止血目的。

（3）如因移植肾血管自发性破裂大出血、移植肾破裂出血、动脉吻合口真菌感染破裂出血等不能手术修补，可能需行移植肾切除；因血管破裂，具有起病突然、病情发展迅速的特点，治疗的关键是及早发现、及时处理。

（五）护理措施

1. 严密观察受者的生命体征及出血情况

（1）安置心电监护，定期测量血压、脉搏、呼吸、体温，并做好记录，定时复查肝肾功能、血常规等情况。

（2）对血压偏低者，应积极查找原因，给予积极输血输液、补充血容量、升压等处理。如血压仍无上升，或受者术前有高血压病史，突然出现血压下降，伴脉搏增快、面色苍白、手足湿冷、尿色变红、尿量减少等休克症状，警惕是否有出血的可能，应快速开通静脉通道，补充血容量，高流量吸氧、升压，密切监测血压、脉搏、尿量，配合医生积极抢救，必要时做好术前准备。

（3）当血红蛋白低于 60 g/L 时，遵医嘱予以输注去白细胞、红细胞悬液 300 ~ 400 ml 以纠正贫血，可输注高营养液（如白蛋白、丙种免疫球蛋白）以改善身体的营养状况。

2. 观察移植肾区局部伤口及血浆引流情况

（1）询问移植肾区受者主观症状，有无疼痛等情况；观察伤口敷料是否清洁干燥，如有渗血、渗液，应及时更换敷料，换药过程中严格无菌操作，观察手术切口是否有红、肿、热、痛等情况；应保持血浆引流管通畅，防止受压、折叠、弯曲，观察引流液的颜色、性质和量，并做好记录。

（2）若突发移植肾胀痛，伴引流液增多、颜色鲜红，可怀疑出血，应立即予以对症处理。

3. 观测尿液的颜色、比重、量

术后 3 ~ 5 天常有一定程度的血尿，属正常现象；尿比重与尿量成正比，与尿中固定成分成正比，尿液颜色持续在 5 ~ 7 天仍较红，警惕移植肾出血或原有肾疾病所致的出血，应监测每小时尿量，定期监测尿比重。

4. 活动指导

防止增加腹压的各种因素，如避免突然的弯腰、下蹲等，保持排便通畅，排便时勿用力，必要时予开塞露塞肛，指导受者多进食蔬菜、水果等富含粗纤维的食物与易消化的软食，少量多餐，避免过饱或腹胀。指导受者咳嗽时用两手向切口方向用力按压，并嘱受者先深呼吸，之后再做咳嗽的动作。在切口没拆线之前使用腹带包扎切口，避免腹压突然升高。

5. 心理护理

大出血对受者在精神和体力上均造成极大的打击，受者极度紧张、焦虑恐惧，易产生悲观失望和恐慌情绪，护士应向受者做好解释、安慰、鼓励工作，多介绍在肾移植手术方面的丰富经验和成功例子，鼓励受者树立战胜疾病的信心，积极配合治疗和护理。对于极度焦虑、紧张的受者，可遵医嘱给予受者镇静药物，如肌内注射安定等，以减轻其烦躁，防止使病情加重。

二、移植肾破裂

移植肾破裂是肾移植术后早期最严重的外科并发症之一，通常发生于术后 4 周以内，以术后 1 ～ 2 周多见，发病急骤，最终导致移植肾的功能丧失，甚至会危及受者的生命。

（一）发病原因

（1）自发性移植肾破裂。急性排斥反应导致移植肾肿胀、破裂，占 60% ～ 80%；肾静脉梗阻受压；肾小管坏死；输尿管梗阻；移植肾局部缺血。

（2）损伤性移植肾破裂。移植肾穿刺活组织检查（活检）或楔形切除活检；诊断性肾穿刺；外部暴力撞击引起移植肾破裂。

（3）各种侵袭性细菌或真菌感染。

（4）腹腔内压力增高。常见诱因为咳嗽、用力排便、翻身或过早起床活动，使腹腔内压力突然增高，导致包膜崩裂。

（二）临床表现

（1）突发移植肾区疼痛。

（2）移植肾区肿大、膨隆，如早期伤口未愈合，则可能从伤口处流出鲜红色液体，伤口引流液的量 2 小时内＞ 500 ml。

（3）如出血量较多时，受者会突然出现移植肾区剧痛或胀痛，即有出血性休克的征象：面色苍白、全身冷汗、烦躁不安、脉搏加速、血压下降、血尿、少尿或无尿等。

（4）如出血量较少时，受者可有移植肾区疼痛、局部胀痛，或移植肾轮廓不清。

（5）腹部查体，移植肾区肌紧张、压痛明显，急腹症等；局部穿刺可抽出新鲜血液；超声、CT、MRI 等可发现移植肾裂口和肾周积血；血清肌酐升高，血红蛋白下降。

（三）预防

（1）术前充分评估，识别高风险受者，减少排斥反应风险。

（2）严格评估供肾质量，加强无菌操作。

（3）获取时避免剥离肾包膜，临时活检部位仔细缝合，精细实施植入手术。

（4）诊断性肾穿刺前停用抗凝药物，妥善压迫止血。

（5）注意保护移植肾，避免外力撞击。

（四）治疗

应根据受者的全身状况和移植肾破裂的具体情况决定治疗方式。

（1）保守治疗。若是包膜下破裂出血或者小裂口、范围局限、出血可控制、肾功能尚好者，争取保留肾脏，严密观察是否继续出血，绝对卧床，使用止血药物，针对病因处理，随时做好手术准备。

（2）手术探查。①若血流动力学不稳定或者破裂出血至肾周，应立即手术探查；②依据破裂的原因、肾脏的生机或预后、手术修补的复杂程度做出保留或者切除肾脏的判断；③若破裂口小，可以尝试缝合止血、生物材料或自身组织缝合压迫止血等，可用 HemoLok 锚定缝合线以免切割肾组织；④若破裂口大、移植物无生机或预后不佳、严重感染、无法妥善止血，应行移植肾切除。

（五）护理措施

同第一节“出血或血肿”的护理措施。

三、移植肾动脉、静脉破裂

无论移植肾动脉或肾静脉破裂均与继发性感染有着极为密切的关系，故其发生时间多在术后 1 ~ 3 周，发生率为 0.2% ~ 4.2%。肾动脉或肾静脉破裂可突然发生，引起大出血，严重时造成出血性休克或死亡。

（一）发病原因

（1）缝合线断裂，导致吻合口松脱出血。

（2）由于血管吻合技术欠佳导致的移植肾动脉或静脉吻合口漏血。

（3）细菌或真菌感染、尿瘘侵蚀等导致的移植肾动脉或静脉破裂出血，如多重耐药菌肺炎克雷伯菌、鲍曼不动杆菌。

（4）腹压增高，如剧烈排便或咳嗽等因素引起。

（二）临床表现

（1）突发的移植肾区局部疼痛、肿胀和隆起并进行性增大。

（2）局部有明显压痛，可向背部下腹部等区域放射。

（3）可出现腰背部及会阴部皮下瘀斑。

（4）伴有少尿、血尿和血压进行性下降，严重者可有休克表现，应注意与移植肾破裂鉴别（移植肾破裂时，受者腹痛剧烈，难以忍受，血压下降不明显；肾动脉破裂有时腹痛症状不很明显，但血压迅速下降）；引流管可引出大量血性液体。

（5）局部穿刺可能抽出新鲜血液；超声或 CT 等检查可发现移植肾周有大量积液；血红蛋白进行性下降。

（三）预防

应注意血管吻合技术，除采用两点连续缝合法外，也可采用单针缝合，防止感染、尿瘘等发生。

（四）治疗

（1）积极做好术前准备。

（2）外科缝合不良导致的吻合口漏，可行血管修补。

（3）如是侵袭性感染导致的血管破裂，则应切除移植肾。

（4）做髂外动脉吻合的受者，切除移植肾后应结扎髂外动脉感染部位近端和远端，旷置感染部位，血管远端行股动脉 – 人工血管 – 对侧股动脉搭桥手术或同侧腋动脉 – 人工血管 – 股动脉搭桥手术以恢复同侧下肢血供，或切除移植肾后髂外动脉放置覆膜支架，也可先放置覆膜支架再行肾切除。

（5）对症支持治疗，加强抗菌药物使用，保存引流通畅，加强支持治疗。

（五）护理措施

同第一节“出血或血肿”的护理措施。

（仲玉杰　李容）

第二节　血管并发症

一、移植肾动脉血栓形成

此并发症发生较早，可发生在移植肾动脉干或分支，多见于术后 1 ~ 2 周，但 4 周后也可出现，肾动脉血栓发生率为 1% ~ 2%，可导致移植肾血液供应差，直接影响移植肾功能及预后。

（一）发病原因

（1）移植肾摆放不当或肾动脉过长，导致肾动脉扭曲或成角、肾动脉内膜损伤，主要是获取时过度牵拉肾蒂或修肾时插管灌注损伤。

（2）血管吻合不良，供肾多支动脉，供、受者血管口径相差悬殊。

（3）供者肾动脉或受者髂动脉内膜不光滑、硬化斑块脱落等。

（4）肾移植阻断动脉时，动脉夹损伤内膜，继发血栓形成。

（5）其他原因，如受者有高凝状态、急性排斥反应、血管周围侵袭性感染、其他部位血栓脱落等。

（二）临床表现

（1）小便量改变。动脉干栓塞时易突然出现尿量减少，甚至无尿，特别是在术后移植肾泌尿恢复后又突然出现无尿。伴血清肌酐、血尿素氮升高，可出现高钾血症。

（2）疼痛。栓塞影响范围较大者，会突然出现移植肾区疼痛，严重者大汗淋漓；移植肾区压痛，可伴一过性高血压；有些受者还可能出现发热及尿常规的改变。

（3）移植肾缩小、质地变软。超声可见肾动脉血流减弱或消失，超声造影显示肾动脉主干或分支阻塞；MRI 可见肾动脉显示不清。

（三）预防

（1）改善受者高凝状态。

（2）供肾获取及修整时注意保护肾动脉，提高血管吻合技巧，选择合适动脉进行吻合，必要时先行动脉重建，留取合适长度的动脉，摆放好肾脏位置，血管无扭曲。

（3）动脉吻合后，使用合适大小的动脉夹阻断供肾动脉。

（4）预防急性排斥反应和感染。

（四）治疗

治疗的主要目的是保护移植肾功能。

（1）细小分支栓塞可予以观察。

（2）部分血栓形成，可溶栓治疗。

（3）主干栓塞应尽快手术探查，可切开血管取出血栓，用低温肝素灌注液进行灌注冲洗，重新血管吻合，术后抗凝治疗，处理原发疾病及诱因；也可先切取移植肾，经低温工作台取栓修复血管后重新再植。

（4）术后 14 天以内不建议实施血管介入取栓，出血风险较大。

肾动脉栓塞致移植肾功能难以恢复者，应给予切除。

（五）护理措施

（1）严密监测移植肾功能。定期行移植肾血流动力学监测、移植肾彩超监测、血清肌酐监测，发现异常，及时配合医生处理。

（2）准确记录24小时尿量。指导受者准确记录24小时尿量，若突然出现少尿（24小时小于400 ml）或无尿（24小时小于100 ml），应立即告知医生，配合检查处理。

（3）严密监测凝血功能。防止受者血液高凝状态，必要时遵医嘱给予低分子肝素抗凝治疗。

（4）严密监测移植肾区情况。严密观察移植肾区有无肿胀、疼痛，认真倾听受者主诉，警惕移植肾动脉血栓或栓塞的形成。

（5）疼痛护理。认真倾听受者的主诉，应用疼痛评估量表进行疼痛评估，建立良好的信赖关系，尊重受者对疼痛的反应，指导受者放松心情，听轻音乐，参加活动，有效地深呼吸，进行有效案例宣教，缓解受者的心理压力，必要时遵医嘱使用镇痛药物。

二、移植肾静脉血栓形成

此并发症发生率不高，多发生于术后2～3天，发生率在0.6%～6.0%。可使肾脏血液回流受阻，直接影响移植肾功能和预后，同时是肺栓塞的危险因素。

（一）发病原因

（1）供者因素：尸体供肾、右肾供肾、多支静脉、冷缺血时间长、获取或修肾时血管损伤等。

（2）受者因素：腹膜透析、血流动力学不稳定、高凝状态、下肢静脉血栓病史等。

（3）技术因素：供肾静脉扭曲、过长，血管口径大小悬殊，吻合内翻过多，血管内膜损伤，利用下腔静脉延长右肾静脉时延长段狭窄，肾静脉受压迫回流受阻。

（二）临床表现

（1）突发的移植肾区疼痛伴明显压痛、移植肾肿胀；突然少尿或血尿；可伴同侧下肢肿胀；可同时发生肺栓塞、移植肾破裂出血引起休克等，预后较差。

（2）急性静脉血栓形成发病较紧急，常需与急性排斥反应、泌尿系统并发症相鉴别。

（3）慢性静脉血栓形成常无明显症状。

（三）实验室检查

（1）血清肌酐升高、D- 二聚体升高、血小板减少。

（2）彩色多普勒超声显示移植肾肿大，血管阻力指数显著升高，肾静脉内无血流信号，出现舒张期动脉反向血流，不如急性排斥反应和急性肾小管坏死常见，但需与这两者相鉴别。

（3）非增强的 MRI 血管成像能准确诊断移植肾血管并发症，避免了对移植肾的损害。

（4）经股静脉穿刺插管选择性移植肾造影，可用于评估栓塞部位和程度。

（四）预防

（1）纠正受者血流动力学和凝血功能紊乱，可使用小剂量阿司匹林或低分子肝素。

（2）注意保护肾静脉内膜，较细的肾静脉分支予以结扎，静脉可整成适当长度和口径，提高血管吻合技巧，合理摆放移植肾，避免静脉扭曲和受压。

（五）治疗

（1）早期部分血栓形成可溶栓或抗凝治疗。

（2）完全栓塞应尽早手术探查，如探查移植肾颜色尚可，切开肾静脉取出血栓，重新吻合或二次灌注后重新吻合；如移植肾呈紫黑色，则应切除。

（3）术后超过 2 周发生的亚急性或慢性肾静脉血栓形成，药物溶栓联合导管介入取栓有效且安全；对于 2 周内的急性血栓形成，如延迟溶栓无效或有溶栓禁忌，也可尝试导管介入取栓。

（4）积极治疗原发病。

（六）护理措施

（1）严密监测移植肾功能。定期行移植肾血流动力学监测，移植肾彩超监测，血清肌酐监测，认真倾听受者主诉，严密监测移植肾区有无疼痛、肿胀。

（2）移植肾区静脉血栓伴下肢肿胀者，应患肢制动、抬高，定期监测腿围。若下肢有静脉血栓，严禁按摩、热敷下肢，防止栓子脱落，引起肺栓塞。

（3）观察溶栓后出血风险。定期复查凝血常规，积极纠正凝血功能紊乱。观察皮肤、口腔黏膜是否有出血点。

（4）限制活动量。指导受者不要剧烈运动，以卧床休息为主。

（5）避免增加腹压。保持大便通畅，避免突发咳嗽增大腹压。

（6）心理护理。做好溶栓利弊宣教，特别是案例宣教，增加受者的治疗信心，缓解受者的紧张、焦虑。

三、移植肾动脉狭窄

移植肾动脉狭窄（transplant renal artery stenosis，TRAS）是肾移植术后最常见的血管并发症，常见于术后3个月至2年，最常见于3～6个月，发生率为1%～23%。

（一）发病原因

（1）受者因素：常见于高龄，有糖尿病史、动脉粥样硬化和缺血性心脏病史、高血压史、巨细胞病毒感染者。

（2）供者因素：供者年龄＞50岁、边缘供者、供肾动脉原有病变。

（3）移植相关因素 DGF、供肾冷缺血时间＞24小时、免疫诱导、严重排斥反应导致内膜损伤。

（4）手术相关因素：①供肾获取时肾蒂受牵拉，供肾修整时插管灌注导致供肾动脉内膜损伤，瘢痕修复后导致狭窄；②动脉吻合口瘢痕挛缩、血管吻合技术欠佳导致动脉吻合口狭窄；③手术中，肾动脉吻合后用哈巴狗钳夹血管可引起肾动脉损伤发生狭窄；④移植肾放置后动脉成角，肾动脉周围血肿机化后压迫，选用髂内动脉吻合，右侧供肾因肾静脉相对较短导致动脉成角或扭曲；⑤术后早期 TRAS 多为动脉过长和（或）肾脏位置不佳引起的肾动脉扭曲所致，尤其是右侧供肾；⑥短期和中期吻合口狭窄可能系由于肾获取和植入过程中，动脉内膜损伤增生最终引起管腔狭窄；⑦远期的 TRAS 多与动脉粥样硬化和移植物慢性排斥反应有关。

（二）临床表现

（1）难治性高血压（控制不佳或新出现的高血压）。

（2）肾功能损伤（亚急性或慢性血清肌酐升高＞ 30%）。

（3）少尿、水钠潴留、水肿。

（4）移植肾区新出现的血管杂音等。

（三）实验室检查

（1）血清肌酐进行性升高。

（2）彩色多普勒超声，TRAS 诊断的首选检查。移植肾动脉收缩期峰值血流速度（peak systolic velocity，PSV）＞ 250 cm/s、叶间动脉阻力指数（resistance index，RI）＜ 0.51、移植肾动脉与叶间动脉 PSV 比值＞ 10 作为超声筛查 TRAS 的标准，TRAS 发生的可能性大；当移植肾动脉 PSV ＞ 280 cm/s，发生 TRAS 可能性更大。

（3）肾动脉造影，数字减影血管造影（digital subtraction angiography，DSA）可以明确狭窄的部位及狭窄程度，是诊断 TRAS 的金标准，但血管造影剂具有一定的肾毒性。

（4）DSA 检查确诊加上经皮血管腔内成形术（percutaneous transluminal angioplastry，PTA）治疗，可以提高早期 TRAS 检出率和治愈率。

（四）预防

（1）改善受者血流动力学和高凝状态。

（2）供肾获取及修整时注意保护肾动脉和肾静脉内膜，选择合适动脉进行吻合，必要时先行动脉重建，留取合适长度的动脉，较细的肾静脉分支予以结扎，静脉可修整成适当长度和口径，提高血管吻合技巧，合理摆放移植肾，避免血管扭曲和受压。

（3）动脉吻合后，使用合适大小的动脉夹阻断供肾动脉。

（4）预防急性排斥反应和感染。

（五）治疗

鉴于 TRAS 原因较多，治疗方案必须个体化。同时应尽早处理，尤其针对无症状 TRAS 受者，移植肾功能可以得到很好的改善。

（1）保守治疗。肾动脉狭窄尚未引起肾血流动力学及肾功能改变时，可加强降压治疗。

（2）介入治疗。经皮血管成形术是首选的治疗方法，成功率为 93.7%，3 年内受者的支架通畅率为 90.4%。主要包括单纯球囊导管扩张术和血管内支架成形术，前者适用于轻度 TRAS 患者，但术后发生再次狭窄率高达 40%，后者被认为是 TRAS 较佳的治疗方案，但其存在支架置入失败、移植肾动脉夹层瘤、动脉撕裂等风险，发生率约为 4%。

（3）手术矫正。介入治疗不成功者，可手术纠正，切除狭窄段，重新吻合。对于重新吻合有困难的受者，可获取大隐静脉或使用预先冻存的尸体髂动脉搭桥重建。

（4）TRAS 引起严重的高血压，降压治疗以及介入治疗无效者应行移植肾切除或肾动脉栓塞。

（六）护理措施

（1）监测血压和肾功能。积极将受者的血压控制在目标范围内，监测血清肌酐和小便量，观察移植肾区有无疼痛等异常情况。

（2）对拟行手术的受者积极行术前准备。

（3）进行心理护理，做好受者的心理疏导，了解受者紧张、焦虑的原因，进行针对性宣教和案例分享，指导受者正向面对。

（仲玉杰）

第三节　移植肾功能延迟恢复

移植肾功能延迟恢复（delayed graft function recovery，DGF）是肾移植术后常见的并发症之一，是移植肾早期急性肾损伤的一种表现。DGF 的定义为在同一医院内，术后第 1 周内连续 3 天每天血清肌酐（serum creatinine，Scr）下降幅度少于前 1 天的 10%，或术后 1 周 Scr 未降至 400 μ mol/L。为方便不同移植中心之间进行比较和流行病学研究，一般指肾移植术后 1 周内至少需要进行透析 1 次。发生 DGF 的肾移植受者中，50% 在术后 10 天开始肾功能逐渐恢复，33% 的受者在术后 10 ～ 20 天肾功能恢复，10% ～ 15% 的受者则在术后 20 天以后肾功能恢复，而原发性移植肾无功能的发生率为 2% ～ 15%。

一、发病原因

（1）肾前性因素：受者由于心血管疾病（心功能不全、心包积液等）、低血压、休克、脱水等低灌注情况，造成血容量不足，心输出量减少；或高血压受者使用扩张外周血管的降压药物，使肾血容量灌注不良；受者因使用血管收缩药物引起肾血管严重收缩。

（2）肾实质或肾血管因素：多由供肾热缺血时间过长（＞ 20 分钟）导致急性肾小管坏死。移植肾急性加速性或急性排斥反应，血管性微血管病，移植肾原发性肾小球疾病复发，间质性肾炎，肾动脉或静脉血栓形成，肾动脉狭窄。

（3）肾后性因素：受血肿或引流管压迫导致的输尿管受压，因血块堵塞、输尿管扭曲、输尿管膀胱吻合口狭窄导致输尿管梗阻，由于多种原因造成膀胱神经受损，引起膀胱功能失调、发生痉挛。

二、临床表现

术后少尿或无尿，或早期开始尿量增多，随后尿量骤减，经透析代替治疗后尿量逐渐恢复正常，可伴有低血压、水肿、胸闷等症状。

三、实验室检查

（1）生化检查结果显示血清肌酐下降缓慢或不降反升，术后连续 3 天每天血清肌酐下降幅度少于前 1 天的 10%，或术后 1 周血清肌酐未降至 400 μmol/L。

（2）超声检查显示移植肾动脉血流通畅，皮质血流阻力指数增高。CT 及 MRI 检查对移植肾和移植肾周情况的判断有一定帮助。

（3）病理学检查。移植肾穿刺活检术是诊断 DGF 和鉴别诊断的金标准，表现为肾小管上皮细胞不同程度的水肿、空泡变性或刷状缘脱落等。

四、预防

通畅情况下，DGF 预防比治疗更为重要，预防的重点应针对可能存在的 DGF 危险因素，从而降低 DGF 的发生危险。

1. 供肾功能维护

对捐献器官的功能进行及时、准确的评估和维护是器官安全利用、保证捐献器官功能和获得良好移植效果的关键因素之一。脑死亡通常伴随着免疫、血流动力学、神经 - 体液调节失常等一系列病理生理改变，常表现为血流动力学的不稳定和全身器官组织的灌注不足，全身器官的结构和功能受到不同程度的影响。临床可参考美国器官获取组织制定的供者维护目标量表对供器官进行维护，明确治疗终点和供者维护目标，特别是兼顾所有待捐献器官的功能维护需求。临床经验常常掌握 4 个 100 的原则，即捐献者过渡期的医疗干预目标动脉收缩压、血氧分压、血红蛋白和尿量最低应分别达到 100 mmHg（10 mmHg ≈ 1.33 kPa）、100 mmHg、100 g/L 和 100 ml/h。

2. 供肾保存与修复

①热缺血时间：在心脏停搏的情况下，热缺血时间＞ 20 分钟则肾移植效果较差，应尽可能保证器官获取过程快速顺利地完成，最大限度缩短肾脏的热缺血时间；②冷缺血时间：冷缺血（冷保存）时间过长可增加肾移植术后 DGF 和多种并发症的发生率，保存时间一般不超过 24 小时。

3. 优选器官保存液

威斯康星大学保存液（University of Wisconsin solution，UW 液）和组氨酸 – 色氨酸 – 酮戊二酸盐液（histidine–tryptophan–ketoglutarate solution，HTK 液）是最常用的保存溶液，UW 液和 HTK 液在大多数供肾类型中具有相同的效果，供肾保存通常采用 HTK 液，高渗枸橼盐腺嘌呤溶液（hypertonic citrate adenine solution，HC–A 液）也具有良好的供肾保存效果。而冷缺血时间＞ 24 小时的供肾灌注 UW 液时，DGF 发生率相对较低。

4. 保存方式

低温机械灌注（hypothermic machine perfusion，HMP）的应用可降低移植术后 DGF 的发生率，但肾脏原发无功能的发生率和长期评价指标未见明显改善。目前临床所采用的 LifePort 持续机械灌注保存可检测肾脏灌注的阻力指数，同时对肾脏急性损伤和水肿具有一定的修复功能，相比单纯冷保存可降低 DGF 的发生率。

5. 受者处理

①术前应充分改善受者的机体状况。②肾移植过程应尽可能缩短血管吻合时间并减少外科并发症。③肾移植前的透析应注意适当少脱水，以避免移植手术时低血容量状态导致移植肾再灌注不足，移植术后维持出入量平衡，避免容量不足或负荷过重导致移植肾缺血或水肿。④终末期肾病受者术前常合并高血压，术中开放移植肾血流前将血压保持在高出正常血压 10 ~ 20 mmHg 的水平，并在术后早期依然保持此水平，以保证移植肾的充分灌注，不可一味要求血压降至完全正常。⑤对于急性排斥反应风险指数较高及 DCD 供肾肾移植的受者，可应用抗人 T 免疫球蛋白（ALG）或兔抗人胸腺细胞免疫球蛋白（ATG）等作为诱导治疗，降低 DGF 的发生风险。

6. 其他预防措施

①再灌注后经肾动脉直接注入钙通道阻滞剂，可以直接舒张肾血管及减轻脂质过氧化反应，从而改善初期肾功能；②前列地尔（前列腺素 E1）能使血管平滑肌舒张，阻止小血管收缩，改善微循环，可降低术后 DGF 发生率，对移植肾功能恢复具有促进作用；③抗氧化剂、抗感染治疗、生长因子等对 DGF 的预防作用也正处于研究中。

五、治疗

1. 透析治疗

伴少尿或无尿的 DGF 受者术后需进行透析治疗，以维持水、电解质和酸碱平衡，清除体内炎性介质，减轻移植肾代谢负担，促进损伤肾小管的再生与功能恢复，常采用血液透析及血液滤过治疗，在移植前进行规律性腹膜透析的受者，也可选择腹膜透析。

2. 调整免疫抑制剂

调整免疫抑制剂是 DGF 治疗的关键。在早期移植物恢复期间，维持使用 CNI 不会导致 DGF 或影响 DGF 的恢复，无须推迟 CNI 的使用。DGF 发生后使用抗淋巴细胞免疫球蛋白对 DGF 本身并无治疗作用，但可以降低急性排斥反应发生率，并最大限度地减少与 DGF 相关的急性排斥反应的负面影响。环孢素对急性肾小管坏死的恢复具有不良影响，可酌情减量或改为他克莫司。

3. 其他治疗

DGF 期间应监测移植肾彩色多普勒超声结果，血流阻力指数下降是 DGF 恢复的重要标志；应监测群体反应性抗体（panel reactive antibody，PRA）和供体特异性抗体（donor specific antibody，DSA），及时发现体液因素对肾脏的损伤作用，及时采取相应的干预措施；如 DGF 在移植后 2 ~ 3 周无恢复迹象，可行肾穿刺活检术；可应用血管扩张药物以改善移植肾微循环；精细的容量管理有利于移植肾功能恢复。

六、护理措施

1. 严格控制出入量

维持水电解质平衡正确补液可以促使肾功能恢复，减少并发症。对于一过性多尿期受者在早期的尿液中含有高浓度的 Na^+（100 ~ 125 mmol/L）和 K^+（15 ~ 25 mmol/L），应每日监测电解质，及时补充钠和钾。少尿或无尿期受者，要严格控制出入量，量出为入，以防止水钠潴留引起心力衰竭、肺水肿等严重并发症。高度警惕高血钾的发生，同时限制钠的摄入。

2. 维持血压稳定

术后严密监测受者血压变化，波动较大时应及时处理。特别在应用降压药或透析时要防止低血压（即透析中平均动脉压比透析前下降 30 mmHg 以上，或收缩压降至 90 mmHg 以下）对肾脏灌注压的影响，可通过输血、补液或高钠透析等维持血压的稳定性。对肾小管坏死或 CsA 中毒引起的 DGF 者，早期可适当应用扩血管药物（多巴胺等），从而改善肾脏血流灌注。

3. 血液透析治疗及护理

（1）防止低血压的发生。肾移植术后 DGF 发生时，往往需要受者暂时行血液透析治疗，维持透析时受者血压不低于 120/80 mmHg，若出现低血压要做到早发现、早处理。对于透析前血压偏低者，采用输入新鲜血液或白蛋白预充透析器，也可使用多巴胺静脉滴注维持血压。透析中发生的低血压，排除出血原因后，多与超滤量和超滤速度掌握不当有关。因此，应注意对超滤量及超滤速度的控制。建议每小时超滤量小于 500 ml，超滤速度控制在 140 ~ 160 ml/min。

（2）抗凝剂的使用：DGF 多发生于术后 1 周内，此时透析中抗凝剂使用不当，可造成出血，也可引起移植肾动脉栓塞。根据受者伤口渗出情况、出凝血时间，首选无肝素透析，在受者凝血功能正常后采用低分子肝素透析。

（3）观察伤口疼痛及渗液情况。透析中应严密观察受者伤口疼痛及渗液情况，若发现受者伤口渗出增多或主诉移植肾区突感胀痛、血压下降常为移植肾及血管破裂的信号，应立即回血停止透析并报告医生采取紧急措施。

4. 预防感染

感染会加重肾的负担，导致 DGF，甚至肾功能衰竭。肾移植受者由于手术创伤大，术后应用大剂量免疫抑制剂，机体抵抗力下降，感染的概率较大，应在加强基础护理的同时强化预防感染措施，避免交叉感染和自身感染。对受者采取保护性隔离，病室每日紫外线照射 1 ~ 2 次，每次 1 小时左右；每日用含氯消毒液擦拭病床单元及物体表面 1 ~ 2 次。保持伤口敷料干燥固定，如敷料渗血、脱落则及时更换，并严格按照无菌操作原则妥善保持各引流管通畅、固定。每日消毒尿道口 2 次，并保持会阴部清洁和干燥，及时遵医嘱拔除导尿管，防止尿路感染。每日行口腔护理 2 次，保持口腔清洁、湿润，预防口臭及口腔感染。在外出透析时注意保暖，戴口罩和帽子，预防呼吸道感染。医护人员严格遵守消毒隔离原则和无菌操作技术。

5. 积极预防急性排斥反应

肾移植术后为预防急性排斥反应，遵医嘱静脉输入甲泼尼龙 6 ~ 8［mg/（kg·d）］或氢化可的松琥珀酸钠 30 ~ 40［mg/（kg·d）］，连用 3 天，急性排斥反应的逆转率为 80%。急性排斥反应约有 20% 为激素拮抗型，此时可直接进行抗体如 ATG、ALG 冲击治疗，抗体治疗可使部分耐糖皮质激素的 AAR（加速排斥反应）逆转。若 DSA 阳性受者应尽早监测 PRA，应尽早使用血浆置换，以清除循环中的抗体、免疫复合物，或持续性肾脏代替治疗清除炎性因子，减轻对移植肾的损害。

6. 合理应用免疫抑制剂

CsA 的肾毒性是移植肾功能延迟恢复的原因之一，及时监测受者体重变化和 CsA 的药物浓度，从而为医生提供合理的用药依据并调整药物剂量，减轻 CsA 毒副作用。对于首次应用 CsA 的受者要讲解该药的剂型、剂量、服用时间和方法以及副作用。告知受者不要擅自改变用药剂量，指导其准确规范地使用 CsA。

7. 心理护理

肾移植手术前多数受者已使用多种方法治疗尿毒症，对肾移植手术成功期望值特别高。因此，当术后出现 DGF，医疗费用额外增加，住院时间的延长甚至再次面对透析时会加重其心理负担。受者往往出现恐惧、焦虑、抑郁、烦躁、紧张不安、悲观及失望等情绪，个别受者会出现对治疗丧失信心，甚至出现轻生的念头。医护人员应告知受者及家属 DGF 是肾移植常见的并发症，多数是可逆的，取得其对治疗的配合和支持。此时，应多举一些成功案例，请治疗成功的受者现身说法，帮助受者树立信心，调动受者治疗的积极性；对有轻生念头的受者应做到专人重点护理，请心理卫生中心专业医生会诊，做好心情指数评估，密切观察受者心理、精神、性格的变化，护理中对任何反常行为都应该引起高度警惕，做好交接班，以免发生意外。加强术前健康宣教，使受者了解更多肾移植方面的知识，对术后可能发生的问题思想上有所准备，治疗上更加配合。

（仲玉杰　赵上萍）

第四节　泌尿系统并发症

一、尿瘘

尿瘘是肾移植术后常见的并发症之一，大多发生在术后 3 周内，尿瘘的发生率为 2.1% ~ 9.4%。一旦发生尿瘘，约 1/2 的受者会引起继发感染，约 2/3 的受者会出现肾功能减退。因此，早期及时发现和处理尿瘘对肾移植术后恢复有重要意义。

（一）发病原因

（1）输尿管膀胱吻合口尿瘘，常出现于术后早期，吻合时张力较大或吻合口不严密最为多见；其次是受者膀胱为废用型小膀胱。

（2）缺血性输尿管坏死。损伤输尿管末端供应血管，引起输尿管坏死，多见于过度剥离输尿管周围组织，输尿管越长越易发生，尿瘘出现时间较晚。

（3）术后早期膀胱过度扩张，撕裂输尿管膀胱吻合口。

（4）移植肾实质缺血性坏死，输尿管支架管穿破肾盂肾盏引起尿瘘，此种情况较为少见。

（5）支架管损伤输尿管壁，薄弱部位缺血坏死出血。

（6）术中因电刀等使用导致输尿管壁损伤，继发尿瘘。

（7）尿路梗阻后继发吻合口尿瘘。

（二）临床表现

（1）有引流管者常表现为伤口引流量突然增多，颜色为清亮或淡血性液体；受者自行排尿或保留导尿管尿量突然减少或消失。

（2）引流管拔除者表现为伤口敷料渗湿，有尿液溢出，呈淡黄色或淡红色，自行排尿或保留导尿管尿量突然减少或消失。

（3）受者可伴有移植肾区肿胀或压痛，可有发热；部分受者已愈合的伤口或引流口出现渗液情况。

（三）实验室检查

（1）彩超检查可示局部积液。

（2）收集切口引流液或穿刺抽吸积液，检查可见尿肌酐，提示存在尿瘘。

（3）可行 CT 尿路造影明确尿瘘部位。

（四）预防

（1）保护好供肾输尿管血供，特别是肾下极的动脉血供。

（2）输尿管长度适宜，与膀胱黏膜无张力缝合，推荐 Lich-Gregoir 输尿管膀胱吻合术。

（3）吻合口留置输尿管支架管 7 天以上。

（4）避免急性尿潴留。

（五）治疗

（1）保守治疗，术后早期尿瘘，只要保持引流通畅，充分引流膀胱，数日至数周后多能自行愈合。

（2）手术修补，经过充分引流和减压后仍有尿瘘，常需要手术治疗。依据尿瘘的具体情况，选择开放手术或腹腔镜手术。如输尿管长度尚可，可行输尿管膀胱再吻合术；输尿管较短时可行供肾输尿管–受者输尿管端侧吻合术、膀胱瓣替代缺损输尿管吻合术；完全不具备吻合条件时也可行移植肾经皮肾造瘘术引流肾盂。

（六）护理措施

（1）密切观察伤口引流管情况。严密观察伤口引流液的质与量，保证引流管通畅和有效的负压吸引。如果出现伤口缝合处渗出液或引流管内渗出液增多并伴尿液的气味，同时保留导尿管尿液减少而伤口引流管中引流液增多，引流液颜色由血性逐渐变成淡黄色时应考虑尿瘘，详细记录尿液、渗出液及引流液的量及性质，及时取引流液做尿肌酐监测或移植肾彩超检查以明确诊断。

（2）保持保留导尿管及伤口引流管通畅。妥善固定各引流管并保持通畅，术后 24 小时内每小时记录尿量 1 次，观察尿液的性质、量、颜色，每 2 小时挤压伤口引流管 1 次，防止导尿管及血浆引流管的扭曲、折叠、脱落。定期按无菌操作原则更换集尿瓶及血浆引流瓶，以预防感染，修复瘘口。如发现尿量 / 引流液异常，应该及时调整管道位置，保证管道通畅。拔除导尿管后嘱咐受者多饮水、勤排尿，保证排尿通畅，避免憋尿引起尿潴留、膀胱痉挛等。

（3）观察移植肾区情况。保持移植伤口处敷料清洁、干燥，如有渗血、渗液及时更换敷料，预防感染。观察受者移植肾区有无肿胀、疼痛不适，注意移植肾区疼痛的部位、性质、范围、程度，如出现移植肾区肿胀、疼痛明显，需及时告知医生，及时进行检查或治疗。

（4）关注会阴部及输尿管支架管情况。注意观察阴囊、大阴唇等部位是否出现水肿，如果出现水肿，要高度警惕尿瘘的可能，及时告知医生。输尿管支架管留置时间不能少于 2 周，如有尿瘘可遵医嘱安置保留导尿管持续引流尿液。短时间不能改变症状时宜手术修补治疗，在拔支架管前应做一次造瘘造影，以明确尿瘘愈合情况。

（5）心理护理，向受者及家属解释尿瘘的原因及需要长期安置导尿管的必要性，同时告知受者尿瘘是可以治愈的，消除受者的恐惧与不安，鼓励受者树立战胜疾病的信心，鼓励受者主动配合治疗。

二、输尿管狭窄、梗阻

输尿管狭窄、梗阻是肾移植术后常见的泌尿系统并发症之一，会影响移植肾的预后，根据发生的时间分为早期梗阻或晚期梗阻，主要指肾盂或输尿管受阻引起的梗阻，导致少尿或无尿，但应注意排除因急性排斥反应或急性肾功能衰竭所致的少尿或无尿。早期诊断和治疗输尿管狭窄、梗阻对于保护移植肾功能有重要临床意义。

（一）发病原因

（1）早期梗阻，多发生于手术后 1 ～ 3 天。常见原因：肾盂输尿管出血或血凝块堵塞；淋巴囊肿、腹壁下动 / 静脉血肿、引流管压迫输尿管；输尿管扭曲、折叠，输尿管牵拉张力增高；膀胱肌层缝合过紧、外隧道血块压迫隧道内输尿管等。

（2）晚期梗阻，多发生于术后 3 个月以后。常见原因：输尿管及吻合口炎性水肿后的纤维化；输尿管周围血肿、炎性等吸收机化形成纤维鞭痕及腹膜后纤维化的压迫；输尿管内结石等阻塞；肾盂输尿管反复或长期感染致输尿管壁增厚，形成狭窄。

（二）临床表现

（1）早期梗阻，一般为急性梗阻，表现为进行性少尿或突然无尿，血清肌酐升高，并移植肾区胀痛，合并感染可有发热。

（2）晚期梗阻，多为慢性梗阻，表现为血清肌酐缓慢上升，新近出现血压升高、下肢水肿或反复尿路感染，多数是常规超声检查时发现移植肾积水。

（三）实验室检查

（1）超声检查可见移植肾积水。

（2）MRI 尿路造影有助于明确梗阻部位，必要时可采用移植肾穿刺造影、逆行输尿管插管造影。

（四）预防

（1）供肾输尿管长度适宜，肾脏位置摆放恰当。

（2）完善手术技术，防止输尿管受压，避免吻合口狭窄。

（3）预防泌尿系统结石，积极治疗尿路病毒、细菌、真菌感染。

（五）治疗

（1）早期梗阻需去除梗阻原因，一般需行输尿管膀胱再吻合术。

（2）晚期梗阻，以吻合口狭窄和输尿管狭窄居多。可采用以下方法：①输尿管镜下行输尿管口扩张术并植入输尿管支架管；②输尿管狭窄≤ 3 cm 受者，可行经皮肾穿刺移植肾造瘘并顺行扩张输尿管，同时留置输尿管支架管；③输尿管狭窄≥ 3 cm 患者，可考虑切除输尿管狭窄段，再行输尿管膀胱吻合术，亦可行移植肾肾盂或输尿管与受者输尿管端侧吻合术、输尿管膀胱瓣吻合术或回肠代输尿管，还可选择长期留置输尿管支架管或移植肾造瘘管，定期更换。

（六）护理措施

（1）病情观察。受者出现少尿、无尿、体重增加、肌酐升高等情况，应密切关注体温、脉搏、呼吸、神志变化，严格记录受者 24 小时出入量，观察尿液的性质、颜色和量，及时安排检查明确诊断，如移植肾 B 超检查等。术后密切观察生命体征、引流、尿液的观察与记录。

（2）饮食护理。每日应膳食均衡，对于高尿酸受者避免进食海鲜、动物内脏等富含嘌呤类实物，保证每日饮水量 2 000 ~ 3 000 ml。对于糖尿病受者应注意控制每日总热量，保证蛋白质、膳食纤维等摄入。对于术后康复受者，应保证营养均衡，推荐进食低脂、低盐、优质蛋白饮食。

（3）心理护理。肾移植术后受者对于尿量的变化非常重视，受者术后出现少尿、无尿、移植肾区胀痛等不适，会给受者带来极大的恐惧和不安，甚至丧失继续治疗的信心。医护人员应与受者多沟通多交流，做好疾病相关知识的宣传与介绍，鼓励受者诉说内心的想法，帮助受者调整心理状态，树立积极乐观的心态，以促进受者的治疗与康复。

（仲玉杰　周美池）

第五节　肾移植排斥反应

排斥反应（rejection）是异体移植抗原引起受者体内发生的特异性免疫反应。除了同卵双生之间移植，在肾移植的任何时候，所有的异体肾移植术后均可发生排斥反应。根据其发生的机制、时间、病理及临床表现的不同，分为超急性、加速、急性和慢性排斥反应。临床上各类排斥反应之间的区别并不是十分明显，而且有两种类型的排斥反应重叠现象。近年来，随着排斥反应机制研究的日益深入，也可依据其发病机制分为 T 细胞介导的（细胞性）排斥反应（T-cell mediated rejection，TCMR 或 cellular rejection）以及抗体介导的（体液性）排斥反应（antibody-mediated rejection，ABMR 或 humoral rejection）两种类型。肾移植术后早期最常见的排斥反应是急性 TCMR，而影响移植肾近期和远期存活的主要是 ABMR。

一、超急性排斥反应

超急性排斥反应（hyperacute rejection，HAR）其是一种以抗体介导为主的体液免疫反应，常发生在移植肾血液循环恢复后数分钟或数小时，甚至 24 ～ 48 小时。HAR 是最剧烈且后果最严重的一类排斥反应，由于当前组织配型技术的提高以及高效免疫抑制剂的日益普及，此类排斥反应已非常少见。

1. 发病原因

其主要由受者体内存在针对供者特异性抗原的预存抗体引起的免疫应答。这些预存抗体可能与反复输血、再次移植、多次妊娠、长期血液透析有关，另外，供、受者血型不合也可引起。

2. 临床表现

术中移植肾血供恢复后，移植肾由红润迅速变为暗红或青紫，质地变软、波动消失，有时布满出血灶，肾动脉波动良好，肾静脉内空虚，尿液分泌停止。如发生在术后 24 ～ 48 小时表现为突然出现血尿、少尿、无尿，移植肾区胀痛，血压升高，血清肌酐升高，伴寒战、发热。B 超或彩超检查提示移植肾肿大，肾周积液、肾血流量消失等。

3. 预防与治疗

移植前常规进行交叉配型、补体依赖淋巴细胞毒性试验（CDC）和群体反应抗体（PRA）检测可有效地降低 HAR 的发生风险，虽不能完全杜绝，但对指导抗排斥反应治疗及长远的抗体清除非常必要。目前对 HAR 尚无有效的治疗方法，一旦发生 HAR，应立即行移植肾切除，以免坏死的肾脏对受者造成更大的危害。

4. 护理措施

（1）护理观察要点同术后护理常规。但是需要注意，受者出现全身不适或烦躁不安等症状时，往往是 HAR 的先兆；若尿量锐减又无明确原因应及时与医生联系，尿量减少是排斥反应的主要指标；移植肾硬度是提示排斥反应的重要指标。

（2）心理护理，见第十三章。

二、加速排斥反应

发生在术后 3 ～ 5 天的排斥反应称为加速排斥反应（accelerated rejection，AAR），亦称血管排斥反应（vascular rejection）或延迟性超急性排斥反应。其是一种严重的急性体液性排斥反应，病程进展快，常使移植物功能迅速丧失。

1. 发病原因

发病机制尚未完全明了，有学者认为可能因体内存在抗移植物抗体引起，但因其量少，不足以引起超急性排斥反应，可能与体内轻度预先致敏有关，预致敏 B 细胞产生广泛的低亲和力抗供体抗体及细胞毒性 T 淋巴细胞的活化增殖，其本质上与超急性排斥反应类似，而仅免疫攻击的强度相对较弱，起病时间较迟，病程进展较缓，是介于超急性排斥反应与急性排斥反应之间的一种排斥反应。

2. 临床表现

表现为在肾移植术后 3 ~ 5 天，受者肾功能逐渐恢复，突然出现体温升高，肾区胀痛，出现血尿、少尿或无尿，伴腹胀、恶心、乏力。查体肾区饱满、压痛。彩超是首选的辅助检查手段，可提示移植肾血流灌注明显不足，RI 升高（一般＞ 0.8），并可排除血管栓塞和急性肾后性梗阻等外科因素。移植肾穿刺活检是确诊依据。

3. 预防与治疗

预防同 HAR。加速排斥反应多发在早期大剂量激素冲击治疗过程中，因此，对激素加大冲击治疗常无明显反应，应尽早使用多克隆抗淋巴细胞制剂如 ATG、ATG-F 及单克隆抗体如舒莱、美罗华等，有可能逆转此反应。对于极少数治疗无效、停止该治疗后复发或出现难以控制的并发症的病例，应恢复透析治疗，必要时切除移植肾。

4. 护理措施

与 HAR 的护理措施相同。

三、急性排斥反应

急性排斥反应（acute rejection，AR）其是临床上最常见的移植免疫反应，多发生在移植后 6 天至 6 个月。

1. 发病原因

其主要是细胞免疫反应，移植肾移植到受体后，激活受者体内的 T、B 淋巴细胞，与巨噬细胞一起共同作用于移植肾。急性细胞性排斥反应：CMR 的本质就是在异抗原刺激下 T 细胞的活化、白细胞介素 –2（interleukin，IL–2）的产生和致敏 T 细胞大量的克隆增殖。T 细胞介导的排斥反应是早期移植肾失功的独立危险因素，可增加抗体介导的排斥反应（AMR）发生的风险。随着对 TCMR 的有效控制，以及对 AMR 发病机制及移植肾病理学特征研究的深入，AMR 已成为排斥反应预防和诊治的核心内容。AMR 是导致移植肾急性或慢性失功的重要原因，显著降低移植肾的近期和长期存活率。相对于 TCMR，肾移植术后 AMR 一般是由于受体体内抗供体 HLA 和（或）非 HLA 抗体而导致的预后产生急性排斥反应。各种原因导致的免疫抑制剂剂量不足是 AR 的常见原因，如免疫抑制剂突然减量或撤除，频繁呕吐、腹泻，短期内体重明显增加等。早期发生 AR 多数与 CNI 类等免疫抑制剂未达到目标浓度有关，此外，如巨细胞病毒（cytomegalovirus，CMV）感染等也会诱发 AR。

2. 临床表现

典型的 AR 临床表现为局部表现加上全身反应。局部表现为移植肾的肿胀、疼痛，或伴发血尿，全身反应为无特殊原因的尿量减少和体重增加，突发的不可解释的血压升高、发热（以低热为主）、乏力、关节疼痛等。查体可发现移植肾肿大、质地变硬，可有压痛。移植后远期（如 5 年、10 年以上）受者也会发生 AR，症状多不典型，如不能及时发现和处理可导致移植肾严重损害甚至失功。移植肾穿刺活检确诊。

3. 预防与治疗

已知 AMR 主要是由针对供者抗原的特异性抗体所介导，因此，有效预防和抑制供者特异性抗体的产生是减少 AMR 的关键。术前重视供、受者 HLA 配型和脱敏预防。

急性排斥属于迟发型超敏反应，绝大多数 AR 若能及时诊断和积极抗排斥治疗，都能够逆转并恢复正常的肾功能。对 AR 的治疗，目前尚无统一的最佳方案，关键是早期诊断和尽早治疗。

TCMR 治疗：大多数临床中心，糖皮质激素冲击疗法仍是 CMR 的一线治疗方案。对激素难治性 TCMR，应尽早给予抗人胸腺细胞免疫球蛋白（ATG）治疗；ATG 治疗后给予抗生素，以预防感染发生；根据血药浓度优化口服免疫抑制剂治疗方案。

ABMR 治疗：避免对不经处理的高致敏受者进行肾移植，移植术前尽量避免或减少输血。对高致敏受者进行肾移植时应尽量避免群体反应性抗体（PRA）阳性的错配位点；清除受者体内已有的抗体，包括血浆置换和免疫吸附等；阻断或延迟抗体介导的初级和次级组织损伤作用，包括（intravenous immunoglobulin，IVIG）等；抑制或清除体内抗体的继续产生，如应用抗 B 细胞药物（CD20 单克隆抗体，如利妥昔单抗）、抗浆细胞活性制剂（如硼替佐米）。调整或优化免疫抑制剂治疗方案。

4. 护理措施

在 HAR 的护理措施基础上，注意做好药物不良反应的观察及感染预防。

（1）用药护理。根据排斥反应的轻重程度，准确、及时使用抗排斥反应药物，及时观察用药效果及副作用。激素冲击治疗期间应警惕消化道溃疡的发生，注意观察消化道症状，指导受者避免生、冷、硬等刺激性食物的摄入，必要时激素在使用前应用胃黏膜保护剂。血糖异常是大量使用皮质激素及环孢素常见的并发症之一，需要冲击期间动态监测血糖。皮质激素、环孢素、他克莫司胶囊均有神经毒性，可能有程度不同的精神症状，主要表现为性格改变、异常兴奋、狂躁、谵妄，可出现情绪激动、易怒，伴有自杀倾向、情感障碍、幻想、妄想综合征等，出现以上症状时我们应首先了解病史，确定可能诱因，及时对症处理。

（2）感染预防。做好保护性隔离。由于受者机体免疫能力受到高度抑制，受者极易发生感染，故需特别加强消毒隔离。每天使用空气消毒机进行空气消毒 2 次，每次 30 ~ 60 分钟，开窗通风 2 次，每次至少 30 分钟，避免病原菌生长；尽量减少人流量，有发热、感冒者不得进入隔离区；做好口腔及导尿管护理，受者外出需佩戴好口罩。

四、慢性排斥反应

慢性排斥反应（chronic rejection，CR）可发生在肾移植术后数月甚至数年，临床上多发生在术后 6 个月以后，病程进展慢，通常是不可逆的改变。

1. 发病原因

通常认为是免疫因素触发的炎性因子和损伤，始动和促进了此过程的发展。当发展到一定程度，血管平滑肌细胞过度增生和移行导致血管堵塞、间质纤维化、移植肾功能下降。免疫性危险因素包括：AR、组织相容性差、既往致敏史、免疫抑制剂剂量不足。非免疫性危险因素包括：缺血损伤和移植物功能延迟恢复、老年和扩大标准的尸体供者、供者和受者肾脏大小不匹配、CNI 肾毒性、高血压、高脂血症、吸烟及 CMV 感染等。

2. 临床表现

移植肾功能逐渐丧失，血清肌酐逐渐升高，伴蛋白尿、进行性贫血、高血压、尿量减少、水肿、移植肾缩小变硬。移植肾穿刺活检确诊。

3. 预防与治疗

重视高危因素及肾移植后定期进行供者特异性抗体（DSA）监测将有利于CR的预防。由于CR病因复杂，机制不明确以及临床上治疗较为棘手，建立肾移植受者免疫状态的实时监测、识别与评价指标体系，将有助于CR的发现。CR治疗的目标是尽可能防止肾功能进行性恶化，在移植肾穿刺活检病理组织学结果的基础上，结合临床表现，积极寻找引起CR的原因，制定有效治疗方案，部分病例的病情可能会得到缓解和稳定，甚至好转。如移植肾功能继续恶化（肌酐不可逆的升高、尿蛋白增加等），难以逆转时，唯一有效发方法是重新开始血液透析治疗，等待再次移植。

4. 护理措施

同AR护理措施。

（肖开芝）

第六节 淋巴系统并发症——淋巴囊肿和淋巴漏

（一）发病原因

淋巴囊肿和淋巴漏是淋巴系统的主要并发症，发生率为0.6%～18.0%。绝大多数发生在术后1～6周。

（1）髂血管周围淋巴管漏扎或结扎脱落所致淋巴液漏出为淋巴囊肿和淋巴漏的主要原因。

（2）移植肾肾门淋巴管漏扎。

（3）其他因素，包括重复移植、急性排斥反应、使用尸体供肾、服用西罗莫司以及受者多囊肾开窗引流术后等。

（二）临床表现

（1）引流管或手术切口持续引出乳白色或淡黄色液体；引流液或穿刺液蛋白含量高，乳糜试验阳性，而血清肌酐水平明显低于尿液。

（2）淋巴囊肿多数仅为移植肾区逐渐增大的包块，压迫输尿管引起移植肾积水，压迫髂窝血管引起下肢水肿和静脉血栓，压迫膀胱出现尿频，压迫精索引起阴囊肿大。B 超可见低回声液性暗区，如回声不均匀提示合并感染；CT 示髂窝低密度影，不强化。

（三）预防

（1）修整供肾时应结扎肾门淋巴管。

（2）植入肾脏时，髂血管周围淋巴管应结扎或电凝而非电刀切断。

（四）治疗

（1）保持引流管引流通畅，淋巴漏多数会自行消失。

（2）若连续 2 天引流量≤ 50 ml/d 时拔除引流管。如发生淋巴漏，可在漏口周围黏附肛肠造瘘袋收集液体用于检验。

（3）对有症状的囊肿或体积≥ 140 ml 的囊肿，可在超声引导下行经皮穿刺抽吸引流液，连续 2 天引流量≤ 50 ml/d 时可以拔除引流管。其复发率高，有 50% ~ 80%，抽吸后腔内注射硬化剂的复发率为 40% ~ 50%，且可能引起急性肾功能损伤。建议行开放手术或者腹腔镜手术，在淋巴囊肿壁和紧贴它的腹膜上“开窗”进行内引流。

（4）对于有腹膜透析管植入病史的受者，腹腔镜下行移植肾周淋巴囊肿腹腔内引流术时，建议直接切开腹壁和腹膜置入穿刺鞘而不是使用气腹针，建立气腹。尽量将“窗口”开大，在淋巴囊肿内注入亚甲蓝有助于判定囊肿边界。实时超声监测避免遗漏囊肿或间隔。注意保护输尿管。

（五）护理措施

（1）移植肾护理：密切观察移植肾的情况，重点关注伤口引流液的变化，如拔除伤口引流管后，移植肾区出现局部隆起、胀痛等不适，伴低热的情况，或未拔除伤口引流管，但引流液突然增多，并呈淡黄色，应高度怀疑淋巴漏，及时告知医生，尽早留取引流液进行检查，同时要关注受者有无尿瘘的发生。

（2）引流管护理：充分引流是治疗淋巴漏的主要治疗措施，护理人员应妥善固定引流管，防止管道折叠、堵塞、脱出等，定时挤压引流管，保证引流管处于正常负压吸引状态，预防管道堵塞，保持引流通畅。密切观察伤口引流液的颜色和量，及时做好记录。

（3）及时处理与治疗：如术后数日伤口淋巴引流液较多且无减少的趋势，可考虑较大淋巴液漏，应早期手术探查，结扎破漏的淋巴管。对于移植肾周小而无症状的淋巴囊肿一般等其自行吸收，不需特殊处理；对于较大的淋巴囊肿，可行囊肿穿刺或切开引流，囊内注射硬化剂以促进囊肿的吸收从而达到治疗目的；对于怀疑合并有尿瘘、尿路感染时，可行囊肿穿刺抽吸。

（4）密切追踪检查结果：受者术后会进行连续检查以追踪移植肾功能的恢复情况，护士应严密追踪受者肾功能情况及生化指标，术后 24 小时内严格记录尿量变化，量出为入，控制出入量，同时也应该重视观察受者有无排斥反应等情况。

（5）饮食护理：淋巴漏可导致受者出现电解质紊乱、低蛋白血症、感染等情况，医护人员应该关注受者饮食情况，膳食均衡，指导受者进食低脂、低盐、高优质蛋白的饮食，保证受者营养充足，必要时可补充白蛋白。

（6）心理护理：淋巴漏受者带管时间长，受者容易产生抵触情绪，甚至拒绝治疗。医护人员应向受者充分宣教疾病相关的病因、治疗及预后情况，帮助受者树立战胜疾病的信心，鼓励受者向家属或医护人员倾诉，积极配合治疗，早日康复。

（仲玉杰）

参考文献

[1] 郭振宇，邓荣海 . 肾移植术后外科并发症处理技术操作规范（2019 版）[J]. 器官移植，2019，10（6）：653–660.

[2] 闵志廉，何长民 . 器官移植并发症 [M]. 上海：上海科技教育出版社，2002.

[3] 石炳毅，陈莉萍，李宁 . 肾移植术后移植物功能延迟恢复诊疗技术规范（2019 版）[J]. 器官移植，2019，10（5）：521–525.

[4] 刘彩艳，豆秋江，陈锷，等 .6 例肾移植术后移植肾破裂出血的护理 [J]. 中华护理杂志，2014，49（3）：282–284.

[5] 谭其玲，马登艳，谷波 .8 例肾移植术后并发淋巴漏患者生长抑素治疗的护理 [J]. 中华护理杂志，2011，46（12）：1226–1227.

第十章　肾移植受者感染性疾病的护理

第一节　概　述

肾移植是治疗肾脏终末期疾病的方法之一。随着外科技术的不断发展，新型、高效的免疫抑制剂的临床应用越来越成熟，肾移植术后人/肾存活率高，排斥的风险得到较好的控制，但与此同时，术后各种感染的发生率有了明显的上升的趋势。术后受者需要服用免疫抑制剂来预防和治疗排斥反应，但免疫抑制剂的使用会导致免疫功能低下，显著增加各种病原体感染的风险。感染性疾病是指病原体（微生物和寄生虫）突破人体防御屏障，在机体内寄生、繁殖，导致局部或者全身性病症，包括传染病和非传染性感染病。肾移植受者的各系统都可能发生感染，其中以肺部感染最多见，其次是泌尿系统、皮肤、胃肠道、血液、生殖道、口腔黏膜等感染。

一、易感因素

肾移植受者术后感染的易感因素可大致分为五类：①受者因素，

移植前受者术前的基础疾病，如合并糖尿病、高血压、高血脂等，同时受者多有透析史，或伴隐性感染等情况，导致机体基础状况差、自身免疫力降低。②供者因素，供体术前已存在的感染或隐性感染。③手术因素，如手术时间较长、移植物损伤和缺血时间延长、气管插管等各种打破防御屏障的操作，打破了体内环境的平衡，使机体对致病菌的防御能力下降。④术后相关因素，长期留置导尿管、中心静脉置管等，为病原菌侵入机体提供了更高的机会；排斥反应、移植后新发糖尿病或新发肝肾损害等并发症降低机体的防御能力。⑤环境暴露相关因素，住院时间过长增加了受者与院内多种致病菌接触的机会，社区环境不佳从而增加外源性感染风险。

二、肾移植常见感染部位与特点

移植术后，根据感染发生的时间分为早期感染（术后 30 天内）、中期感染（第 2 ～ 6 个月）和晚期感染（大于 6 个月）。术后引起感染的病原体来源广泛，包括细菌、病毒、真菌、支原体感染、肺孢菌寄生虫等。

术后不同时段与特定病原菌的感染风险相关，因此，感染的病原体分布有明显的时间差异。早期感染通常与移植手术并发症以及医源性细菌感染有关，细菌和真菌是该阶段最常见的病原体，以细菌感染最常见，例如金黄色葡萄球菌、大肠埃希菌、铜绿假单胞菌、肺孢克雷伯菌，它们可单独存在，也常常合并混合感染。感染部位包括肺部、尿路和伤口等，其中肺部感染的死亡率最高。中期感染以条件致病菌感染的风险最大，特别是病毒感染。例如 CMV、EB 病毒、单纯疱疹病毒、水痘 – 带状疱疹病毒等，其中以 CMV 感染最为重要，常累及肺部。晚期感染的真菌、寄生虫等特殊病原体感染率显著增加，常见的真菌病原体包括白色念珠菌、曲霉菌、新型隐球菌、毛霉菌、球孢子菌等，以肺部感染和泌尿系统感染多见。

（周美池）

第二节　肺部感染

一、概述

无论是发达国家还是发展中国家，肺部感染都是导致肾移植受者术后死亡的重要原因。根据世界卫生组织提供的数据显示，肺部感染是世界上最常见的感染性死亡原因，每年导致约 3 500 万人死亡。肾移植受者作为免疫受抑制的人群，肺部感染的风险更高，并且这种风险会伴随受者终身。据报道，我国肾移植术后肺部感染的发病率为 8.70% ~ 14.96%，其中严重感染约占所有肺部感染的 30%。肾移植术后肺部感染具有起病隐匿、进展迅速、病情严重等特点，病情严重者可并发急性呼吸窘迫综合征，导致全身多器官功能衰竭。

移植术后肺部感染以细菌感染多见，其次是真菌、病毒等。肺部病毒及真菌感染的死亡率高于细菌感染。与其他部位的感染相比，肾移植术后肺部感染的发病时间具有明显的特征性，通常出现在术后一年内，尤其是术后第 2 ~ 6 个月，此阶段机体容易出现院内获得性感染和机会性感染，致病菌多为细菌、真菌、CMV 等。

二、临床表现

表 10-1 不同类型病原菌感染的临床表现

病因	病原菌	临床表现
细菌	革兰阴性杆菌（1个月内常见）：肺炎克雷伯菌、铜绿假单胞菌、大肠埃希菌；革兰阳性杆菌（6个月后常见）：肺炎链球菌、金黄色葡萄球菌	咳嗽、咳脓痰、发热、胸痛，体温多在38℃以上，严重时出现呼吸困难
病毒	巨细胞病毒（CMV）（术后1～6个月常见）	干咳无痰、气急为始发症状，出现发热、胸闷气促、呼吸困难等，可合并进行性低氧血症，出现ARDS临床表现
真菌	白念珠菌、曲霉菌、新型隐球菌、毛霉菌（术后2～6个月常见）	初期临床表现无明显特异性，随之出现咳黏痰、胸闷、气短、呼吸困难、畏寒、高热，体温可达到40℃
	卡氏肺孢真菌（术后3～6个月常见）	典型表现是发热、干咳和进行性呼吸困难

三、诊断与治疗

（一）诊断

根据中华医学会呼吸病学分会2016年制定的社区/医院获得性肺炎诊断和治疗指南，肾移植细菌性肺部感染诊断标准与一般肺炎诊断标准相同。具体标准如下：

①新近出现咳嗽、咳痰或原有呼吸道疾病症状加重，伴或不伴

脓痰、胸痛、呼吸困难及咯血；②发热；③肺实变体征和（或）闻及湿性啰音；④外周血白细胞计数＞ 10×10^9/L 或＜ 4×10^9/L，伴或不伴核左移；⑤胸部影像学检查显示新出现的斑片状浸润影、叶或段实变影、磨玻璃影或间质性改变，伴或不伴胸腔积液。以上①～④项中任何一项加第⑤项，并排除其他肺结核、肺部肿瘤、非感染性肺间质性疾病、肺水肿、肺不张、肺栓塞、肺嗜酸性粒细胞浸润症及肺血管炎等后，可建立肺部感染的临床诊断，再根据病原学检查结果确定病原学诊断。

肺部感染可通过血常规、痰、血培养、胸部 X 线片检查等进行诊断，必要时做纤维支气管镜活检等以明确诊断。病毒感染早期，肺部听诊无湿啰音，血常规检查多有白细胞降低，胸部 CT 常表现为双肺弥漫的磨玻璃样阴影。总的来说，可根据临床表现及胸部 X 线片特点进行诊断，同时结合血清抗体检测 IgM 阳性、PCR 检测示 CMV-DNA 复制等情况可帮助确诊。寄生虫感染的确诊可通过痰或支气管吸出物涂片、纤维支气管镜洗刷液等检查，但阳性率不高；若活检阳性率高，但是并发症较多，可根据情况选择检查。真菌感染往往表现复杂，容易漏诊。真菌可寄生呼吸道，找到的真菌不一定就是致病菌，肺部表现无特异性，容易混淆，可行涂片、培养找到孢子或菌丝确诊。

（二）治疗

1. 抗感染治疗

（1）细菌性肺部感染：未明确病原体前一般给予抗生素阶梯治疗，尽早行病原学及血清学病毒检查，以确定病原体，如确定是细菌，应进行药敏试验，根据药敏试验结果选择敏感抗生素，足剂量、足疗程，一般至症状及 X 线改变消失，细菌培养阴性后 5 ～ 7 天停药。对于轻度感染可使用含 β－内酰胺酶抑制剂的抗生素如哌拉西林舒巴坦钠、头孢哌酮舒巴坦钠或氟喹诺酮类药物；针对中、重度感染患者，需要使用覆盖大多数革兰阴性耐药菌、革兰阳性葡萄球菌和真菌的药物。根据患者的年龄、体重、性别、肌酐水平情况，最大可能地选择对肾脏代谢物无明显肾毒性的抗生素，例如青霉素、大部分头孢菌素类、磺胺类、氟喹诺酮类药物，避免使用氨基糖苷类等对肾脏有明显毒性的药物。

（2）病毒性肺部感染：常见的病毒为 CMV、BK 病毒、肝炎病毒等，其中 CMV 感染是最常见的病毒感染。更昔洛韦作为一线用药，具有广谱抗病毒的作用，是有效治疗 CMV 感染的药物。高剂量的阿昔洛韦和伐昔洛韦可用于 CMV 感染的预防，但不能用于急性 CMV 感染性疾病的治疗。BK 病毒感染者，推荐西多福韦和静脉滴注免疫球蛋白进行治疗。

（3）真菌性肺部感染：目前对于术后出现无明显诱因的体温升高，给予抗生素、抗病毒治疗效果不明显者，应高度怀疑真菌感染，可开展经验性抗真菌治疗。可选择氟康唑进行治疗，直至体温正常、症状消失，一般疗程需要 4 ~ 6 周，甚至更长；对于高度怀疑或者确诊曲霉感染，或氟康唑疗效不佳者，可改用或者联用两性霉素 B 脂质体，也可考虑改用伊曲康唑或伏立康唑，亦可以选择米卡芬净或卡泊芬净。卡氏肺孢子菌首选复方磺胺甲噁唑治疗。

2. 一般治疗

加强休息，必要时予以持续吸氧。对于痰液黏稠、咳嗽困难的受者，给予雾化吸入和祛痰药物稀释痰液，加强翻身拍背促进痰液排出。对肺炎合并肺脓肿、脓胸者应积极肺部功能锻炼。指导受者低盐、低脂、优质蛋白饮食，对于经口进食困难、恶心及食欲下降的患者，应及时予以肠内或者静脉营养支持治疗。

3. 对症支持治疗

呼吸衰竭者应尽早使用机械通气治疗，以改善通气状态，纠正组织缺氧，积极纠正水和电解质、酸碱失衡。实时动态评估血流动力学状态，对于合并低血压受者及时补液，必要时给予血管活性药物等；对于存在消化道出血的受者，应给予胃黏膜保护剂和质子泵抑制剂；对于严重低蛋白血症者，可选择输注白蛋白提供支持，必要时予以肠内与肠外营养支持；对于发生急性呼吸窘迫综合征（ARDS）、多器官功能衰竭（MODS）、严重水钠潴留或酸碱平衡紊乱的受者，应该常规进行血液透析或进行持续血液净化（CRRT）。

4. 调整免疫抑制剂

在确诊肺部感染后，建议立即减量或停止使用抗增殖药物，例如 MMF，减少 FK506 或环孢素 A 用量。如病情进展迅速，感染控制效果不佳且危及生命时应考虑停止用免疫抑制剂。

四、护理措施

（1）病情观察：动态观察受者生命体征、神志、尿量等变化，尤其观察体温热型变化，发热体温在 38.5℃以下者予以温水擦浴物理降温，高于 38.5℃者，除了予以物理降温，必要时应予以药物降温，降温后及时复测体温。如需采血培养，需在用药降温前、受者寒战或发热初起时采集 2 ～ 3 套血标本。每套应在不同采集点采集，2 套血培养采集时间间隔＜ 30 分钟。观察受者咳嗽、咳痰情况，详细记录痰液颜色与量，注意及时留痰液送检；追踪患者血常规、肾功能、血气分析、痰液 / 气管分泌物细菌与真菌培养及胸部 X 线片等检查结果，与医生积极沟通，及时处理和进行治疗。

（2）呼吸支持：肾移植术后肺炎受者常常伴有胸闷、气紧等不适，严重者出现呼吸困难，需要结合缺氧和二氧化碳潴留的程度，合理选择鼻导管或面罩吸氧，对呼吸衰竭者应尽早使用机械通气治疗。吸氧时，需要教会受者按照自己的呼吸频率呼吸，不要打乱自己的呼吸节奏；对呼吸支持导致的鼻腔干燥不适，可预防使用鱼肝油滴入鼻孔内，保持鼻腔内的湿润度。对可下床活动及端坐位休息的受者，可指导其做呼吸操或使用呼吸训练器以改善肺功能。

（3）基础护理：提供整洁、舒适的环境，加强基础护理。可采用半坐位或床头抬高 30° ~ 45° ；给予高热量、高维生素、高蛋白、易消化的流质或半流质饮食；若受者肾功能正常，应鼓励多饮水，保证每日饮水量。若无法经口摄入，可通过肠内或静脉提供营养支持。

（4）用药护理：对于中重度肺部感染受者，医生会根据每日的情况，对免疫抑制剂的剂量进行调整甚至暂停免疫治疗，优先治疗肺部感染，以挽救生命。受者用药种类繁多，调整频繁，应指导受者掌握服用药物的剂量、种类、时间，严格遵医嘱服用药物，避免因调整剂量而出现未服、漏服、多服药物的情况，同时注意观察药物的疗效和不良反应。

（5）皮肤护理：高热受者注意及时更换干净被服及衣物，注意保暖。受者长期佩戴吸氧管道、普通面罩或无创呼吸机面罩后，受压皮肤（例如鼻梁、耳后等）可能会出现发红甚至破损的风险，可使用胶布或减压敷料缓解皮肤的压力，预防器械性压力性损伤。另外，肺炎受者被动长时间卧床且多伴有营养不良或活动无耐力，容易导致骶尾部或其他骨突处发生压力性损伤，需要协助受者适时、规律地进行床上翻身，使用翻身枕、气垫床等预防压力性损伤的发生。

（6）气道护理：关注受者的咳嗽、咳痰情况，观察并记录痰液的颜色、性质、量以及体温、呼吸、脉搏的变化情况。痰液黏稠或咳痰困难者给予雾化吸入，稀释痰液，指导受者进行深呼吸以及有效咳嗽、咳痰，同时加强翻身、拍背，促进痰液排出。对稳定期的受者进行腹式呼吸和缩唇呼吸锻炼，以加强膈肌运动。有条件的医院，也可给予患者呼吸训练器如振动正压通气治疗，帮助受者更好排痰。

（7）自我管理：养成良好、规律的生活作息，加强自我监测与防护意识对疾病的恢复是非常重要的。建议受者保持口腔清洁，在每日晨起、进食前后、睡前漱口，预防口腔感染；饮食要兼顾健康与营养，避免进食凉菜、过夜、变质的食物或者过于油腻的食物；建议留 1 名固定家属 24 小时陪伴，应避免呼吸道感染者、小朋友或老人等免疫力低下人群前来探视。

（8）心理护理：肺部感染是移植术后最严重的并发症之一，受者在心累、气紧、发热甚至安置呼吸机的情况下，极易出现焦虑、恐惧、依赖等情绪。护理人员应密切关注受者情绪变化，建立良好的医患关系，耐心解答受者的疑虑，予以心理疏导，必要时予以专业心理治疗。

（周美池　朱婷婷）

第三节　尿路感染

尿路感染（urinary tract infection，UTI）是肾移植受者最常见的感染之一，它具有发生率高、易复发、病原菌易耐药、临床症状不典型等特点，同时它有导致移植肾功能受损，甚至增加受者死亡的风险。移植后尿路感染是整个尿路（包括从肾盂、肾盏开始，经过输尿管、膀胱到尿道）或其中部分节段受到病原体感染而发生的炎症。一般分为上尿路感染（肾盂肾炎）和下尿路感染（膀胱炎）。其常见的致病菌可为细菌、真菌、病毒等，细菌最多见，其中革兰阴性菌为主的感染占尿路感染的 70%，这与普通人群的感染相似，其中最常见的致病菌包括大肠埃希菌、肺炎克雷伯菌和假单胞菌属等。

肾移植术后尿路感染相关危险因素包括年龄、糖尿病、术后管道的留置（移植肾输尿管支架管、导尿管、移植肾 / 膀胱造瘘管）、免疫抑制剂的应用、尿流动力学异常（结石、梗阻、反流等）、术后留置管道时间过长等。其中，女性、并发糖尿病、泌尿系统梗阻及双“J”管留置时间延长是术后尿路感染发生的独立危险因素。

一、临床表现

尿路感染受者主要表现为中、重度发热，伴不同程度的尿急、尿频、尿痛、尿路烧灼感、排尿不适等临床表现，可伴有食欲缺乏、乏力等症状，严重者可有脓尿及血尿。

（1）无症状性菌尿：这是一种隐匿型尿路感染，受者通常尿液检查显示有细菌尿，但是无任何尿路感染症状。

（2）上尿路感染：主要症状是畏寒和（或）发热、乏力、腰痛或移植肾区疼痛等。

（3）下尿路感染：主要症状是尿频、尿急、尿痛、排尿困难、血尿和耻骨上疼痛等症状，一般无明显的全身感染症状。

二、诊断与治疗

1. 诊断

（1）无症状性菌尿：缺乏典型临床症状，诊断标准为：对于无症状的女性患者或留置导尿管患者，尿培养菌落数≥ 10^5 CFU/ml；对于男性或女性患者的导尿样本，分离菌落数≥ 10^2 CFU/ml；男性患者清洁尿标本培养出 1 种菌株，菌落数≥ 10^3 CFU/ml。

（2）上尿路感染：尿培养结果阳性（≥ 1×10^5 CFU/ml），伴发

热、乏力、寒战及肾区疼痛等症状。肾盂肾炎以及尿路感染引发的菌血症均纳入上尿路感染。2 周内培养出同一种菌且有同样的抗菌药物敏感性，认为是同一次感染。肾功能受损诊断标准：与基线值（移植术后 30 天内的测定值）相比，肌酐测定值升高 2 倍或 eGFR 值下降超过 25%。

（3）下尿路感染：尿细菌定量培养结果阳性（$\geq 1 \times 10^5$ CFU/ml），伴排尿困难、尿频、尿急、血尿、耻骨上疼痛等症状，但不具有上尿路感染症状。

根据 2019 年欧洲泌尿学会对尿路感染的分类，分为复杂性或非复杂性 UTI（如图 11-1）。其中，非复杂性 UTI 是指对于没有已知的解剖异常，以及因尿路或其他并发症所致的功能异常的非怀孕女性所患的急性、散发或复发的 UTI，其余为复杂性 UTI。该分类可供临床治疗参考。

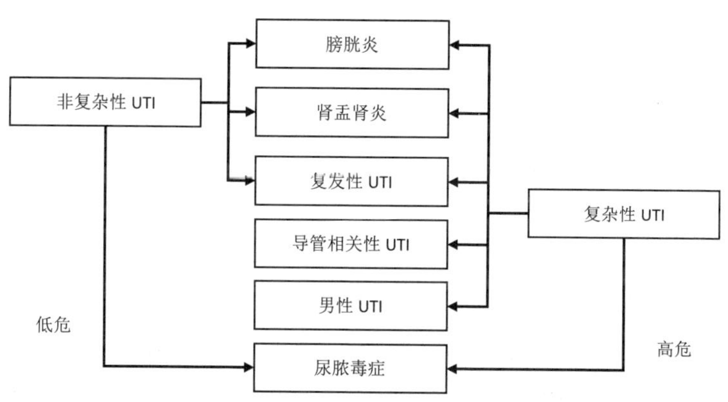

图 10-1　非复杂性 UTI 和复杂性 UTI 的分类

2. 辅助检查

（1）实验室检查：通常包括尿常规检查、尿沉渣检查、尿细菌学检查、血液学检查等。尿路感染时，尿常规检查最重要的表现是白细胞尿（脓尿），尿蛋白可为阴性或微量，白细胞管型有助于诊断肾盂肾炎；部分急性膀胱炎或结石受者会出现明显的镜下血尿；尿沉渣检查可以发现病原体和脓尿。尿细菌学检查一般是取清洁中段尿做培养，它可以显示敏感药物和耐药情况，是确诊尿路感染的主要依据。对于急性肾盂肾炎或者并发有肾周脓肿时，血常规检查可见白细胞计数增高、中性粒细胞核左移、血沉增快、血清肌酐和C反应蛋白水平均升高。

（2）影像学检查：通常包括超声检查、普通X线和CT、膀胱镜以及尿流动力学检查等。对于泌尿系统结石、尿路梗阻，经过72小时抗生素治疗效果不明显，考虑有复杂的尿路感染时，应该进行尿路结构和功能检查，排除危险因素。超声检查可探查结石、脓肿和新生物；普通X线和CT检查可辅助发现移植肾脏、输尿管或膀胱结石；膀胱镜可以进一步检查尿道和膀胱有没有病变，有助于寻找可以使用外科手术纠正的因素；尿流动力学检查能够发现膀胱功能障碍和流出道梗阻。

3. 治疗

（1）药物治疗：选用敏感抗菌药，足量、足疗程使用，直到症状消失，微生物检查阴性后1周停药。尿路感染的致病菌以革兰阴性菌为主，经验性抗菌药物应选用抗菌谱广、杀菌力强、耐药性低、不良反应少的药物，如第三代头孢菌素+β−内酰胺酶抑制剂、头孢西丁或广谱青霉素+β−内酰胺酶抑制剂。敏感抗菌药物以敏感性高、不良反应少为首选，如大肠埃希菌选取哌拉西林他唑巴坦、阿米卡星、美罗培南；肺炎克雷伯菌选用头孢他啶、哌拉西林他唑巴坦、阿米卡星、美罗培南；屎肠球菌和粪肠球菌可使用利奈唑胺、万古霉素、替考拉宁等；葡萄球菌选用替加环素、利奈唑胺；抗病毒药物以更昔洛韦、缬更昔洛韦为主；真菌感染应用米卡芬净钠。

（2）一般治疗：一旦发现泌尿系统感染，应该多饮水、多排尿，起到内冲洗的作用，有利于细菌的排出。对于反复发生尿路感染的受者，除了多饮水，还需口服碳酸氢钠碱化尿液；对于女性受者，需要注意在夫妻生活后即刻排尿，以减少尿路感染的发生。对于症状少或者无症状受者，早期抗菌治疗有效，如果存在梗阻或者泌尿系统结石，会导致肾盂肾炎和菌血症，需要及时进行检查和治疗，积极解除梗阻状态。

三、护理措施

（1）病情观察：监测受者体温，观察尿液量和颜色，必要时留取尿液送检，指导受者正确留取清洁中段尿送培养。对于持续高热或体温升高，同时出现腰痛等症状的受者，应考虑肾周脓肿等并发症，要及时告知医生进行处理。对于高热受者可以行物理降温，如效果不佳，可考虑药物降温。

（2）休息与饮食：高热受者通常会有肌肉酸痛、全身乏力的症状，应指导受者增加休息和睡眠时间；指导受者进食清淡、营养且易消化的饮食，补充维生素。

（3）药物护理：指导受者遵医嘱用药，注意药物用法、剂量、疗程及注意事项等，用药期间观察药物的疗效与不良反应，如有不适，应及时告知医护人员。在服用磺胺类药物期间，应该注意多饮水，同时服用碳酸氢钠增加疗效，减少结晶的形成。对于反复尿路感染的受者，需长期口服碳酸氢钠碱化尿液。

（4）缓解膀胱刺激症状：急性期要指导受者注意休息，多饮水、勤排尿，促进细菌及炎性渗出物排出；指导受者进行热敷或按摩缓解局部肌肉痉挛，减轻疼痛，若症状未缓解，可遵医嘱给予药物治疗。

（5）健康指导：嘱咐受者在治疗期间不可擅自换药、减量、过早停药，以免导致感染复发。多饮水、勤排尿是最简单有效的预防措施，对于移植肾功能正常的受者，建议每天饮水量不低于 2 000 ml，并且要保证 24 小时尿量在 1 500 ml 以上。逆行感染是尿路感染最常见的感染途径，尤其是女性，因为尿道短，尿道口与肛门近，容易被污染。因此一定要注意外阴的清洁卫生；此外，要保持体育锻炼，增强体质，消除各种诱发因素，如肾结石、尿路梗阻。

（周美池　朱婷婷）

第四节　皮肤感染

一、概述

75% 以上的肾移植术后受者有感染、癌前病变和药疹等皮肤损害，其中感染占绝大多数，包括病毒、真菌、细菌等，其中 25% ~ 30% 的移植术后皮肤感染由病毒引起。病毒感染中，疱疹病毒感染较为常见，例如人类单纯疱疹病毒、巨细胞病毒及水痘 – 带状疱疹病毒，其多潜伏在神经节内，复发率高。肾移植术后单纯疱疹病毒以及带状疱疹病毒是较常见的引起皮肤、黏膜损害或感染为主要表现的病毒，主要由原发性感染或潜伏病毒再激活导致，其中 40% 为无症状感染。真菌皮肤感染中，霉菌感染约占肾移植术后皮肤感染的 50%。普通细菌引起的皮肤感染在术后早期主要表现为毛囊炎。

受者术前由于长期尿毒症、贫血和营养不良等原因，导致机体抵抗力低下。术后常规大剂量使用免疫抑制剂，导致机体免疫功能明显减弱，容易使原来潜伏在体内的疱疹病毒恢复活动导致疾病的复发，也容易发生真菌、细菌等皮肤感染。

二、临床表现

（1）病毒感染：水痘－带状疱疹病毒（varicella-zoster virus，VZV）感染多发生在术后6个月内，因肾移植受者免疫力低下，可表现为水痘或者带状疱疹。水痘皮疹可见于全身，呈向心性分布，躯干部较密集，常伴瘙痒感，分批出现，初期皮疹为红色斑疹、丘疹，24小时后变为疱疹，2～3天结痂，高峰期斑疹、丘疹、疱疹、结痂同时存在，形态椭圆，大小不一，周围红晕，愈后不留瘢痕，无色素沉着，可有发热，多为低热，伴全身不适、头痛、咽痛、纳差等症状，严重者可发生内脏水痘，表现为腹痛、肺炎、脑炎等。带状疱疹发疹前数小时或数天出现乏力、神经痛等不适，患处皮肤自觉灼热感或神经痛，局部皮肤过敏，局部神经针刺样或烧灼样疼痛，好发部位为肋间神经（占53%）、颈神经（20%）、三叉神经（15%）及腰骶部神经（11%）。部分肾移植受者合并不同程度的发热，患处先出现潮红斑，很快出现粟粒至黄豆大小丘疹，成簇状分布而不融合，继而迅速变为水疱，疱壁紧张发亮，疱液澄清，外周绕以红晕，可在数天内或数小时内出现带状或条索状分布的丘疹，呈阶段性分布；部分肾移植受者皮肤丘疹表现为典型的水疱样，皮肤损害程度不一，可见局部淋巴结肿大，严重者出现肺炎、脑炎等并发症。

单纯疱疹病毒感染多见于术后1～2个月，一般表现为群集的水疱或难愈性溃疡，多见皮肤和黏膜的感染，如口唇、面部、手掌及生殖器，可累及任何部位，常伴有发热、疲乏和疼痛不适，通常持续14天左右；同时还可能引发关节炎、角膜炎、脑炎等，严重感染者，甚至会诱发移植肾排斥反应，导致移植肾失功。

（2）真菌感染：霉菌感染约占肾移植术后皮肤感染的50%，由卵圆形或者环状糠疹孢子引起的皮肤花斑糠疹常见，皮肤癣菌感染多见，少数肾移植受者有皮肤溃烂、渗液等表现。皮肤隐球菌感染较为少见，除溃疡、丘疹等非特异性皮损外，可表现为患处包块。

（3）细菌感染：术后早期大多都表现为毛囊炎，也可表现为疖、痈、脓疱、蜂窝组织炎等。特异性分枝杆菌引起的皮肤感染一般表现为痤疮样丘疹。

三、诊断与治疗

1. 诊断

病毒感染的诊断：主要依靠病史、局部损害及实验室检查。对于不典型临床表现受者必要时可取水疱液检查，包括疱疹刮片、直接荧光抗体染色、病毒DNA检测等。

真菌感染的诊断：除了依靠病史、局部损害外，应全面检查以排除其他他部位的感染。根据情况对患处皮肤（如：鳞屑等）进行镜检、真菌培养等，必要时行皮肤活检明确诊断。

细菌感染的诊断：可根据皮损情况，结合血常规、脓液涂片/细菌培养等进行诊断。

2. 治疗

对于单纯疱疹病毒感染，如受者在术前曾感染过该病毒，在术后应给与抗病毒药物预防治疗；对于术后感染的患者需要尽早有效治疗。目前，最有效且最常用的是更昔洛韦，推荐口服药物至所有皮损结痂。

对于 VZV 病毒感染，需要尽早使用更昔洛韦抗病毒治疗，治疗时间应至痊愈或持续 14 天以上，同时要适当地减少 CsA 或 FK506 药物剂量，或者酌情调整免疫抑制方案。针对弥漫性或侵袭性带状疱疹病毒可静脉滴注更昔洛韦治疗，酌情减少免疫抑制剂药物的剂量，直到所有皮损结痂。

肾移植受者为水痘易感人群，在接触活动性水痘受者后 96 小时内应使用水痘 – 带状疱疹病毒免疫球蛋白或静脉注射免疫球蛋白进行预防治疗。如感染水痘，一经诊断，应该立即隔离患者，限制探视。酌情考虑减少免疫抑制剂的剂量，应用有效的抗病毒药物，直到所有皮损结痂。同时，补充维生素和微量元素，监测血药浓度和肝肾功能，保护移植肾功能。

对于真菌感染的受者，可根据年龄和药物敏感性等选择合适的抗真菌药物口服治疗，例如唑类药物，也可选择抗真菌的软膏、粉剂等药物进行局部治疗，例如制霉菌素粉剂。

对于细菌感染的受者，可根据不同的临床表现选择治疗方式。例如，痈在必要时需及时切开排脓，外用抗生素软膏抗感染，行红外线灯照射等局部物理治疗。蜂窝组织炎早期可使用 50% 硫酸镁湿热敷，根据血培养结果选择应用抗生素，同时进行抗休克、全身支持疗法等。有脓肿形成时，可切开引流。

四、护理措施

（1）皮肤护理：指导受者做好自我卫生，保持皮肤清洁、干燥，保证床铺整洁，勤换内衣，穿着舒适、柔软的衣物；避免抓挠皮肤，导致皮肤破溃，从而诱发感染。尽量避免压迫患处皮肤，翻身及变换卧位时要避免摩擦到患侧皮肤，引起疼痛及二次感染。密切观察受者皮损部位、范围、进展情况，及时记录并治疗。对皮肤瘙痒者可使用炉甘石洗剂涂擦；疱疹伴小水疱者可局部使用阿昔洛韦软膏涂擦治疗；若水疱过大，可用无菌注射器抽吸疱液，同时使用抗生素软膏轻涂，预防感染；对于创面破溃处，需要使用无菌敷料包扎，以保护患处皮肤。

（2）疼痛护理：有效评估受者的疼痛程度，保持环境安静，室温适宜，对于无水疱受者局部给予冷敷或冰敷，疱疹溃烂者给予冷湿敷；指导患者看书、聊天、听音乐、学习等方式，转移注意力，分散痛感。对于水疱过大需要抽吸疱液的受者，应在抽吸过程中注意保持疱壁完整，避免损伤皮肤屏障而增加疼痛。如果疼痛难以忍受，必要时可给予药物止痛。

（3）心理护理：因患处的疼痛与担心疾病的转归，受者通常有很大的心理压力，容易出现焦虑、恐惧等心理问题。应多与受者沟通、交流，耐心倾听受者的主诉，表示同情、关心并理解受者，鼓励受者适当的发泄；同时，需要向受者及家属宣讲疾病相关的知识，如疱疹病毒进入皮肤的感觉神经末梢侵犯神经节，导致神经感染或坏死，从而产生神经痛，使受者及家属理解病情并支持治疗；鼓励家属为受者提供强有力的家庭支持，鼓励受者配合并坚持治疗，争取早日康复。

（4）高热护理：密切观察受者的体温变化及伴随的症状，避免使用酒精进行擦拭降温，遵医嘱进行物理降温治疗，必要时使用药物降温并观察用药效果。嘱受者多饮水、保持清淡饮食。

（5）健康教育：冬春季是 VZV 高发的季节，肾移植受者抵抗力差，易感染，应适时开窗通风，保持空气流通，加强营养，保证足够的优质蛋白质的摄入，多食用新鲜果蔬，注意营养均衡。规律门诊随访，加强个人防护，建议肾移植受者在术后酌情考虑接种相关灭活疫苗。

（周美池　朱婷婷）

第五节　肠道感染

一、概述

肠道感染是肾移植术后常见感染之一，以腹泻为主要表现。引起肠道感染的病原体包括细菌、病毒、真菌、寄生虫等，其中，细菌性感染主要包括大肠埃希菌、艰难梭菌、沙门菌、结核分枝杆菌等，病毒性感染主要是巨细胞病毒（CMV）、轮状病毒、诺如病毒、腺病毒等，真菌性感染如卡氏肺孢菌，寄生虫如溶组织内阿米巴等。

肾移植术后肠道感染多由机会性病原体所致，其中以 CMV 和艰难梭菌感染最常见。由于术后免疫抑制剂的使用，受者处于免疫抑制状态，潜伏在体内的机会致病菌伺机繁殖，如念珠菌本来是正常的胃肠道菌落，在免疫抑制的状态下，可能会变成致病菌。免疫抑制剂既可增加肾移植受者肠道感染风险，同时可直接导致非感染性腹泻。急性或者慢性肠道感染会弱化胃肠道分解作用，使 CNI 血药浓度升高，药物蓄积中毒，最终导致移植肾损伤；同时感染细菌产生毒素引起的肠道炎症反应以及肠内毒素的吸收亦可造成移植肾损伤。因此，对于肠道感染症状，要早发现、早诊断、早治疗，以免造成移植肾功能的损伤。

二、临床表现

肠道感染的症状主要表现为腹泻。轻者多表现为不成形稀便，每日排便 3 ~ 4 次；重者表现为黏液便或水样便，间隔 1 ~ 2 小时，伴里急后重感；急性发作受者可伴腹痛、呕吐等症状，粪便呈稀水样。

细菌性感染主要表现为水样便、血样便、恶心、呕吐、体重减轻等症状。

病毒性感染主要表现为暴发性水样便或血便，伴发热症状。

抗菌药物相关性腹泻以艰难梭菌感染最为常见，临床症状差异大，轻者为自限性腹泻，仅有轻度腹泻症状；重者可出现致死性假膜性肠炎，疾病起病急骤，表现为严重腹泻（每日可达 20 次）、黄色稀水样便、蛋花样便等，可伴恶心、呕吐、发热、腹胀以及不同程度的腹痛等。

三、诊断与治疗

1. 诊断

主要根据病史、流行病学、全身症状、腹泻症状（排便次数、性状）、粪便常规检查结果、粪便镜检及培养以明确病原体和疾病性质，同时需要进行血常规、尿常规、肝肾功能、电解质、癌胚抗原等检查，必要时可进行内镜检查以明确诊断。

细菌性腹泻常规可通过粪便涂片、粪便培养、血培养等进行诊断。

对于病毒性感染的诊断，例如 CMV 感染需要通过内镜检查、结肠组织切片来明确诊断。诺如病毒感染可采集粪便、呕吐物食物和环境标本进行 PCR 检测。轮状病毒感染可通过免疫检查进行快速确诊。

感染性抗菌药物相关性腹泻可通过血常规和生化检查了解白细胞及电解质、酸碱平衡情况来协助诊断。轻、中型受者指标基本正常，重型受者可出现白细胞、中性粒细胞增多情况。艰难梭菌检测的金标准是基于细胞的细胞毒性测定，但是实时 PCR 测试更加简单、便宜和快速。

2. 治疗

术后肠道感染的治疗是以挽救患者生命为基本目标，以修复肠道功能、保护移植肾功能稳定为最佳目标。

（1）抗生素治疗：初始治疗包括非达霉素、甲硝唑或万古霉素等，对于更严重感染者，优选万古霉素。CMV 结肠炎患者可使用更昔洛韦或缬更昔洛韦治疗，能有效抑制 CMV 的复制；对于严重肠道真菌感染的患者，主要是使用两性霉素 B 脂质体进行治疗；对于细菌培养阴性的中性粒细胞减少的受者以及对广谱抗细菌治疗无反应的发热受者应该进行系统性的抗真菌治疗；针对中性粒细胞减少的受者，治疗革兰阴性杆菌感染直至中性粒细胞正常；针对艰难梭菌感染的受者，可根据情况选用甲硝唑或万古霉素治疗。如为反复发作及难治性腹泻受者，可考虑进行粪菌移植治疗，以恢复肠道菌群稳态。

（2）肠道保护药物治疗：肠黏膜保护剂可覆盖肠黏膜，增强屏障功能，常用药为蒙脱石散。蒙脱石散对肠道病毒及细菌产生的毒素有极强的抑制作用，可帮助修复胃肠道黏膜，平衡肠道菌群。对于服用蒙脱石散的受者，需与免疫抑制剂间隔 1 ～ 2 小时，服用后指导受者适当多饮水，预防便秘。金双歧等药物可以调节肠道菌群，该药需要 2 ～ 8℃避光干燥保存，应该用温开水或温牛奶在空腹或饭前、饭后 2 小时左右服用，注意与抗生素治疗间隔至少 2 小时，以免影响药物疗效。药用炭能有效地从胃肠道中吸附导致腹泻及腹部不适的多种有毒或无毒的刺激性物质及胃肠内异常发酵产生的气体，减少对肠壁的刺激，减少肠蠕动，但不宜与维生素、抗生素、消化酶等药物同时使用，以免被吸附而影响疗效。

（3）调整免疫抑制剂方案：肾移植术后腹泻与免疫抑制剂的使用关系密切。MMF、FK506 及 CsA 均可引起腹泻。因此，应适时监测药物浓度，在保证移植肾功能及不发生排斥的基础上调整免疫抑制剂的方案。

四、护理措施

（1）注意观察受者有无发热、腹痛、乏力等不适，密切观察排便情况，及时准确记录大便的次数、量、性状、气味等。指导受者正确留取大便标本，及时送检、及早治疗。

（2）准确记录出入量。关注 24 小时出入量，保证受者摄入足够的液体，制订口服补液的计划，如口服补液困难或不足，可用静脉输液补充，避免因腹泻引起脱水，影响移植肾功能。

（3）密切监测生化及药物浓度。严重腹泻会导致水、电解质平衡紊乱，影响免疫抑制剂的吸收，应严密监测受者电解质情况、肾功能及药物浓度的变化，及时调整电解质的摄入及免疫抑制剂的剂量，避免因剂量不足而引起排斥反应。动态观察受者移植肾有无肿胀、压痛以及其他伴随症状，警惕排斥反应的发生。

（4）饮食指导：为受者制订合理的饮食计划，饮食以高维生素、高热量、优质蛋白、低脂、易消化食物为主，少食多餐。烹饪方法尽量以蒸、煮、烩、烧等为主，避免用油煎炸、爆炒等。确保饮食的卫生，食物要彻底煮熟，忌食辛辣、刺激、胀气的食物，以减轻消化道反应。在急性水泻期，建议遵医嘱暂时禁食，使肠道完全休息，必要时通过静脉补液纠正水、电解质紊乱，或给予静脉营养支持治疗。对于轻中度腹泻，建议进食清淡低脂流质，例如鲜橘汁及其他果汁、菜汤等，以偏咸为主，禁牛奶、蔗糖等易产气的饮食。另外，可适当进食少量泡菜、酸奶等，以补充肠道内的益生菌数量。腹泻症状基本或完全好转以后，可逐渐过渡到普通饮食。

（5）皮肤护理：腹泻容易引起肛周皮肤潮红，严重者甚至糜烂、破损。因此，加强肛周皮肤的护理非常重要。每次排便后用软纸或湿纸巾清洁肛周皮肤，避免暴力擦拭造成皮肤破损。在出现水样便时，可在清洁皮肤后涂抹赛肤润、山茶油等，以预防皮肤红肿。如肛周皮肤出现潮红、糜烂，清洁后可在肛周涂抹鞣酸软膏、婴儿护臀霜或紫草油等帮助受损皮肤恢复，或者在肛周喷涂造口用皮肤保护剂，减少皮肤与大便及肠液接触。

（6）跌倒预防：腹泻受者容易出现乏力症状，应及时做好预防跌倒与预防坠床相关安全指导，例如穿着合身、舒适的衣物及鞋子，如厕时尽量让家属陪同或牵扶，不要反锁厕所门，以免出现危险时医务人员无法及时进入，延误救治时机。

（7）预防交叉感染，做好受者的用物及排泄物的消毒处理，病房每日定时进行空气消毒，对于床头柜等环境用品每日进行含氯消毒剂擦拭；指导家属按照一床一陪伴的要求，戴好口罩后方可进入，限制过多家属探视。护理人员加强手卫生意识，接触分泌物及体液时应佩戴手套，操作前后应注意手部消毒，防止交叉感染。

（周美池　朱婷婷）

参考文献

[1] 李钢，石炳毅，巨春蓉，等 . 实体器官移植术后感染诊疗技术规范（2019 版）：总论与细菌性肺炎 [J]. 器官移植，2019，10（4）：343–351.

[2] 潘灵爱，张晓勤 . 肾移植术后肺部感染的高危因素分析 [J]. 中国医刊，2018，53（12）：1346–1348.

[3] 李丹，李杨，王华，等 . 肾移植术后肺部感染的治疗研究进展 [J]. 医学综述，2019，25（23）：4707–4710，4715.

[4] 王鑫，崔向丽，杨辉，等 . 肾移植术后尿路感染病原菌及抗感染治疗方案分析 [J]. 中国医院药学杂志，2017，37（12）：1195–1199.

[5] 邓聪，康嘉乐，林梅双，等 . 肾移植术后继发尿路感染的回顾性分析 [J]. 重庆医学，2019，48（21）：3622–3625，3630.

[6] 王淮林，杨玉轩，朱海冬，等 .98 例肾移植术后早期尿路感染的诊断及治疗：单中心经验总结 [J]. 实用器官移植电子杂志，2018，6（3）：199–202.

[7] 胡颖 .1 例心脏死亡供体肾移植术后早期并发水痘的护理 [J]. 当代护士（上旬刊），2018，25（11）：161–162.

[8] 张蓬杰，石斌娅，杜鹏，等 . 肾移植术后并发带状疱疹的临床分析 [J]. 临床肾脏病杂志，2018，18（9）：551–554.

[9] 龙成美，杨华，李新长，等 . 肾移植术后受者新型隐球菌感染的临床分析 [J]. 器官移植，2019，10（4）：434–438.

[10] 孙启全，孙其鹏 . 肾移植远期并发症诊疗技术规范（2019 版）[J]. 器官移植，2019，10（6）：661–666，671.

[11] 王俊全，祝清国 . 肾移植术后感染性腹泻的诊疗分析 [J]. 医学信息，2019，32（2）：51–54.

[12] 杨其顺，姜伟，黄赤兵 . 肾移植术后肠道并发症临床诊治分析 [J]. 器官移植，2018，9（3）：215–221.

第十一章　肾移植受者远期并发症的护理

第一节　肾移植后心血管并发症的护理

一、心血管并发症的概述

心血管疾病（cardiovascular disease，CVD）在终末期肾病患者中很常见，表现为高血压、充血性心力衰竭、冠状动脉疾病、脑血管疾病和周围血管疾病等，是 ESRD 患者主要的发病和致死原因之一。肾移植已经成为终末期肾病的重要治疗方案，与透析人群相比，肾移植受者心脏性猝死的发生率减少了 90% 以上。肾移植通过改善肾功能可极大地延缓心血管病变进展，从而延长患者生存时间。

尽管肾移植为尿毒症受者带来了众多肾脏和心脏方面的益处，但肾移植术后心血管并发症仍是导致肾移植受者死亡的重要原因之一，而高血压和心力衰竭是心血管并发症中的常见类型。在肾移植后的 3 年内，近 40% 的受者经历过心血管事件。有文献报道，实体器官移植后，有 60% ~ 70% 的受者会出现高血压。其中，在非肾移植的器官移植受者中，这种比例可能超过 90%。高血压的出现会增加罹患其他心血管疾病的风险。据统计，肾移植受者 CVD 的年发病率为 3.5% ~ 5.0%，肾移植受者 CVD 的 5 年累积发病率为 19.5% ~ 24.1%。肾移植受者心脏性猝死的发生率、致命性和非致命性心血管事件的发生率分别是正常人群的 10 倍和 50 倍。肾移植受者发生 CVD 的时间比正常人群要早 20 年，最常见的 CVD 是心脏疾病（缺血性和充血性心脏病、左心室肥厚）、脑血管疾病（脑血栓形成和脑出血）以及外周血管疾病（肢体动脉闭塞性疾病）。

肾移植受者发生 CVD 的危险因素主要分为两大类：传统因素和非传统因素。肾移植 CVD 的主要危险因素仍为传统因素，包括高血压、糖尿病、血脂异常等，因而肾移植受者 CVD 预防仍应重视传统危险因素的防治。危险因素分类详见表 11–1。

表 11–1 肾移植受者发生 CVD 的危险因素分类

分类	危险因素
传统因素	高血压、糖尿病、血脂异常、肥胖和吸烟等
非传统因素	免疫抑制剂的应用、急性排斥反应、移植肾功能不全、蛋白尿、贫血、高同型半胱氨酸血症、炎症和氧化应激等
其他因素	巨细胞病毒（CMV）感染、炎症因子基因多态性等

二、高血压

（一）肾移植术后高血压的病因

1. 发病机制

肾移植术后持续高血压往往源于多种发病因素的共同存在和相互作用。其中，有些因素在肾移植术前就已经存在，而有些则与服用免疫抑制药物及各种术后并发症有关。肾移植术后持续高血压最常见的原因是服用 CsA 和慢性排斥反应。对于术后移植肾功能良好及 CsA 血药浓度稳定的受者，术后随访 3 年的结果显示，高血压的程度稳定，既无恶化，也没有缓解。

（1）激素：糖皮质激素引起的肾移植后高血压，主要存在以下几个致病机制：激素导致的水钠潴留、对血管收缩因子的反应增加、减少血管舒张因子的产生等。

（2）钙调磷酸酶抑制剂（CNI）：肾移植常用的 CNI 包括 CsA 和他克莫司。CNI 类药物引起的广泛性血管狭窄导致的全身性血管阻力升高导致血压上升，从而诱发或加重高血压。CNI 类药物导致血管狭窄的原因如下：CNI 类药物能够通过直接影响肾小球旁细胞及间接通过肾血管收缩激活肾素 – 血管紧张素 – 醛固酮（RAAS）系统；CNI 类药物还会导致血管收缩因子之间的不平衡；CNI 可以激活交感神经系统、上调内皮素、抑制诱导性一氧化氮等。以上机制均可以导致潜在的血管收缩和全身性高血压的发生。已有研究证实，CsA 可以降低肾血流（RBF）及肾小球滤过率（GFR）水平，并增加平均动脉压及肾血流阻力；CsA 暴露还能显著增加肾内肾素水平，但在外周血中并没有发现这一变化；CsA 还增加血管紧张素Ⅱ的血管收缩作用，由此所导致的肾血管收缩力是产生高血压的重要原因。通过注射 CsA 后肾微循环的血流动力学分析可以明显看出，CsA 对肾血管的作用主要表现为对入球小动脉的收缩作用，主要依赖于血流量的增加而不是肾素的增加。由于 CNI 类药物可以导致入球小动脉的收缩，从而引起 GFR 下降，进一步增加肾小管对钠离子的重吸收。因此，与 CsA 相比，他克莫司在联合应用霉酚酸酯和类固醇激素时，对高血压的影响作用较弱，但是他克莫司与西罗莫司联合用药时，会产生协同升血压作用。

（3）移植肾动脉狭窄。移植后肾动脉狭窄可以通过激活肾素－血管紧张素－醛固酮系统，导致全身血管收缩和水钠潴留，从而引起血压升高。移植后肾动脉狭窄可发生在移植术后的任何时间，但多发生于术后的 3 ～ 24 个月。移植肾动脉狭窄的发病危险因素包括巨细胞病毒感染、移植肾功能延迟恢复、器官获取过程中的相关并发症以及手术技术等。

2. 易感因素

（1）受者因素：移植术前存在的高血压和左心室肥大、肥胖、原肾疾病；终末期肾病患者多伴有动脉血管壁结构和功能的改变，主要表现为动脉的僵硬及血管壁的硬化，这些病变在移植后仍继续存在。

（2）供者因素：高龄、女性。

（3）移植相关因素：冷缺血时间及热缺血时间过长、移植肾功能延迟恢复。

（4）免疫移植治疗药物：CNI、激素。

（5）移植肾疾病：急性排斥反应、抗体介导的排斥反应、慢性移植性肾病、慢性排斥反应、CsA 肾毒性反应、输尿管狭窄、淋巴囊肿、他克莫司肾毒性反应、移植肾动脉狭窄、复发或新发的肾小球肾炎、复发的糖尿病肾病。

（6）其他：原肾产生的高肾素、复发的原发性高血压、同时合并的继发性高血压、原发性醛固酮增多症、高钙血症。

（二）临床表现

除有原发疾病的一般表现外，还包括高血压的相关症状。

（1）血压升高。收缩压≥ 140 mmHg 和（或）舒张压≥ 90 mmHg。

（2）症状可有头痛、眩晕、颈项板紧、疲劳、心悸、耳鸣、视力模糊、鼻出血等。

（3）体征。听诊可闻及主动脉瓣区第二心音亢进、主动脉瓣区收缩期杂音或收缩早期喇叭音；长期持续高血压可有左心室肥厚并可闻及第四心音。

（4）并发症：高血压急症、高血压脑病、脑血管病、心力衰竭、主动脉夹层，同时，肾移植术后高血压使得肾移植受者心血管疾病的发病率和死亡率升高，也会加快移植肾功能的损害。

（三）高血压的预防与治疗

1. 血压控制目标

关于肾移植术后高血压的理想目标，目前尚没有统一标准。《KDIGO 肾移植受者照护临床实践指南》指出，建议肾移植受者血压应控制在 130/80 mmHg 以下，而存在蛋白尿的患者血压的控制水平应该更低。《欧洲最佳实践指南》建议，蛋白尿患者的血压应控制在 125/75 mmHg 以下。《中国器官移植受者的高血压诊疗指南》推荐：从心血管疾病、糖尿病（DM）、CKD 等人群的数据来看，年轻人、肾功能良好、并发症轻者可采取较严格的控制血压措施，如血压＜ 125/75 mmHg，以延缓并发症的进展；而对于老年、肾功能差、合并脑血管疾病者、并发症多的受者，过于严格的血压控制反而会增加心血管事件（CVE）的发生率，故可采取相对宽松的控制目标，如血压＜ 140/90 mmHg，以平衡利弊。

2. 治疗原则

肾移植后高血压的双重管理目标包括：延长移植肾存活率和降低心血管意外的发生风险。治疗方法包括：非药物治疗、免疫抑制剂的调整、特定抗高血压药的使用。

（1）非药物治疗：对于肾移植受者来说，合理饮食，限制钠盐摄入，减少膳食脂肪，限制饮酒和戒烟，适当减轻体重或控制体重增长，适当增加运动量以及注意生活规律和劳逸结合，控制紧张情绪等生活方式的调整是基本的、必要的干预措施。另外，还需教会受者和家属正确测量血压的方法，正确测量并记录血压，每次就诊携带记录，作为医生调整药量或选择用药的依据。指导受者调整心态，学会自我心理调节，使用音乐治疗、缓慢呼吸等放松技术，避免情绪激动，以免诱发血压增高。

（2）免疫抑制剂的调整：虽然在临床工作中不同种类免疫抑制剂在选择与剂量调整时很少考虑对血压的影响，但是，调整药物类型或剂量确实会影响血压，可根据患者血压情况和药物对血压的影响大小合理选用免疫抑制剂。

CsA 和 FK506 都可以导致全身动脉血管收缩。在肝移植受者中，FK506 在增加全身血管阻力、升高血压方面的作用较 CsA 轻微，发生作用也更为延迟。从美国及欧洲的多中心研究结果看，如果将 FK506 作为首次使用的免疫抑制剂，使用 FK506 五年后，受者新发高血压及使用高血压药物情况均低于使用 CsA 的受者。这些研究结果表明，与 CsA 相比，FK506 在血压方面的副作用更为轻微。

（3）特定抗高血压药物的使用：KDIGO 指出肾移植受者可以使用任何种类的降压药，包括钙通道阻滞剂、利尿剂、β 受体阻滞剂、血管紧张素转化酶抑制剂（ACEI）、血管紧张素受体拮抗剂（ARB）等。但对于肾移植受者来说，应根据肾移植后的特点，选择适宜的降压药物，同时需密切监测药物不良反应和相互作用。对于尿蛋白排泄量≥ 1 g/d 的成年患者或者尿蛋白≥ 600［mg/（m^2·24 h）］的未成年患者，考虑 ACEI 或 ARB 作为一线用药。临床上大部分受者需要服用两种以上的降压药物，从而达到控制血压的效果并尽量减少药物的副作用。在选择某种特定药物作为初始治疗药物时，应评估受者是否存在蛋白尿、容量负荷异常、移植肾功能障碍、糖尿病、心血管疾病等方面的问题，然后再根据初始治疗效果及副作用情况来考虑是否加用另一类降血压药物。

（四）肾移植后高血压的护理

1. 健康宣教

（1）疾病知识指导：向受者及家属讲解肾移植和高血压的基本知识，使其理解本病的治疗、预后、自我管理等。

（2）生活方式的调整：低盐饮食、适当运动、体重控制、停止吸烟等。指导受者准确记录每天的尿量和体重，并根据病情合理控制水钠的摄入。

2. 血压监测

指导受者自我监测血压，每天定时测量、定部位测量、定体位测量、定血压计测量，并做好记录，每次就诊时携带记录，作为医生调整药量或选择用药的依据。指导受者调整心态，学会自我心理调节，使用音乐治疗、缓慢呼吸等放松技术，避免情绪激动，以免诱发血压增高。

3. 饮食护理

（1）限制钠盐摄入，每天应低于 6 g。

（2）保证充足的钾、钙摄入，多食绿色蔬菜、水果、豆类食物，油菜、芹菜、蘑菇、木耳、虾皮、紫菜等食物含钙量较高。

（3）宜高维生素、低糖、低脂肪、低胆固醇饮食，预防便秘。

（4）戒烟限酒。

（5）控制体重，控制总热量摄入。体重增长过快会影响血液中环孢素浓度，增加其毒性作用。

4. 用药护理

（1）强调遵医嘱按时按量服药，不能擅自增减药物，经治疗血压得到满意控制后，可在医生的指导下逐渐减少剂量，如果突然停药，可导致血压突然升高。若血压因服药过低，在医生的指导下调整服药剂量和服药频次。

（2）强调长期服药的重要性，用降压药物使血压降至目标水平后，应继续服用维持量，以保持血压稳定。

（3）出院前应给患者及其家属提供详细的指导，使其能分辨和认识服用药物的名称、作用、服用次数、剂量，以及药物副作用和注意事项等，并有相应的书面材料。

（4）定期随访非常重要，最好固定一家医院进行复查，并按要求定期复诊，每一次复诊时应与医生一起梳理服用的药物和剂量，并根据临床情况作相应的调整。

三、心力衰竭

（一）病因

心力衰竭以充血性心力衰竭多见。危险因素包括传统的心血管危险因素，如高血压、高脂血症、糖尿病、缺乏体力活动、吸烟、高龄等；此外，还包括与肾功能不全有关的非传统危险因素，如脂质和钙磷代谢的改变、甲状旁腺功能亢进、同型半胱氨酸血症、微量白蛋白尿、慢性炎症、贫血和容量负荷过重等。

高血压可导致左心肥大，继而降低心脏代偿功能，长期高血压可导致心力衰竭的发生。高血压和糖尿病对肾功能会产生负面影响，可能会引起肾功能减退，而肾功能减退是心血管疾病的一个独立危险因素，能够通过产生尿毒症毒素、炎症反应、蛋白尿以及 PTH 水平升高等增加心血管疾病的发病风险。CNI 类药物可导致入球小动脉的收缩，引起 GFR 下降，增加肾小管对钠离子的重吸收，造成水钠潴留，水钠潴留会增加循环血量，容易导致充血性心力衰竭的发生。

（二）临床表现

1. 左心衰竭

以肺瘀血和心排血量降低表现为主。

1）症状

呼吸困难：程度不同的呼吸困难是左心衰竭最主要的症状。可表现为劳力性呼吸困难、夜间阵发性呼吸困难或端坐呼吸。

咳嗽、咳痰和咯血：咳嗽、咳痰是肺泡和支气管黏膜瘀血所致。开始常发生在夜间，坐位或立位时可减轻或消失。痰常呈白色泡沫状，偶可见痰中带血丝。慢性肺瘀血时可引起大咯血。

疲倦、乏力、头晕、心悸：主要是由于心排血量降低，器官、组织血液灌注不足及代偿性心率加快所致。

少尿及肾损害症状：严重的左心衰血液进行再分配时，首先是肾血流量明显减少，患者可出现少尿。肾移植后的肾功能损害与左心衰相互作用可加重肾功能受损。

2）体征

肺部湿性啰音：由于肺毛细血管压增高，液体可渗出到肺泡而出现湿性啰音。随着病情由轻到重，肺部啰音可从局限于肺底部直至全肺。

心脏体征：除基础心脏病的固有体征外，受者一般均有心脏扩大、舒张期奔马律及肺动脉瓣区第二心音亢进。

2. 右心衰竭

以体静脉淤血表现为主。

1）症状

消化道症状：胃肠道及肝淤血引起腹胀、食欲缺乏、恶心、呕吐等，是右心衰竭最常见的症状。

劳力性呼吸困难：右心衰竭可由左心衰竭发展而来。单纯性右心衰竭多由分流性先天性心脏病或肺部疾病所致。两者均可有明显的呼吸困难。

2）体征

水肿：体静脉压力增高使皮肤等软组织出现水肿，其特征为首先出现在身体最低垂的部位，为对称性压陷性水肿。胸腔积液也是因体静脉压力增高引起，以双侧多见。

颈静脉征：颈静脉充盈、怒张是右心衰竭的主要体征，肝颈静脉反流征阳性则更具有特征性。

肝脏体征：肝脏因淤血而肿大，伴压痛。持续慢性右心衰竭可致心源性肝硬化，晚期可出现肝功能受损、黄疸及大量腹水。

心脏体征：右心衰竭时可因右心室显著扩大而出现三尖瓣关闭不全的反流性杂音。

（三）心力衰竭的预防与治疗

降低移植后心血管疾病风险的方法包括应用降压药物、降血脂药物和生活方式的改变。由于肾功能是心血管疾病的一项独立危险因素，并且会加重其他心脏危险因素，因而保护肾功能对于移植后减少心脏病事件也是非常重要的。

1. 应用最小剂量的 CNI 或停用 CNI

由于 CNI 有肾毒性，因此应用最小剂量的 CNI 或停用 CNI 可能有助于改善肾移植受者的长期结局。减少长期应用肾毒性 CNI 的策略主要有三种：完全不应用，应用一段时间后改用其他药物，长期最小剂量应用。但是在应用此策略时应平衡好排斥反应与肾功能保护之间的关系。

2. 应用最小剂量糖皮质激素或停用激素

应用最小剂量糖皮质激素或停用激素可能会减少心血管风险。激素减量会改善血脂水平，减轻体重并降低移植后新发糖尿病的发生率。尽管低剂量糖皮质激素所带来的糖尿病方面的受益较预想低，但是应用小剂量糖皮质激素或停用激素会带来相同的生存率、可接受的排斥反应风险和临床收益。目前，临床上以维持激素方案为主。停用激素在减少许多其他激素相关副作用的同时，也会降低其他心血管的危险因素（如血压和血脂），但要充分考虑个体性的排斥风险。

3. 传统的干预策略

KDIGO 指南建议，对肾移植受者心血管疾病的干预强度至少要和普通人群一样，主要是合理的诊断和治疗。另外，基于目前的证据，指南建议除非有禁忌证，对所有患动脉粥样硬化性心血管疾病的受者应使用低剂量的阿司匹林（65 ~ 100 mg/d）。肾素 – 血管紧张素 – 醛固酮系统（RAAS）可能会改善肾移植患者的心血管预后。在良好耐受的情况下，RAAS 拮抗剂是比较安全的降压药物，并能减轻肾移植患者的左心室肥大和降低尿蛋白水平。

4. 其他策略

除以上策略外，其他策略包括：应用叶酸降低同型半胱氨酸水平，积极地降血脂（主要应用他汀类药物），必要时从低剂量阿司匹林、ACEI、ARB 或 β – 受体阻滞剂类中选择最佳的心血管联合治疗方案。

（四）肾移植后心力衰竭的护理

（1）健康宣教：指导肾移植和心力衰竭相关疾病知识和治疗方法，指导患者根据心功能状态进行体力活动锻炼。强调控制血压、血糖及血脂，并积极治疗。避免一些可能增加心力衰竭危险的行为（如吸烟、饮酒），注意避免各种诱发因素，如感染（尤其是呼吸道感染）、过度劳累、情绪激动、输液过快或输液过多等，指导受者监测体重和出入量。

（2）活动与体位：有明显呼吸困难时应卧床休息，以减轻心脏负荷，利于心功能恢复。劳力性呼吸困难者，应减少活动量，以不引起症状为度。对夜间阵发性呼吸困难者，应加强夜间巡视，协助受者坐起。对端坐呼吸者，需加强生活护理，注意口腔清洁，协助大小便。评估受者活动耐力改善的情况，与受者及家属一起确定活动量和持续时间，循序渐进地增加活动量。根据呼吸困难的类型和程度采取适当的体位。严重呼吸困难者，应协助端坐位，使用床上小桌，趴桌休息，必要时双腿下垂。半卧位、端坐位可使横膈下移，增加肺活量，双腿下垂可减少回心血量，均有利于改善呼吸困难。

（3）氧疗护理：氧疗的指征包括有明确缺氧表现如 $SaO_2 < 90\%$ 或 $PaO_2 < 60$ mmHg 或 $SpO_2 < 90\%$。氧疗方法包括鼻导管吸氧（2 ~ 4 L/min）、面罩吸氧、无创正压通气治疗等。密切观察呼吸困难改善情况，发绀是否减轻，听诊肺部啰音是否减少，监测血氧饱和度、血气分析结果是否正常。

（4）饮食护理：饮食宜清淡、低盐、易消化、富营养，少量多餐，每餐不宜过饱，多食蔬菜、水果，防止便秘，避免用力排便，对于便秘者可采用开塞露或缓泻药物。对于心功能改善、尿量正常的受者，可放宽水、钠限制。心力衰竭的受者由于消化道瘀血，常出现恶心、上腹部饱胀不适，要警惕有无消化道出血的发生。

（5）用药护理：心衰急性期可进行氧疗改善氧供；遵医嘱应用吗啡、利尿剂、血管扩张剂、洋地黄制剂和氨茶碱等药物，合理控制输液速度和出入量。慢性心衰应做好药物知识指导，使其能分辨和认识服用药物的名称、作用、服用次数、剂量以及药物副作用和注意事项等，并有相应的书面宣教材料。嘱受者必须遵医嘱按时按量服药，切勿自行增减药量。使用降压药的受者应避免突然体位改变，动态监测血压、肾功能和血钾水平。使用利尿剂应尽量白天使用，记录出入量，定期监测体重，动态监测电解质，观察有无乏力、腹胀、肠鸣音减弱等低钾表现，根据电解质情况指导补钾。指导受者在每次服用洋地黄类药物前应自测脉搏，当脉搏低于 60 次 / 分时暂停服药，并到医院就诊，定期复查。

（6）心理护理：与家属一起安慰鼓励受者，帮助其树立战胜疾病的信心，稳定情绪，以降低交感神经兴奋性，从而减轻呼吸困难。

（刘坤）

第二节　肾移植后糖尿病的护理

一、概述

器官移植术后新发生的糖尿病（post-transplantation diabetes mellitus，PTDM）被称为移植后新发糖尿病（new-onset diabetes after transplant，NODAT）。根据文献报道，15% ~ 40% 受者在器官移植术后新发糖尿病，65% 以上的肾移植受者在术后出血糖异常，而

2% ~ 50% 的肾移植受者在术后出现新发糖尿病。NODAT 不仅增加糖尿病并发症的风险，同时可增加心血管疾病死亡风险 2 ~ 3 倍，降低同种异体移植的长期生存率。此外，泌尿道感染、呼吸道感染和 CMV 感染的风险也相应增加。NODAT 严重影响受者的生存和生存质量，还会增加医疗支出。因此，有必要对受者尽早进行评估和干预。

二、诊断

定义 NODAT 的诊断标准为：随机血糖 ≥ 11.1 mmol/L 且伴有症状（多尿、多饮和不明原因的体重减轻等）；或空腹血糖 ≥ 7.0 mmol/L 且伴有症状；或口服糖耐量试验（OGTT）2 小时血糖 ≥ 11.1 mmol/L。但该诊断未排除在器官移植手术后早期，由于病情不稳定、应激状态、抗排斥药物使用等因素引起的暂时性血糖升高。因此，有学者认为应该在患者病情稳定，即服用维持量免疫抑制剂、移植物功能稳定且无并发症时做出 NODAT 的诊断。

糖尿病前期病变，即空腹血糖受损和糖耐量受损的诊断与普通患者相同。根据世界卫生组织标准，空腹血糖受损诊断标准为：空腹血糖 6.1 ~ 6.9 mmol/L；美国糖尿病协会的标准为：空腹血糖 5.6 ~ 6.9 mmol/L。糖耐量受损诊断标准为空腹血糖＜ 7 mmol/L 且 OGTT 中 2 小时血糖 7.8 ~ 11.0 mmol/L。

OGTT 对识别糖尿病前期病变更有效，建议对空腹血糖 5.1 ~ 6.9 mmol/L 的患者行 OGTT 检查。不推荐糖化血红蛋白（HbA1c）用于移植术后的前三个月，因为在新的血红蛋白合成和糖化的这一时期，HbA1c 的检测可能是无效的。

三、危险因素

（一）非移植相关

年龄高于 50 岁、糖尿病家族史、肥胖、代谢综合征、成人多囊肾和移植前糖耐量受损等均是发生 NODAT 的危险因素。其中，体质指数（body mass index，BMI）处于 25 ～ 30 kg/m^2 的受者，发生 NODAT 的风险增加 1.4 倍；BMI ＞ 30 kg/m^2 的受者，风险增加 2 倍。

（二）移植相关

移植相关危险因素包括 HLA 不相符，以及男性和公民逝世后器官捐献供者、病毒感染和免疫抑制药物。其中，丙型肝炎病毒和巨细胞病毒感染与 NODTA 的发病相关。糖皮质激素、CNI 和哺乳动物西罗莫司靶蛋白抑制剂的使用可增加 NODAT 的风险。糖皮质激素对血糖的影响呈剂量依赖性，泼尼松龙剂量每增加 0.01［mg/（kg・d）］，NODAT 的风险升高 5%。CNI 中环孢素和他克莫司均可增加 NODAT 风险，且他克莫司的致病效应更强。此外，西罗莫司同样具有致糖尿病的风险，而硫唑嘌呤和吗替麦考酚酯无独立致糖尿病作用。

四、疾病管理

（一）移植前评估

移植前评估包括完整的病史、家族史以及危险因素筛查。推荐移植前定期行空腹血糖或 OGTT 检查。对高危受者立即启动生活方式干预和相关干预措施，如控制血压、血脂。

（二）移植后监测

所有受者在移植术后都应进行严密的空腹血糖监测，对高危受者可选择 OGTT 试验。在移植术后前 4 周应进行每周 1 次检查，此后的 1 年内每三个月进行检查，1 年后每年筛查 1 次。

（三）治疗策略

1. 血糖控制目标

NODAT 患者的理想血糖控制目标为：空腹血糖 5.0 ~ 7.2 mmol/L，餐后 2 小时或不能进食时的随机血糖＜ 10 mmol/L，睡前血糖 6.1 ~ 8.3 mmol/L，HbA1c 7.0% ~ 7.5%。为防止低血糖，HbA1c 不宜低于 6%。也有观点认为血糖控制目标不必过于严格，在降糖时应注意权衡血糖对移植器官存活和功能的影响。

除了空腹血糖和糖化血红蛋白的监测，对 NODAT 受者还应每年监测血脂，监测指标包括低密度脂蛋白、高密度脂蛋白、胆固醇和甘油三酯。对糖尿病并发症包括视网膜病变、糖尿病肾病和微量蛋白尿，也应每年进行筛查。

2. 胰岛素治疗

既往推荐阶梯性的治疗策略，但随着早期胰岛功能保护之一理念的形成，目前认为移植后早期使用基础胰岛素对 NODAT 可能起到预防作用，但何时启动胰岛素治疗尚无定论。根据《中国移植后糖尿病诊疗技术规范（2019 版）》，空腹血糖＞ 11.1 mmol/L 为启动阈值，术后第 1 周控制平均血糖＜ 10 mmol/L 且 HbA1c ＜ 8% 是安全的。

3. 口服降糖药

口服降糖药物共七类，包括：双胍类（二甲双胍）、磺脲类（格列吡嗪等）、噻唑烷二酮类（吡格列酮等）、格列奈类（瑞格列奈等）、GLP-1 受体激动剂（依克那肽等）、α 糖苷酶抑制剂（阿卡波糖）和 DDP-4 抑制剂（西他列汀等）。除噻唑烷二酮类（吡格列酮等）和 α 糖苷酶抑制剂（阿卡波糖）以外，其余五类药物均需要根据肾功能调整剂量。口服降糖药选用原则是根据安全性和耐受性进行个体化选择。二甲双胍和 DDP-4 抑制剂安全性良好，对胰岛 β 细胞具有保护作用，可作为优先选择。但二甲双胍在肾功能不全时会增加乳酸酸中毒的风险，而西格列汀可能延长 Q-T 间期。

4. 免疫抑制剂

对于 NODAT 患者，在权衡排斥风险后，可考虑适当调整免疫抑制剂剂量。不推荐停用糖皮质激素，推荐口服泼尼松龙 5 mg/d 作为维持治疗。尽管他克莫司致糖尿病病风险高于环孢素，但他克莫司抗排斥作用更优，故临床不推荐使用环孢素替代他克莫司以降低 NODAT 风险，也不推荐使用西罗莫司替代他克莫司。但是对于考虑是他克莫司所致的难控性高血糖，需综合考虑是否更换免疫抑制剂。

五、护理措施

1. 健康宣教

糖尿病是一种终身性的慢性疾病，糖尿病的发生发展与受者的生活方式密切相关，因此受者教育对疾病管理有重要意义，尤其是对于 NODAT 受者这类特殊人群。对受者及家属进行健康相关宣教，有助于受者认识疾病，提高自我管理能力，最终达到血糖控制和防止并发症的目的。健康宣教的内容应包括疾病的科普、个体化的生活方式指导、血糖的自我监测和用药指导。

2. 血糖监测

应向患者强调血糖自我监测的重要性，并指导受者血糖监测的频率和方法。NODAT 受者的理想血糖控制目标如前所述。血糖监测的频率视受者的血糖控制情况和治疗方案而定。对于需要同时接受餐时胰岛素和基础胰岛素治疗的 NODAT 受者，血糖的监测频率至少为 1 天 4 次（餐前和睡前）；对于仅接受基础胰岛素治疗的患者，应每日监测空腹血糖，必要时监测睡前血糖。对于仅接受口服降糖药的 NODAT 受者，若受者服用的是可能引起低血糖的磺脲类和格列奈类，则在用药初期应每日监测 1 ～ 2 次，血糖控制稳定后逐渐减少监测频率；对于服用其他类别降糖药和血糖控制达标的受者，则无须进行常规血糖监测，但有必要每 3 个月评估 1 次 HbA1c。需要注意的是，应告知患者谨防低血糖的发生。除此以外，有必要在出院前向受者演示正确的血糖仪的使用方法。

3. 饮食护理

饮食干预是糖尿病管理和患者教育的一个必要组成部分。饮食干预的目的之一是优化控制糖尿病患者的“ABC”指标，“ABC”分别代表糖化血红蛋白、血压和血脂。在制订营养处方时，应考虑体重管理、热量摄入、碳水化合物摄入的一致性、营养成分和进食时间，故建议 NODTA 受者常规接受医学营养治疗，根据患者的医学情况、生活方式和个人因素制订个体化的营养处方。

饮食干预的另一目标是通过控制饮食并结合运动锻炼达到减重目的，从而实现对血糖和血压控制。研究发现，通过饮食改善血糖的可能性与初始空腹血糖相关，初始空腹血糖为 6 ～ 8 mmol/L 的受者需减轻初始体重的 16% 才能使空腹血糖达到正常范围；初始血糖值为 12 ～ 14 mmol/L 的受者则需要减轻 35% 的体重。事实上，仅少部分患者能够达到并维持在适宜的体重。若体重无法减轻，则至少应维持体重不增长。

NODAT受者与普通糖尿病受者的饮食原则相同，具体的饮食推荐包括：

（1）膳食模式：在维持总热量不超标的情况下，多种膳食模式都是可以接受的。包括地中海饮食、低碳水化合物饮食、素食饮食、DASH饮食等。其中，低碳水化合物饮食降低HbA1c的效果更佳，而地中海饮食降低空腹血糖的效果更好。

（2）总热量：受者需要控制总热量，为达到体重降低5%的目标，每日摄入的总热量应减少500 ~ 700 kcal*，即女性摄入总热量1 200 ~ 1 500 kcal，男性摄入总热量1 500 ~ 1 800 kcal。

（3）宏观营养素：减少总的碳水化合物的摄入量对控制血糖有益，但没有碳水化合物、脂肪和蛋白质的理想百分比，具体方案需要考虑受者的饮食偏好和代谢目标。

在碳水化合物的摄入方面，建议受者选择含高纤维的、营养丰富的碳水化合物来源，如蔬菜、水果、豆类、全谷物和奶制品；避免摄入含糖饮料和果汁。若受者正在进行胰岛素治疗，则建议固定时间摄入固定量的碳水化合物，以防止低血糖发生。当发生轻症低血糖时，可食用易于吸收的果汁、糖水或吃少量糖果予以缓解。

多数研究表明蛋白质的摄入量对血糖控制无明显影响，但摄入过多的蛋白质可能会引起血糖升高，因此建议避免摄入过多蛋白质。

脂肪摄入量对血糖的影响目前无统一结论。脂肪摄入量控制在总热量的20% ~ 35%是可接受的范围，但应限制饱和脂肪酸的摄入，如动物脂肪、黄油、椰子油、可可油、棕榈油以及花生、芝麻、核桃、瓜子等。富含单不饱和脂肪酸和多不饱和脂肪酸的地中海饮

---

* 1 kcal=4.184 kJ

食可改善血糖代谢；长链 ω-3 脂肪酸，如存在海洋动植物中的 EPA 和 DHA，以及存在于植物油中的 ALA，对降低心血管疾病有益，但目前不推荐日常补充长链 ω-3 脂肪酸。反式脂肪酸是经人工氢化处理后的一种不饱和脂肪酸，通常存在于油炸食品、烘焙甜品、零食等，NODTA 受者应避免摄入此类食物。

（4）微量元素：目前不推荐常规补充多种维生素及矿物质产品，对于长期服用二甲双胍的患者，可每年评估一次维生素 B_{12} 水平。

4. 运动护理

避免体重增加是预防 NODAT 的重要步骤，对于以已伴有糖尿病前期病变的超重受者，减轻体重可预防 NODTA 的发生。对于高风险人群，如肥胖受者，通过减少饮食摄入和增加运动量的方式，推荐的减重目标为总体重的 5% ~ 10%。应鼓励 NODTA 受者在手术恢复后逐渐开始运动。每周多日进行 30 ~ 60 分钟中等强度的有氧运动，每周至少锻炼 3 天且休息日不能超过连续 2 天。规律运动有助于增加胰岛素的反应性，可延缓糖耐量受损进展为糖尿病。运动方式要根据年龄、性别、体力、病情及有无并发症等不同情况安排不同的运动方式，推荐有氧运动，比如散步、快走、游泳、慢跑、做广播操、打太极拳等活动。

告知受者不应空腹进行体育锻炼，要随身携带糖果，一旦出现饥饿感、心慌、冷汗、头晕及四肢无力等低血糖症状时应该立即暂停，及时食用糖果以缓解症状。运动时应该携带糖尿病卡，卡上写上姓名、年龄、家庭住址、电话号码和病情以备急需。

5. 用药护理

对于接受胰岛素和可能致低血糖的药物治疗的 NODTA 受者，应向受者强调血糖监测的重要性，了解低血糖的危害、症状及发生低血糖时的应急措施。指导受者正确使用胰岛素笔，出院前完成受者自我注射的操作和知识考核，确保胰岛素的种类、剂量和注射时间准确，以确保患者的胰岛素用药安全，同时轮转注射部位，保护注射皮肤。对于口服降糖药受者，需指导受者服药时间，如二甲双胍餐时或餐后吞服，肠溶片在餐前 15 ～ 30 分钟服用，阿卡波糖为餐时前几口饭吞服，格列本脲在餐前半小时吞服。教育受者完整记录血糖情况，包括血糖值、测试时间、用药名称和剂量，必要时记录饮食和运动情况；将所有检测血糖值记录成册，这些记录内容将作为医生调整治疗方案的重要依据。

（李晓雪）

第三节　肾移植术后血脂异常的护理

一、概述

血脂异常是肾移植术后常见的并发症，发生率为 80 ～ 90%。血脂异常包括血浆总胆固醇（total cholesterol，TC）、低密度脂蛋白胆固醇（low-density lipoprotein cholesterol，LDL-C）、甘油三酯（triglyceride，TG）升高和 / 或高密度脂蛋白（high-density lipoprotein cholesterol，HDL-C）降低。其中总胆固醇和 LDL-C 升高是肾移植术后最常见的血脂异常，也是动脉粥样硬化性心血管疾病（atherosclerotic cardiovascular disease，ASCVD）的重要危险因素。ASCVD 是肾移植受者死亡的主要原因，肾移植患者应被视为 ASCVD 风险最高的群体。因此，调节血脂异常是改善肾移植术后结局的重要干预措施。

二、发病因素

（一）普通人群共有因素

1. 遗传和家族史

遗传因素导致的血脂异常即原发性血脂异常，是由单个或多个基因突变导致的脂质和脂蛋白代谢障碍，包括家族性高胆固醇血症、家族性高甘油三酯血症等。胆固醇和甘油三酯水平与性别、年龄和种族亦相关，此外，ASCVD 家族史，尤其是直系亲属中有早发 ASCVD 疾病者也被视为血脂异常的危险因素。

2. 生活方式

饮食与血脂异常的发生关系密切。饱和脂肪、氢化脂肪和反式脂肪的摄入可导致胆固醇水平升高；不饱和脂肪、ω–3 脂肪酸和植物性固醇具有一定保护作用。摄入过多碳水化合物可引起甘油三酯水平升高。缺乏运动、酗酒、吸烟是继发性血脂异常的重要原因。

3. 药物

许多药物对血脂有影响，包括孕激素、雌激素、噻嗪类利尿剂、β–受体阻滞剂、类视色素、高活性抗反转录病毒剂、免疫抑制剂、糖皮质激素、维 A 酸类、苯氧酸、长链 ω–3 脂肪酸等。

4. 其他疾病

继发于其他疾病，如糖尿病、高血压、肥胖（体质指数≥ 28 kg/m^2）、慢性肾脏病、甲状腺功能低下、原发性胆汁性肝硬化和其他胆汁淤积性肝病等。其中糖尿病性血脂异常发生动脉粥样硬化的风险高，且常因热量摄入增加和体力活动减少而加剧风险。

（二）移植相关因素

免疫抑制剂包括糖皮质激素、CNI（环孢素、他克莫司）和哺乳动物西罗莫司靶蛋白抑制剂（西罗莫司、依维莫司）对血脂水平均存在剂量相关性的影响，而尚未发现使用硫唑嘌呤和霉酚酸类对血脂有影响。

糖皮质激素可引起胆固醇和甘油三酯水平升高而 HDL-C 水平降低，其主要机制包括加速脂肪分解、抑制脂肪合成；诱导胰岛素抵抗而刺激肝脏合成极低密度脂蛋白（very low-density lipoprotein，VLDL）；通过抑制促肾上腺皮质激素而下调 LDL 受体等。停用糖皮质激素可能降低总胆固醇和甘油三酯水平，但 HDL-C 水平也同时下降，且停用糖皮质激素导致急性排斥风险升高，故并不建议为改善血脂异常而停用糖皮质激素。

环孢素和他克莫司可诱导胆固醇合成、抑制胆固醇清除，促进 VLDL 转化为 LDL、下调 LDL 受体，从而直接导致移植后高胆固醇血症。此外，环孢素和他克莫司与糖皮质联用时对血脂有协同影响。环孢素对血脂水平的影响强于他克莫司，将环孢素换为他克莫司，半年后 LDL-C 水平可降低 10%，甘油三酯水平降低 18%；移植后接受他克莫司治疗的受者，较之使用环孢素的受者，前者胆固醇和甘油三酯水平也显著降低。

西罗莫司和依维莫司亦可导致血脂异常，尤其是高甘油三酯血症，其机制包括增加肝脏脂质合成、降低脂质清除，以及阻断胰岛素对脂蛋白脂肪酶的作用。将 CNI 换为雷帕霉素治疗，患者的 LDL-C、HDL-C 和甘油三酯水平呈现出先上升后下降的趋势，但至 24 个月时高甘油三酯和高胆固醇血症的患病率仍高于维持 CNI 治疗组。

三、诊断

（一）血脂异常的诊断和分层

根据《中国实体器官移植受者血脂管理规范（2019 版）》，移植受者血脂合适范围为：血清总胆固醇< 5.18 mmol/L，低密度脂蛋白< 3.37 mmol/L，高密度脂蛋白≥ 1.04 mmol/L，甘油三酯< 1.70 mmol/L；边缘升高定义为：血清总胆固醇为 5.18 ~ 6.21 mmol/L，低密度脂蛋白为 3.37 ~ 4.13 mmol/L，甘油三酯为 1.70 ~ 2.25；升高定义为：血清总胆固醇≥ 6.22 mmol/L，低密度脂蛋白≥ 4.14 mmol/L，高密度脂蛋白≥ 1.55 mmol/L，甘油三酯≥ 2.26 mmol/L；极高定义为：低密度脂蛋白> 4.93 mmol/L，甘油三酯> 5.67 mmol/L。其中低密度脂蛋白作为血脂的治疗目标，低密度脂蛋白的最佳值为< 2.59 mmol/L；总胆固醇、甘油三酯和高密度脂蛋白作为次级目标。

（二）血脂的检测

移植后血脂异常经常发生于术后 3 个月内，术后 6 ~ 9 个月为发病高峰。血脂的检测应从移植前和围手术期开始。术后前 6 个月应每月检查 1 次，术后 7 ~ 12 个月应视情况每 1 ~ 3 个月复查，此后视情况每 3 ~ 12 个月复查。对于拟启动药物降脂的患者，在药物治疗前和治疗后 4 ~ 12 周分别进行空腹血脂检查以评估治疗效果和依从性。血脂检测应包括总胆固醇、低密度脂蛋白、高密度脂蛋白和甘油三酯。

（三）移植后血脂异常的危险因素

血脂异常的危险因素包括器官移植、早发 ASCVD 家族史、LDL-C ≥ 4.1 mmol/L、TG ≥ 1.97 mmol/L、代谢综合征、慢性肾脏病、慢性炎症性疾病、子痫前期、停经年龄＜ 40 岁、高危人种（如南亚人）等。对移植后血脂异常的受者进行危险因素评估，以便进行危险分层，有利于制定治疗方案。

四、治疗

（一）非药物治疗

生活方式干预是治疗血脂异常的基石，包括饮食控制和运动，如低脂饮食、戒酒、运动和减重等。

（二）药物治疗

调脂药物分为降低胆固醇药物和降低甘油三酯药物两大类。降低胆固醇药物包括他汀类、胆固醇吸收抑制剂、普罗布考、胆酸螯合剂及其他调脂药。降低甘油三酯药物包括贝特类、烟酸类和高纯度鱼油制剂。他汀类药物疗效和安全性良好，是器官移植受者的首选用药。目前的降脂治疗不再提倡传统的达标治疗（treat-to-goal）模式，而是强调临床治疗指征。对于有明确心血管疾病病史，或 LDL-C ≥ 4.94 mmol/L，或年龄 40 ~ 75 岁的糖尿病受者，或年龄 40 ~ 75 岁且 10 年 ASCVD ≥ 7.5% 的受者，早期使用他汀类药物可获益。使用药物时应从低剂量开始，并逐渐增加药物用量。除普伐他汀和氟伐他汀外，其他他汀类药物主要通过 CYP3A4 和 CYP2C9 途径代谢，因此与其他药物联用时应注意药物相互作用，如环孢素可抑制多种他汀类药物的肝脏代谢，升高他汀类药物的血药浓度，使用时应警惕；禁止辛伐他汀与环孢素联用。此外，非诺贝特与环孢素联用时可能出现肾毒性。对不能耐受他汀类药物或疗效不佳的受者，应考虑更换或联合其他种类药物：以低密度脂蛋白升高为主者可选用依折麦布，以甘油三酯升高或高密度脂蛋白降低为主者可选用贝特类药物。

对是否需要调整免疫抑制方案，需要评估血脂异常与排斥反应的风险。如果排斥反应的风险高于血脂异常，则免疫抑制治疗应优于血脂异常的治疗；若移植肾功能稳定，则可以考虑减量或更换免疫抑制剂。通常的做法：使用他克莫司替换环孢素，或联合霉酚酸类以减少 CNI 的剂量；停用哺乳动物西罗莫司靶蛋白抑制剂；使用低剂量泼尼松 5 mg/d。

五、护理

（一）健康宣教

通过患者教育，提高受者对血脂异常危害的认识，督促受者通过改善生活方式改变危险因素，同时坚持药物治疗和定期监测血脂。

（二）生活方式改变

血脂异常与生活方式关系密切，无论是否进行药物治疗，都必须坚持治疗性生活方式改变（therapeutic life-style change，TLC）。

1. 饮食原则

移植后高脂血症受者宜采用低脂和低碳水化合物饮食，限制饱和脂肪酸、反式脂肪酸和胆固醇的摄入。根据《中国成人血脂异常防治指南（2016 年修订版）》，建议每日摄入胆固醇少于 300 mg，尤其是 ASCVD 高危人群，摄入脂肪不应超过总能量的 30%；高胆固醇血症受者摄入饱和脂肪酸不应超过总能量的 7%，摄入反式脂肪酸不超过总能量 1%。可适量增加可溶性纤维和大豆蛋白摄入，以及摄入 ω-3 脂肪酸。此外，植物甾醇（2 g/d）、可溶性纤维（10 ~ 25 g/d）可降低 LDL。建议咨询有肾移植受者处理经验的营养师来制定具体的个体化的饮食方案。

2. 控制体重

肥胖与血脂异常、血糖和血压的升高关系密切，是心血管疾病的重要危险因素。60% ~ 70% 的肥胖患者伴有血脂异常问题。减重可小幅度降低血清甘油三酯和低密度脂蛋白水平，以及升高高密度脂蛋白水平。建议患者的体质指数维持在 20.0 ~ 23.9 kg/m^2。

3. 体力锻炼

ASCVD 患者应充分评估安全性后再进行身体活动。建议每周 4 ~ 6 次中等强度运动，每次至少 30 分钟，可选择快走、骑自行车及水中有氧运动。同时建议每周 2 次肌肉强化运动。

4. 戒烟

吸烟是 CVD 发病的危险因素，也与血脂异常相关。吸烟者的血清总胆固醇、甘油三酯、低密度脂蛋白和 LDL-C 水平较非吸烟者分别增加 3.0%、9.1%、10.4% 和 1.7%，高密度脂蛋白水平降低 5.7% 且均具有显著差异。因此，应鼓励并督促肾移植受者戒烟。

（李晓雪）

第四节　肾移植后矿物质－骨代谢性疾病的护理

一、肾移植后矿物质－骨代谢性疾病的概述

（一）定义

肾移植术后随着肾功能的恢复，钙、磷代谢异常得到纠正，大

部分受者的 PTH 水平可恢复正常，但仍有一部分受者的上述问题未能完全解决，甚至恶化。此外，术后服用免疫抑制剂均能引起肾移植术后矿物质－骨代谢性疾病。参考 2012 年 KDIGO 的 CKD 评估和管理指南，肾移植术后矿物质－骨代谢性疾病是指矿物质与骨代谢异常综合征，可出现以下一项或多项临床表现：钙、磷、甲状旁腺激素（PTH）或维生素 D 代谢异常；骨转化、骨矿化、骨量、骨线性生长或骨强度异常；血管或其他软组织钙化。

（二）流行病学

目前，关于肾移植术后矿物质－骨代谢性疾病国内并无大规模研究数据。据国外研究报道，在肾移植受者中继发性甲状旁腺功能亢进症（secondary hyperparathyroidism，SHPT）的发生率为 10% ～ 66%。三发性甲状旁腺功能亢进症（tretiary hyperparathyroidism，THPT）是指在 SHPT 基础上发生的自主性甲状旁腺功能亢进症。PTH 的分泌变成了一种自主性分泌而非继发性分泌，最常见于肾移植术后。肾移植受者 THPT 多于术后 1 年内发生，发病率不足 2%。一项日本的研究发现，长期透析患者（透析龄＞ 10 年）肾移植术后甲状旁腺功能亢进症（hyperparathyroidism，HPT）和高钙血症发生早且持续时间长（＞ 4 年）。

（三）肾移植后矿物质－骨代谢性疾病的病因

1. 发病机制

肾移植前存在的矿物质－骨代谢性紊乱，主要包括以下两方面原因：①高转化性肾性骨病，HPT 是高转化性肾性骨病的主要原因。慢性肾功能衰竭早期常合并甲状旁腺过度增生、钙磷代谢异常和骨骼病变，多种因素可导致 HPT，如高磷血症、低钙血症、1，25-

$(OH)_2D_3$ 水平降低、骨骼对 PTH 抵抗等。②低转化性肾性骨病，可分为骨软化症和无动力性骨病，其特征为 PTH 水平稍高于正常或降低，不足以维持正常的骨转运，导致骨形成和骨矿化率降低。主要见于腹膜透析、高龄及终末期糖尿病肾病患者。近年来，随着透析用水质量的提高，铝蓄积导致的骨软化症的发病率明显下降。但活性维生素 D 不合理应用、磷结合剂和高钙透析液导致的低转化性肾性骨病发生率有所增加。

2. 易感因素

肾移植后肾性骨病除以上的危险因素外，还存在其他的易感因素，如免疫抑制剂的不良反应。尤其是糖皮质激素（glucocorticoid，GC）导致糖皮质激素性骨质疏松（glucocorticoid induced osteoporosis，GIOP）和糖皮质激素相关性股骨头坏死 [steroid（glucocorticoid）-induced avascular osteonecrosis of the femoral head，SANFH]。糖皮质激素对成骨细胞具有直接的毒性作用，可增加破骨细胞活性，促进钙丢失和骨质减少，包括性激素生成减少、肠道钙吸收减少、对甲状旁腺激素敏感性降低及破骨细胞生成增加等。GIOP 的发病率仅次于女性绝经后骨质疏松和老年性骨质疏松，是最常见的医源性因素。以骨强度下降、骨折风险性增加为特征的代谢性骨病，GIOP 起病隐匿，如果得不到有效干预治疗，后期严重时可能出现骨折、骨坏死等并发症，如糖皮质激素相关性股骨头坏死等，会严重影响患者生存质量。同时，有研究发现环孢素和他克莫司均可引起骨质减少。

二、肾移植后矿物质 - 骨代谢性临床表现

肾移植后肾性骨病早期多无症状，随着肾功能减退而加重。高

转化性和低转化性肾性骨病临床表现基本相似，只是程度有所不同（表 11–2）。

表 11–2 高转化性肾性骨病和低转化性肾性骨病临床表现的差别

临床表现	高转化性肾性骨病	低转化性肾性骨病
原因	长期维持性血液透析（HD）患者	高龄、糖尿病、腹膜透析、过度应用活性维生素 D、铝中毒
骨痛	较轻	严重
骨折	少见，愈合好	常见，愈合差
肌无力	轻至中度	严重
关节炎 / 关节周围炎	常见	较少见
皮肤瘙痒	顽固、较严重	较轻
自发性肌腱断裂	常见	较少见
骨骼畸形	常见	较少见
骨外钙化	常见	较少见
iPTH 水平	明显升高	降低或轻度升高
X 线特征	骨质减少和区域硬化交替出现，指骨骨膜下侵蚀	骨质减少，骨变形，骨质疏松带（扁骨尤为明显）

（一）骨坏死、骨痛与骨折

骨坏死很可能是移植后最影响日常活动的骨骼肌肉并发症。其特征为骨髓细胞以及相关的骨小梁和骨细胞非感染性死亡。负重的长骨最易受累，特别是股骨头。骨坏死通常呈多灶性，50% ~ 70% 的患者有 1 个以上的关节受累。

骨痛呈持续性或发作性，位置不固定，可累及全身，也可局限于某一部位。疼痛部位多见于腰背部、髋部、膝关节、踝关节和腿部，程度不一，常于负重、压力或运动时加重。疼痛进行性发展，重症者卧床不起，甚至致残。低转化性肾性骨病易引起骨折。研究发现，肾移植后受者接受免疫抑制剂，例如环孢素或者他克莫司也可引起骨痛，这可能与环孢素浓度升高相关。服用钙通道阻滞剂和减少 CNI 的剂量，部分受者可缓解症状。

（二）关节炎及关节周围炎

当继发性甲状旁腺功能亢进伴有高磷血症时，羟磷灰石结晶沉积于关节腔或关节周围可出现关节炎症，表现为单个或者多个关节的红、肿、热、痛及僵硬等急性炎症症状，类似于痛风性关节炎。上述症状可发生在大小关节，如肩、腕、膝和指间关节，偶见于踝和趾关节。

（三）皮肤瘙痒

皮肤瘙痒是尿毒症患者的常见症状，治疗效果不佳，如充分透析可适当缓解，其机制尚不清楚，可能与继发性甲状旁腺功能亢进有关，甲状旁腺切除可使这些症状缓解或消失。

（四）肌病和肌无力

肌无力常见于近端骨骼肌，下肢明显，严重者上肢不能抬起。PTH 水平过高、磷缺乏、维生素 D 代谢异常、铝中毒等因素均可能与肌病的发生相关。

（五）自发性肌腱断裂

常在行走、下楼梯或跌倒时发生四头肌、三头肌、跟腱、手指伸肌腱等断裂，主要原因是严重的继发性甲状旁腺功能亢进；此外，活性维生素 D 缺乏、代谢性酸中毒等造成胶原合成代谢异常致肌腱弹性组织变性，从而导致肌腱断裂。

（六）骨骼畸形和生长迟缓

骨骼畸形常见于负重长骨变成弓形，如胫骨、股骨等，还表现为鸡胸、驼背、O 形腿、双手杵状指畸形，头颅增大，以上下颌骨前突为主。成人骨骼畸形常见于严重的骨软化症，可有椎体压缩性骨折，身高缩短（退缩人综合征）。儿童生长迟缓，身高明显低于同龄儿童。

（七）钙化防御

少数病患可出现外周组织缺血性坏死、血管钙化和皮肤溃疡形成为特征的临床表现，可累及肌肉、皮下脂肪。疼痛性皮肤溃疡好发于手指、足趾、踝关节、大腿和臀部，皮损与周围正常皮肤分界清楚。随着病情进展，可出现出血性伴缺血性干性坏死，甚至合并严重感染。组织活检可见中、小动脉内膜增厚及钙化。目前钙化防御发生机制尚不清楚，控制 PTH 和高磷血症有助于缓解症状。

三、肾移植后矿物质－骨代谢性疾病的预防与治疗

（一）预防

在临床上，应注重肾移植后矿物质－骨代谢性疾病的预防，应定期门诊随访，监测相关指标。尽量做到低磷饮食习惯，磷的摄入与蛋白摄入呈正相关，因此低蛋白饮食可明显减少磷摄入，适当加用 α－酮酸可明显减少营养不良发生。有铝和氟化物等毒物暴露史的患者，应尽量减少空气和水中相关毒物污染，改善环境因素。

（二）治疗原则

目前尚缺乏关于肾移植后骨病的最佳处理方法的明确证据，可以考虑以下方案：应确定不影响移植物存活的最低泼尼松剂量；然而，泼尼松剂量低至 7.5 ～ 10 mg/d 时仍能观察到显著的骨质减少。因糖皮质激素会减少肠道钙吸收，所以应考虑对没有高钙血症的患者补充钙剂（1 000 mg/d）。维生素 D 类似物可改善钙吸收，但受者可能出现高钙血症和高钙尿症，均可能引起肾功能不全。如果骨丢失严重、迅速，或患者存在糖尿病或接受了肾脏 / 胰腺移植，应考虑给予抗骨吸收药物，例如双磷酸盐（如帕米磷酸二钠）或鼻内用降钙素，特别是在移植后最初 6 个月内。由于可能存在安全性和耐受性问题，仅对高危受者使用降钙素：第 1 个月 100 U/d 皮下注射，然后第 2 ～ 6 个月隔日 1 次皮下注射。鼻内用降钙素可能是更易接受的选择。此外，肾移植术后 12 个月以上，发生高钙血症时可行甲状旁腺切除术。

四、肾移植后矿物质 – 骨代谢性疾病的护理

（一）健康宣教

告知患者该疾病的常见原因、临床症状、预防与治疗等知识。肾移植后可能存在持续性甲状旁腺功能亢进（HPT）伴或不伴高钙血症。骨质减少和骨坏死是肾移植的两大骨并发症，被认为是由多种因素引起，包括持续性尿毒症诱导的钙稳态异常以及免疫抑制药物所致的获得性矿物质代谢缺陷。预防和治疗移植后骨病的措施包括尽量减少糖皮质激素的使用、补充钙、治疗维生素 D 缺乏，以及鼓励负重锻炼，顽固性病例需要手术治疗。

（二）病情监测

（1）在肾移植术后初期，建议至少每周测定血清钙、磷水平，直至达到稳定。

（2）在肾移植术初期，建议血清钙、磷以及 iPTH 水平的监测频率取决于以上生化指标异常程度及 CKD 的进展速度。

CKD 1 ~ 3T 期：每隔 6 ~ 12 个月检查血清钙、磷水平，根据 PTH 基线水平和 CKD 进展情况决定 PTH 的检查间隔时间。

CKD 4T 期：每隔 3 ~ 6 个月检查血清钙、磷水平，每隔 6 ~ 12 个月检查 iPTH 水平。

CKD 5T 期：每隔 1 ~ 3 个月检查血清钙、磷水平，每隔 3 ~ 6 个月检查 iPTH 水平。

CKD 3 ~ 5T 期：每隔 3 ~ 6 个月检查碱性磷酸酶活性，若 PTH 水平升高，则可增大检测频率。

对于 CKD 1 ~ 5T 期患者，建议测定 25（OH）-D_3 水平，根据基线值和治疗措施决定重复监测频率。

（三）饮食护理

（1）限制膳食中蛋白质的摄入量。以优质蛋白质为主，占 50% ~ 70%，0.8 ~ 1.2 g/（kg · d）。建议全日提供的优质蛋白质应分在三餐中，既能减轻肾脏负担，又可保证更好地吸收利用。优质蛋白质有以下特点：①容易被人体消化、吸收。一般而言，动物性蛋白质的消化率均高于植物性蛋白质，鸡蛋、牛奶、肉类等的蛋白质消化率在 90% 左右，而豆制品的消化率就相对低一些。②被人体吸收后利用度高，动物性蛋白质的利用度也普遍高于植物性蛋白质。③所含必需氨基酸丰富，种类齐全，比例适当。动物源性蛋白质的必需氨基酸含量更高，也更接近人体水平，而植物源性蛋白质（面粉和大米）则相对较差，缺乏赖氨酸。但是大豆蛋白所含氨基酸比较均衡，也可视为优质蛋白质。

（2）摄入充足的热能。每日摄入能量 30 ～ 35 kcal/kg。

（3）摄入适量的无机盐、维生素 C、维生素 D 和维生素 A；科学烹饪；避免过量饮酒；注重全面营养。

（4）适当增加膳食中钙的摄入，提高钙的吸收率，维持食物中正常的钙、磷比值 1 ∶ 1 或 1 ∶ 2。

（5）出现尿量减少或水肿时，应适当限制水、钠的摄入。

（四）用药护理

限制含钙磷结合剂的使用；需要透析的患者使用钙浓度为 1.25 ～ 1.5 mmol /L 的透析液；医生指导下合理使用活性维生素 D 及其类似物、拟钙剂。伴有骨质疏松的患者使用双磷酸盐时的注意事项：无动力性骨病是使用双磷酸盐的禁忌证；同时，双磷酸盐主要经肾脏排泄，故应监测肾小球滤过率，在医生指导下根据肾小球滤过率调整用药，若使用静脉制剂，需注意水化。因此，需要嘱患者定期门诊随访，定期监测血清钙、磷、iPTH 水平，医生通过监测结果调整用药方案。

（刘杨秀）

第五节　肾移植后高尿酸血症的护理

一、肾移植后高尿酸血症的概述

高尿酸血症（hyperuricemia，HUA）是嘌呤代谢障碍引起的代谢性疾病，临床上分为原发性和继发性两大类，前者主要由先天性嘌呤代谢异常所致，常与肥胖、糖脂代谢紊乱、高血压、动脉硬化和冠心病等同时发生，后者则由某些系统性疾病或药物引起。尿酸生成过多或排泄减少导致血清尿酸（serum uric acid，SUA）浓度升高称为高尿酸血症，受性别、年龄、种族、饮食等影响。在普通人群中，高尿酸血症的发生率为 10% ～ 15%，肾移植受者中的发生率较普通人群明显升高，占受者的 40% ～ 60%。痛风是指持续性高尿酸血症引起关节析出尿酸盐结晶导致继发性关节炎。

高尿酸血症诊断标准是指在正常嘌呤饮食状态下，非同日 2 次空腹测 SUA，男性和绝经后女性 SUA ＞ 420 μmol/L，非绝经女性 SUA ＞ 360 μmol/L。

生理浓度的血尿酸是细胞外环境中有效的抗氧化剂，可清除人体中约 60% 的自由基。但高血尿酸成为细胞内的促氧化剂，通过参与合成局部血栓素使肾素－血管紧张素系统（RAS）活化、增殖并激活各种炎症因子活性等机制，导致内皮功能障碍、炎症反应，致肾脏血流动力学改变，诱发高血压和肾小球的肥厚以及刺激 RAS 等作用机制，引发肾脏和心血管疾病的发生及发展。

二、肾移植后高尿酸血症的病因

（一）尿酸排泄减少

尿酸排泄障碍是引起高尿酸血症的重要因素，包括肾小球滤过下降、肾小管重吸收增多、肾小管分泌减少以及尿酸盐（monosodium urate，MSU）结晶沉积。尿酸经肾小球滤过后，98% 在近端肾小管 S1 段主动重吸收，50% 在近端肾小管 S2 段分泌，40% ～ 44% 在近端肾小管 S3 段分泌后重吸收，只有 6% ~ 12% 通过尿液排泄出体外。引起肾移植后尿酸排泄下降的主要因素包括：肾功能不全、多囊肾、隐匿性糖尿病、高血压、饮酒、甲状旁腺功能亢进、甲状腺功能减退、药物（如利尿剂、CsA、他克莫司、乙胺丁醇、吡嗪酰胺等）。

（1）单侧肾脏：肾移植通常为单侧供肾，受者只有 1 个肾脏发挥功能，且部分受者移植肾功能并非十分正常，肾小球滤过率（glomerular filtration rate，GFR）和内生肌酐清除率（endogenous creatinine clearance rate，Ccr）低于正常或在较低水平，导致尿酸排泄下降。

（2）环孢素 A（CsA）：肾移植术后常用的 CsA 是高尿酸血症的诱发因素。CsA 具有肾毒性，主要是由于入球小动脉收缩引起的缺血障碍，继而引起 GFR 降低，表现为尿酸排泄不良，促进尿酸再吸收。

（3）他克莫司：FK506 与 CsA 同样具有肾毒性，但前者所致的高尿酸血症发生率是否低于后者尚有争议。FK506 通过引起肾血管障碍致血尿酸升高，该机制包括血管收缩、内皮素（endothelin）-1 释放增加、一氧化氮（nitric oxide，NO）生成降低等。

（4）利尿药：利尿药（袢利尿药及噻嗪类利尿药）主要由近端小管排泄，可竞争性抑制尿酸排出，导致血尿酸升高。袢利尿药及噻嗪类利尿药对多药耐药相关蛋白 4（multidrug resistance-associated protein 4，MRP4）介导的尿酸排泄的抑制作用可能在其导致 HUA 机制中起重要作用。

（二）尿酸合成增多

引起肾移植后尿酸合成增多的主要因素包括药物[硫唑嘌呤

（azathioprine，AZA）、咪唑立宾（mizoribine，MZR）]、淋巴增殖性疾病、真性红细胞增多症、横纹肌溶解、运动、饮酒、肥胖、高嘌呤饮食等。

（1）AZA：AZA 在人体内分解为 6- 巯基嘌呤（6-mercaptopurine，6-MP），从而引起细胞障碍，释放氮化合物尿酸至血液中，导致血尿酸水平上升。

（2）MZR：MZR 的主要不良反应是高尿酸血症，这与 MZR 影响嘌呤代谢有关。该药物与吗替麦考酚酯具有几乎相同的作用机制，但前者所致的高尿酸血症发生率是否高于后者仍有争议。几乎所有 MZR 引起高尿酸血症的移植受者，在降尿酸治疗后，其尿酸水平相对容易得到控制。

三　肾移植后高尿酸血症的临床表现

肾移植后患者可能新发或复发高尿酸血症。大多数肾移植受者痛风的临床特征与非移植者相似，但即使是新发痛风，其临床表现可在移植后数月内发生，有时比一般人群更严重，即发作更加频繁，伴有一个或多个关节受累，和 / 或在病程较早期就出现痛风石。

（一）无症状期

仅有波动性或持续性高尿酸血症，从血尿酸升高至症状出现可达数年至数十年，有些可终生不出现症状，但随年龄增长痛风的患病率增加，并与血尿酸水平和持续时间有关。

（二）急性痛风性关节炎期

常见的发病诱因有受寒、劳累、高蛋白高嘌呤饮食、饮酒、外伤、手术、感染等，常伴有以下特点：

（1）多在午夜或清晨突然起病，关节剧痛，呈撕裂样、刀割样或咬噬样，难以忍受；数小时内出现受累关节的红、肿、热、痛和功能障碍。

（2）单侧第一跖趾关节最常见，其次为趾、踝、膝、腕、指、肘关节。

（3）常呈自限性，多于数天或2周内自行缓解，受累关节局部皮肤脱屑和瘙痒。

（4）关节液或皮下痛风石抽吸物中发现双折光的针形尿酸盐结晶。

（5）秋水仙碱可迅速缓解关节症状。

（6）可伴有发热、高尿酸血症等，部分患者急性发作时血尿酸水平正常。

（三）慢性痛风性关节炎期

痛风石（tophus）是痛风的特征性临床表现，典型部位在耳郭，也常见于反复发作的关节周围。关节内大量沉积的痛风石可造成关节骨质破坏、关节周围组织纤维化、继发退行性改变等，表现为持续性关节肿痛、压痛、畸形、关节功能障碍。

（四）肾脏病变

（1）痛风性肾病：起病隐匿，早期仅有间歇性蛋白尿，随着病情发展呈持续性，伴有肾浓缩功能受损时夜尿增多，晚期可出现肾功能不全，表现为水肿、高血压、血尿素氮和肌酐升高。少数表现为急性肾功能不全，出现少尿或无尿。

（2）尿酸性肾石病：10% ~ 25% 的痛风患者肾脏有尿酸结石，呈泥沙样，常无症状，结石较大者可发生肾绞痛、血尿。引起梗阻时导致肾积水、肾盂肾炎、肾积脓或肾周围炎，甚至急性肾功能不全。

（五）眼部病变

肥胖痛风患者常反复发生睑缘炎，在眼睑皮下组织中出现痛风石，可逐渐长大、破溃，形成溃疡，使白色尿酸盐排出。部分患者可出现反复发作性结膜炎、角膜炎、巩膜炎及虹膜睫状体炎。

（六）相关检查

（1）血尿酸测定：普通男性和绝经后女性正常血尿酸水平为150 ~ 380 μmol/L（2.5 ~ 6.4 mg/dl），普通女性正常血尿酸水平为100 ~ 300 μmol/L（1.6 ~ 5.0 mg/dl）。高尿酸血症急性发作期的血液检查结果可能会显示出炎症性的非特异性改变，中性白细胞增多和/或红细胞沉降率（erythrocyte sedimentation rate，ESR）升高或C反应蛋白（C-reactive protein，CRP）升高较常见。但其他急性关节炎也有这些表现，血尿酸水平可能升高、正常或降低。血尿酸存在较大波动，应反复监测。

（2）尿尿酸测定：限制嘌呤饮食5天后，每日尿酸排出量超过3.57 mmol（600 mg），可认为尿酸生成增多。

（3）滑囊液或痛风石内容物检查：偏振光显微镜下可见针形尿酸盐结晶。

（4）X线检查：急性关节炎期可见非特征性软组织肿胀；慢性期或反复发作后可见软骨缘破坏，关节面不规则，特征性改变为穿凿样、虫蚀样圆形或弧形的骨质透亮缺损。

（5）电子计算机X线体层显像（CT）与磁共振显像（MRI）检查：CT扫描受累部位可见不均匀的斑点状高密度痛风石影像；MRI的

T_1 和 T2 加权图像呈斑点状低信号。

四、肾移植后高尿酸血症的预防与治疗

与一般人群不同，肾移植术后 HUA 患者治疗时必须考虑其免疫抑制剂的使用情况、移植肾的功能状况、血糖和血脂代谢的情况等，才能获得较好的预后。

（一）预防

高尿酸血症和痛风常伴有一种或多种重要病症，如高血压、肥胖、糖尿病、高脂血症（代谢综合征或胰岛素抵抗综合征的组成部分）、动脉粥样硬化和酒精滥用。营养和生活方式的干预，例如达到理想的体重、限制饮酒、改变饮食摄入量及结构，既有利于改善肾移植术后多种并发症，更有利于控制高尿酸血症。

（二）高尿酸血症的治疗

1. 降尿酸药物

1）抑制尿酸生成的药物

（1）别嘌呤醇（allopurinol）：在嘌呤代谢过程的最终阶段阻碍黄嘌呤氧化酶（xanthineoxidase，XO）的作用，从而抑制尿酸产生。同时，别嘌醇的氧化剂——羟嘌呤醇（oxypurinol）也具有强大的黄嘌呤氧化酶阻碍作用。由于羟嘌呤醇通过肾脏排泄，当患者肾功能低下时可出现积聚，必须减少羟嘌呤醇剂量。别嘌呤醇阻碍肝脏代谢酶 CYP3A4 活性，致使 CsA 的血药浓度上升，因此两者合用时必须慎重。硫唑嘌呤（AZA）的代谢酶为黄嘌呤氧化酶，别嘌呤醇通过阻断该酶的活性抑制 AZA 的代谢，从而造成后者血药浓度升高，因此，两者禁忌联合使用。当使用别嘌醇效果不明显时，不宜增加其剂

量，而应考虑联合使用促进尿酸排泄的药物。重度移植肾功能不全者禁用。

（2）非布司他（febuxostat）：通过与氧化型和还原型 XO 结合，抑制 XO 活性，减少尿酸生成，其抑制作用具有选择性，不影响其他嘌呤和嘧啶的合成。抑制尿酸合成作用较别嘌呤醇强，作用时间较长，49% 是通过肾脏排泄，45% 通过肝脏代谢并从粪便排泄，因此轻中度肾功能减退患者无须调整剂量。同样，该药忌与硫唑嘌呤联合使用。肾功能低下者可在不调整用量的情况下使用非布司他。严重肝功能损伤者慎用，注意个别患者也发生过敏反应。

（3）托匹司他（topiroxostat）：与非布司他结合位点相同。该药 100% 经肝代谢，代谢产物随胆汁排泄，肾脏安全性较高。

2）促进尿酸排泄的药物

该类药物主要通过抑制尿酸盐阴离子转运体 1（URAT1）发挥作用，从而抑制尿酸盐在肾小管的主动重吸收，增加尿酸盐的排泄。在使用这些药物时要注意多饮水（2 000 ml/d 以上）和碱化尿液，尿液 pH 值控制在 6.2 ~ 6.9，24 小时 UUA 排泄率不宜超过 4 200 μmol/（1.73 · m^2）。

（1）苯溴马隆（benzbromarone）：其降尿酸作用强，肝功能障碍发生率较低，但有肝功能损伤的报道，所以在开始服药 6 个月内要定期检查肝功能。该药阻碍肝脏代谢酶 CYP2C9 活性，对华法林（warfarin）具有增强作用，应予以注意，eGFR 降低者慎用，肾结石和急性尿酸性肾病患者禁用。

（2）丙磺舒（probenecid）：其是较早投入使用的药物，需注意该药与多种药物的相互作用，目前临床已较少使用。该药与免疫抑制剂无相互作用，但对中度以上的肾功能障碍者效果一般。

（3）氯沙坦（losartan）：该药为血管紧张素 Ⅱ 受体拮抗剂

（angiotensin Ⅱ receptor blocker，ARB），本为降压药，但其可对URAT1产生作用，促进尿酸排泄，从而实现降尿酸作用。由于其他的ARB药物并不具备此作用，因此该药常适合并发HUA的高血压患者。此外，由于高尿酸血症通过RAS促进血压升高和肾内血管病变，因此对肾移植后合并高尿酸血症与高血压的肾移植受者亦应优先考虑该药。相比其他降尿酸药物，该药降尿酸效果较弱，因此用药效果不明显时应与其他药物合用。

（4）非诺贝特：该药为临床常用的调整血脂药物，可改善脂质代谢，促进尿酸排泄。该药降尿酸效果比氯沙坦稍强，因此，常用于高尿酸血症合并高脂血症的病例。肾功能障碍者禁用。该药突出特点是与CsA合用会造成严重的肾功能损伤，应予以特别注意。

（三）痛风发作时的治疗

（1）糖皮质激素：大多数肾移植受者的一线治疗首选口服糖皮质激素（如泼尼松或泼尼松龙），主要是因为其在中至重度肾功能受损患者中安全性较好。

（2）秋水仙碱：秋水仙碱与CsA两者均可抑制P糖蛋白的活性。因此，使用CsA的受者存在秋水仙碱血药浓度上升的可能性，进而容易引起肌肉神经障碍或全血细胞减少症，须注意监测。

（3）非甾体抗炎类药物（NSAIDS）：其可能严重损害移植肾功能，导致急性肾功能障碍，因此肾移植后尽可能避免使用。

五、肾移植后高尿酸血症的护理

1. 健康宣教

高尿酸血症和痛风是一种终身性疾病。高尿酸血症与肾脏疾病、动脉粥样硬化、原发性高血压、脑卒中等的发生和死亡等呈独立正相关。肾移植受者的移植肾功能非常有限，且常伴有高血压、动脉粥样硬化等，长期高尿酸血症可影响移植肾长期存活，并增加心血管疾病的发病风险。因此，积极控制与高尿酸血症相关的危险因素，科学管理高尿酸血症对于移植肾和移植受者的长期存活具有临床意义。

2. 用药护理

慎用抑制尿酸排泄的药物如噻嗪类利尿药等；若在痛风发作时开始服用降尿酸药，会使病情恶化；若已经开始服用降尿酸药，原则上无须中止服用，可配合秋水仙碱、NSAIDs、肾上腺皮质激素等药物进行治疗。痛风发作的关节在穿刺后可能发生化脓性关节炎或类固醇诱发性关节炎，后者是注入肾上腺皮质激素药剂的晶体造成的，必须予以注意。痛风关节炎症状减轻后应停止使用非甾体抗炎类药物。

3. 饮食护理

避免高嘌呤饮食如动物内脏，控制肉类、海鲜和豆类等摄入，严格戒饮各种酒类，尤其是啤酒和黄酒；肥胖者，采用低热量、平衡膳食，增加运动量，以达到理想体重；在肾功正常的情况下，保证充分饮水，以保持每日尿量 2 000 ml 以上；避免使用升高血尿酸的药物。应避免经常摄入含糖饮料和食物以及含有果糖的饮料。有研究显示，痛风的发生风险会随膳食中肉类和鱼类的摄入量增加而升高。相反，摄入乳制品，特别是低脂乳制品，痛风风险会大幅降低。

4. 病情监测

定期监测血尿酸、尿尿酸、尿液 pH 值、肝肾功能。做好临床体征和症状的监测。

（刘杨秀）

第六节　肾移植后贫血的护理

贫血不仅在慢性肾脏病人群中发病率高，而且贫血的发生率随着肾功能的下降逐渐增加。同非肾移植患者的贫血一样，肾移植后贫血同样是影响受者存活和发生心血管事件的高危因素。

一、肾移植术后贫血的概述

肾移植后贫血是肾移植术后的常见并发症，通常是指肾移植后发生的所有贫血现象。2012 年，改善全球肾脏病预后组织（KDIGO）肾移植指南对肾移植后贫血的诊断标准为：成年男性血红蛋白低于 130 g/L，女性低于 120 g/L。我国贫血诊断标准为：成年男性血红蛋白低于 120 g/L，女性低于 110 g/L。根据血红蛋白的浓度可将贫血按严重程度划分为四个等级，见表 11–3。贫血的发生与移植后肾功能状况密切相关，随着移植后时间的推移，移植肾功能减退，贫血发生率逐渐增高，因此各研究报道的发生率也不尽相同。有研究表明，术后 6 个月和 12 个月贫血发生率分别为 35.5% 和 25.0%；一年以后发病率随时间推移而逐渐增高；术后 3 年、5 年和 10 年的肾移植受者贫血发生率分别为 35.5%、41.5% 和 93.2%。根据肾移植后贫血发生的时间，将其分为移植后早期贫血（＜ 6 个月）和移植后晚期贫血（＞ 6 个月）。

表 11-3 贫血严重度的划分标准

贫血的严重程度	血红蛋白浓度	临床表现
轻度	> 90 g/L	症状轻微
中度	60 ~ 90 g/L	活动后感心悸、气促
重度	30 ~ 59 g/L	静息状态下仍感心悸、气促
极重度	< 30 g/L	常并发贫血性心脏病

肾移植后长期贫血可引起循环系统高动力性改变，导致心脏长期超负荷工作且心肌缺血，使心脏结构改变、心律失常，严重时出现充血性心力衰竭，是肾移植受者术后死亡的独立危险因素。严重贫血引起的充血性心力衰竭，心脏有效泵血减少，肾脏灌注不足加之血液本身携带氧气的能力减弱，长期缺氧刺激使肾小管肥大萎缩、间质炎症纤维化，引起慢性移植肾病改变。贫血患者生存质量往往受到影响，出现慢性疲劳、活动耐力差、认知功能减退、生存时间缩短等。

二、肾移植后贫血的病因

（1）移植后肾功能减退和肾功能延迟恢复：肾功能减退是导致肾移植后贫血的最重要的因素，随着时间的推移，贫血发生率增加，而且与血清肌酐水平呈正相关。当肾功能延迟恢复时，移植肾促红细胞生成素（EPO）的分泌第一次高峰在 4 天内出现，但第二次 EPO 峰值发生时间较晚，贫血的纠正也推迟。

（2）免疫抑制剂的使用：移植后使用的很多免疫抑制药物都有潜在的骨髓抑制作用，硫唑嘌呤、麦可酚酸酯、西罗莫司的使用常与移植后贫血相关，并且在移植后早期和晚期均可发生。硫唑嘌呤和麦可酚酸酯除骨髓抑制作用外，还导致单纯红细胞贫血。西罗莫司的抗增生作用也可能与贫血发生相关。

（3）促红细胞生成素（EPO）的生成减少或抵抗：移植肾功能不全，则 EPO 生成减少，移植肾功能延迟恢复的患者，虽可见 EPO 的早期峰值，但不伴随血红蛋白水平的增高，而且很快又回到原有水平。如果伴慢性炎症、甲状旁腺功能亢进，会致 EPO 抵抗。移植后肾功能快速恢复的患者，EPO 将在 1 ~ 3 天上升，并在数周内维持较高水平。

（4）排斥反应：尤其是移植后早期发生的排斥反应，可造成患者 EPO 早期分泌高峰后迅速下降，但如果急性排斥反应得以控制，EPO 分泌还是可以恢复的。排斥反应相关的炎症反应加重移植术后的贫血，发生排斥反应时，多种因素影响血红蛋白的转录与合成，并且铁和叶酸的结合与转运也下降。

（5）原发肾脏疾病：溶血尿毒症综合征或血栓形成性微血管病变则复发概率较大，贫血发生概率也较大。原发病为多囊肾的患者，移植后贫血发生率低。

（6）营养缺乏：研究发现，血清转铁蛋白、人血白蛋白等营养指标均与患者血红蛋白呈正相关。移植后短期内，血红蛋白的恢复常伴血清铁蛋白水平的降低，提示铁储备相对不足。患者铁的缺乏在胃肠疾病或营养不良时更易发生。

（7）血管紧张素转换酶抑制剂（ACEI）和血管紧张素Ⅱ受体拮抗剂（ARB）：ACEI 和 ARB 在移植患者具有肾脏保护和心脏保护的作用，因而使用率越来越高，能有效用于治疗移植后红细胞增多症。ACEI 和 ARB 类药物对促红细胞生成素（EPO）有剂量依赖性的抑制作用，因而 ACEI 和 ARB 类药物的使用可能与移植后贫血有关。

（8）感染及炎症状态：移植后免疫抑制状态导致受者易感染细小病毒 B19，可导致再生障碍性贫血。长期反复的急慢性或隐性非特异性感染也是造成贫血的重要原因。

（9）其他：早期外科并发症，如出血、尿瘘和手术伤口愈合延迟；长期应用抗病毒药物（如更昔洛韦）可导致骨髓抑制等。

三、肾移植后贫血临床表现

由于血红蛋白含量减少，血液携氧能力下降，引起全身各组织和器官缺氧与功能障碍，是导致贫血受者一系列临床表现的病理生理基础。贫血的临床表现与贫血的严重程度、贫血发生发展的速度、个体的代偿能力及其对缺氧的耐受性（如发病年龄、有无肺及心血管疾病等）有关。

（1）一般表现：疲乏、困倦、软弱无力为贫血最常见和最早出现的症状。皮肤黏膜苍白为贫血最突出的体征。

（2）神经系统的表现：由于脑组织缺血、缺氧，无氧代谢增强，能量合成减少，患者常可出现头晕、头痛、耳鸣、眼花、失眠、多梦、记忆力下降及注意力不集中等症状，严重贫血者可出现晕厥，老年受者可出现神志模糊及精神异常的表现。

（3）呼吸系统的表现：多见于中度以上贫血的受者，主要表现为呼吸加快以及不同程度的呼吸困难。初期症状主要与机体对缺氧的代偿性反应有关。后期若并发心力衰竭导致肺瘀血，受者的呼吸困难会进一步加剧，并可出现咳嗽、咳痰等。

（4）心血管系统的表现：心悸、气促，活动后明显加重是心血管系统的主要表现，这是缺氧状态下机体交感神经活性增强，促使心率加快、心搏出量增加、血流加速的结果。长期严重贫血者，由于心脏负荷增加及心肌组织缺血、缺氧，可导致心脏功能和结构发生改变，导致贫血性心脏病，可表现为心绞痛、心律失常，甚至全心衰竭。

（5）消化系统的表现：胃肠黏膜缺氧可致消化液分泌减少和胃肠功能紊乱，可表现为食欲不振、恶心、胃肠胀气、腹泻、便秘、舌炎和口腔黏膜炎等。

（6）泌尿生殖系统：由于肾脏、生殖系统缺氧，部分受者可出现轻度蛋白尿及尿浓缩功能减退，表现为夜尿增多，或者出现移植肾功能的减退。女性受者可出现月经失调，男性受者可出现性功能减退。

（7）其他：严重贫血者，部分受者可出现低热，创口愈合较慢，容易并发各种感染，偶见眼底苍白及视网膜出血。

四、肾移植术后贫血的治疗

1. 诊断性评估肾移植受者的贫血原因

首先需要了解肾功能，根据肾功能情况大致评估贫血的程度，再测定血清铁蛋白和转铁蛋白饱和度、维生素 B_{12} 和叶酸水平，了解受者合成血红蛋白原料是否充足。根据检查结果决定是否需要补充原料及计划给予 EPO 的剂量。若按照常规 EPO 最大剂量补充，且无原料不足及外科性出血，但血红蛋白仍不能达到目标值，需考虑 EPO 抵抗，测定 EPO 水平协助诊断；鉴于移植术后贫血的原因繁多，需要排除最常见原因如完善红细胞形态、Coomb’s 试验排除溶血性贫血，测定甲状旁腺激素水平了解是否有甲状旁腺功能亢进等；完善骨髓学检查及病毒学监测，了解是否有纯红细胞再生障碍，明确病因后再进行相应治疗。

2. 红细胞生成刺激剂（ESAs）治疗

《肾性贫血诊断与治疗中国专家共识（2014 修订版）》指出：成

人 Hb < 100 g/L 时开始 ESAs 治疗，治疗的靶目标是 Hb ≥ 110 g/L，但不推荐 Hb 维持≥ 130 g/L，以免增加心血管事件的风险。患儿治疗应更加积极，建议在 Hb < 110 g/L 即开始治疗，治疗的靶目标是 110 ~ 120 g/L。依据受者年龄、ESAs 治疗时间长短、生理需求以及是否并发其他心血管疾病等状况进行药物剂量的调整。常用的 ESAs 包括 EPO、达依泊汀 – α 等。

3. 铁剂及维生素 B_{12} 和叶酸的治疗

铁是合成血红蛋白的基本原料，铁缺乏是导致红细胞生成刺激剂（ESAs）治疗反应差的主要原因。使用 ESAs 纠正贫血的同时往往需要同时补充铁剂，因为肾移植后随着内环境的改善、造血功能的恢复，体内储存铁大量消耗，引起铁缺乏。有效的铁剂补充可以改善贫血，减少 ESAs 的剂量。有些受者不使用 ESAs 也能改善贫血。《肾性贫血诊断与治疗中国专家共识（2014 修订版）》指出：当转铁蛋白饱和度（TSAT）≤ 30% 且铁蛋白≤ 500 μg/L 时，可根据受者情况采用口服铁剂或静脉补铁治疗。开始静脉铁剂治疗时，应有专业医护人员进行监护；在补充铁剂的同时，也要注意是否需要叶酸和维生素 B_{12} 的补充。有全身活动性感染时，禁用静脉铁剂治疗。

4. 输血治疗

《KDIGO 肾移植后贫血指南（2012）》和《肾性贫血诊断与治疗中国专家共识（2014 修订版）》均指出：对于肾移植后贫血受者，在病情允许的情况下应尽量避免输注红细胞，减少输血反应的风险，如必须输血，红细胞成分首选去白细胞红细胞悬液，减少输入性抗原。红细胞成分输血的指征应遵循输血法及受者的具体情况，包括：①已出现贫血相关症状及体征的严重贫血者，如急性失血致血流动力学不稳定者；②手术失血需要补充血容量者、伴慢性失血的 ESAs 不敏感患者。红细胞成分输血时应遵从以下原则：①确定贫血的性质及纠正的可能性，使可纠正的贫血得到相应的治疗；②确定通过红细胞成分输血可以减轻相应症状及体征，如果输注红细胞不能逆转症状及体征，则不要输血。

5. 特异性治疗

一般性治疗能改善大多数肾移植受者的贫血状况，但针对免疫抑制剂、病毒感染及与 EPO 相关的病因引起的纯红细胞再生障碍，还有特异性的治疗方法，包括环孢素 A、大剂量免疫球蛋白、糖皮质激素等免疫相关治疗。临床实证显示环孢素 A 联合大剂量丙种球蛋白治疗效果较好。

五、肾移植后贫血的护理

1. 健康宣教

指导肾移植和肾移植后贫血相关疾病的病因、症状、危害、预后及自我管理的知识，提高受者及其家属对疾病的认识及诊治的依从性，促使受者积极主动地配合疾病的治疗与护理活动。加强对受者自我病情监测宣教，包括对贫血、出血、感染的症状和药物不良反应等的监测，具体表现为头晕、头痛、心悸、气促等症状，生命体征改变与皮肤黏膜的表现。若有上述症状或体征出现或在原发基础上加重，提示有病情恶化的可能，应及时就医。

2. 饮食护理

一般给予高蛋白、高维生素、易消化食物，目的是加强营养，以改善受者的全身状况。主要措施包括：

（1）需要纠正不良的饮食习惯：食物是机体内铁的重要来源，不良的饮食习惯，如偏食或挑食，是导致铁摄入不足的主要原因。应指导受者均衡饮食，避免偏食或挑食，养成良好的进食习惯，定时、定量，细嚼慢咽，必要时可少量多餐，尽可能减少刺激性过强食物的摄入。

（2）增加含铁丰富食物的摄取：在肾功能恢复正常的情况下，鼓励多吃含铁丰富且吸收率较高的食物（如动物肉类、肝脏、血、蛋黄、海带与黑木耳等）或铁强化食物。

（3）促进食物铁的吸收：为增加食物铁的吸收，在提倡均衡饮食的同时，还应指导受者多吃富含维生素 C 的食物，也可加服维生素 C；尽可能避免同时进食或饮用可减少食物铁吸收的食物或饮料。

（4）改善食欲：对于胃肠道症状明显或吸收不良的受者，如出现食欲降低、腹胀，可建议其少量多餐、细嚼慢咽，进食温凉、清淡的软食。

3. 活动指导

指导受者根据贫血程度、心肺功能情况进行适度活动。与受者一起制订休息与活动计划，逐步提高受者的活动耐力水平。轻度贫血者，无须做太多限制，但要注意休息，避免过度劳累；中度贫血者，增加卧床休息时间，若病情允许，可鼓励受者生活自理，活动量以不加重症状为度，并指导受者在活动中进行自我监测，若脉搏≥ 100 次 / 分或出现明显心悸、气促时，应停止活动，防止跌倒。重度贫血者缺氧症状明显时，应采取舒适体位卧床休息，以达到减少回心血量、增加肺泡通气量的目的，从而缓解受者的呼吸困难或缺氧症状，待病情好转后再逐渐增加活动量。

4. 用药护理

向受者及家属做好药物知识指导，包含所用药物的名称、作用、使用方法、剂量、药物副作用和注意事项等，并有相应的书面指导材料。

（1）口服铁剂的应用与指导：强调要按时、按量、按疗程服药，切勿自行增减药量，定期复查相关实验室指标，以保证有效治疗、补足储存铁，避免药物过量而引起中毒或相关病变的发生。口服铁剂的常见不良反应有恶心、呕吐、胃部不适和排黑便等胃肠道反应，因此建议在饭后或餐中服用以减轻不良反应。应避免铁剂与牛奶、茶、咖啡、抗酸药（如碳酸钙和硫酸镁）以及 H_2 受体拮抗剂同服，降低铁的吸收。为促进铁的吸收，可服用维生素 C、乳酸或稀盐酸等酸性药物或食物。口服液体铁剂时须使用吸管，如果口服片剂铁剂，应将药物放在舌面上，直接用水送服，避免咀嚼，铁剂勿直接接触牙齿，避免牙齿染色。服铁剂期间，粪便会变成黑色，停服铁剂后此症状就会消失，应做好解释，以消除患者的顾虑。

（2）注射铁剂的护理：常见不良反应有注射局部肿痛、硬结形成，皮肤发黑和过敏反应。过敏时常表现为脸色潮红、头痛、肌肉关节痛和荨麻疹，严重者可出现过敏性休克。为减少或避免局部疼痛与硬结形成，注射铁剂应采用深部肌内注射法，并经常更换注射部位。为避免药液溢出而引起皮肤染色，可采取以下措施：不在皮肤暴露部位注射；抽取药液后，更换注射针头；采用“Z”形注射法或留空气注射法。

（3）静脉输血的护理：《KDIGO 肾移植后贫血指南（2012）》和《肾性贫血诊断与治疗中国专家共识（2014 修订版）》均指出，对于肾移植后贫血受者，在病情允许的情况下应尽量避免输注红细胞，减少输血反应的风险。确需输血时，应注意控制输注速度，严重贫血者输入速度应低于每小时 1 ml/kg，以防止心脏负荷过重而诱发心力衰竭。同时还需加强监测，及时发现和处理输血反应。

5. 吸氧护理

严重贫血受者应予常规氧气吸入，以改善组织缺氧症状，并监测血氧饱和情况、血气分析，观察受者吸氧后症状改善情况。

6. 骨髓抑制的护理

加强保护措施，预防感染，避免诱发或加重出血，去除一切可能导致骨髓损伤或抑制的因素。遵医嘱用药控制感染、出血和纠正贫血。密切监测体温，做好血液、尿液、粪便与痰液的细菌培养和药敏试验。有感染倾向者，应采取措施预防感染。预防呼吸道感染，保持空气清新；定期消毒物品表面；秋冬季节注意保暖，防止受凉；限制探视人次；粒细胞绝对值≤ 0.5×10^9/L 时，做好保护性隔离。加强口腔护理，预防口腔感染的发生，督促受者做好口腔清洁卫生，发生真菌感染时，可用 2.5% 制霉菌素或碳酸氢钠液含漱。保持皮肤清洁、干燥，勤沐浴、更衣和更换床上用品，定时翻身，预防压力性损伤和皮肤感染。睡前、便后用 1 ∶ 5 000 高锰酸钾溶液坐浴 15 ~ 20 分钟，保持大便通畅，预防肛周感染。遵医嘱输注浓缩粒细胞悬液，增强机体的抗感染能力。遵医嘱正确应用抗生素，调整免疫抑制剂、雄激素等药物，注意药物疗效及其不良反应的观察与预防。

7. 病情监测

①全血细胞计数（CBC），包括血红蛋白浓度、红细胞指标［包括平均红细胞体积（MCV）、平均红细胞血红蛋白量（MCH）、平均血红蛋白浓度（MCHC）］、白细胞计数和分类、血小板计数。②网织红细胞计数。③铁储备和铁利用指标，包括血清铁蛋白浓度、转铁蛋白饱和度。④必要时进行 EPO 水平、维生素 B_{12}、叶酸、骨髓穿刺、粪便隐血等项目的检查。

（刘坤）

第七节　肾移植后消化道菌群失调的护理

一、肾移植后消化道菌群失调概述

在人体肠道中栖息着超过 100 万亿个微生物，1 000 种以上的细菌主要由拟杆菌门、厚壁菌门、变形菌门、放线菌门及疣微菌门构成，其中拟杆菌门和厚壁菌门占 90%，且约 70% 的微生物在结肠中定植，其中每克肠内容物细菌含量高达 1 012 CFU。其与宿主相互制约、相互依赖，在动态中保持平衡稳态，不仅能帮助人体从食物中吸收营养、合成维生素，还作为一个整体参与了保护宿主对抗病原微生物、免疫调节及内分泌代谢等多种病理生理过程。

消化道菌群失调又称为肠道菌群失衡（imbalance of gut microbiota），指由于肠道菌群组成改变，细菌代谢活性变化或菌群在局部分布变化而引起的失衡状态，表现为肠道菌群在种类、数量、比例、定位转移（移位）和生物学特性上的变化。菌群失调影响因素较多，如年龄、环境、饮食、用药等。目前，关于肠道菌群与肾移植的复杂相互作用的报道和研究很少，故尚缺少肾移植术后肠道菌群失调的相关流行病学数据。

二、肾移植后肠道菌群失调的病因

肠道菌群种类繁杂，包括细菌、古菌、酵母菌和丝状真菌等。

有研究显示，肾移植患者与CKD患者肠道菌群结构相似，菟丝子科、漆树科、芸香科和粪杆菌的丰度显著降低。与健康对照组相比，肾移植和CKD患者中类杆菌、蛋白杆菌、梭形杆菌和肠杆菌科的丰度均有所增加。引起肾移植后肠道菌群失调的原因较多且复杂。

（1）药物。肾移植术后受者长期应用多种药物，如糖皮质激素和免疫抑制剂等，导致胃肠道黏膜损伤、便秘、胃肠道内环境发生改变，进而导致肠道菌群失调。

（2）饮食中纤维素减少。肾功能恢复延迟的受者为避免高钾血症而减少蔬菜和水果的摄入，导致饮食中纤维素减少，肠道内纤维素和蛋白质比例失调，分解蛋白质的细菌增加，从而导致菌群失调。

（3）结肠排空时间延长。多种因素如原发性肾脏病及并发症、生活方式、饮食限制、磷结合剂等，均可导致结肠排空时间延长，蛋白质同化受损，肠蠕动减慢，导致未消化的蛋白质、氨基酸在肠腔内潴留，有利于水解蛋白质的细菌增殖，通过发酵产生更多的有毒代谢物，使含氮物质在肠腔内潴留，引起菌群失调。

（4）尿毒症毒素增加。肾功异常患者大量尿毒症毒素均可以导致肠道菌群结构和/或丰度的改变。高浓度尿素扩散入肠腔，经肠内细菌尿素酶的作用形成氨，导致肠道pH值改变；同时，结肠代替肾脏成为尿素、尿酸和草酸盐排泄的主要部位，导致局部生化环境改变，从而导致肠道菌群失调。

（5）Pahl和Vaziri于2015年提出了“慢性肾脏病–结肠轴”学说，认为CKD患者在疾病进展过程中会出现肠道菌群失调，可导致肠源性尿毒素增多，在血液中蓄积，加重肾功能恶化。两者相互作用，形成恶性循环。

（6）由于透析患者血管通路和其他感染问题，抗生素的频繁使用会影响肠道菌群的组成。此外，几乎所有的肾移植患者术后均预防性使用抗生素，因此可能导致肠道菌群失调。

三、肾移植后消化道菌群失调的临床表现

消化道菌群失调的临床表现主要为腹泻、腹胀、腹痛、腹部不适，少数伴发热、恶心、呕吐，并产生水和电解质紊乱、低蛋白血症，重症患者可出现休克症状。按照肠道微生态失衡的程度可以分为三度：①轻度失衡，也称潜伏型微生态失衡，只能从细菌定量检查上发现菌群组成有变化，临床上无或仅有轻微表现，为可逆性改变，去除病因后可自然恢复。②中度失衡，又称为局限微生态失衡，是不可逆的，在临床上可有多种慢性疾病的表现，如慢性肠炎、慢性痢疾等。③重度失衡，也称为菌群交替症或二重感染（super-infection），肠道的原籍菌大部分被抑制，而少数菌过度繁殖，临床表现病情急且重，例如伪膜性肠炎。多发生在长期大量应用抗生素、免疫抑制剂、细胞毒性药物、激素、射线后，或患者本身患有糖尿病、恶性肿瘤、肝硬化等疾病。

消化道菌群失调的诊断根据主要包括：

（1）病史中具有能引起消化道菌群失调的原发性疾病和/或诱因。

（2）出现相关的临床表现，如腹泻、腹胀、腹痛、腹部不适等，伴或不伴发热、恶心、呕吐等症状。

（3）实验室依据：①粪便镜检球/杆菌比值（成人参考值为1：3）。但正常参考值各家报道不一，有学者建议采用康白标准

（3 ∶ 7）。②粪便菌群涂片或培养中，非正常细菌明显增多（如酵母菌、葡萄球菌和艰难梭菌），甚至占绝对优势。③粪便定量 PCR 检测双歧杆菌与肠杆菌 DNA 拷贝数的对数比值（B/E 值），即可评估肠道菌群的状况。B/E 值＞ 1 表示肠道菌群组成正常，B/E 值＜ 1 表示肠道菌群失调，B/E 值越低，提示菌群失调越严重。④粪便细菌指纹图谱等新技术检测，如肠杆菌基因重复一致序列 PCR（ERIC-PCR）指纹图动态监测，明确肠道微生态改变。

四、肾移植后消化道菌群失调的预防与治疗

（一）严格控制抗生素的使用

肾移植受者术前长期处于尿毒症期，CKD 能诱导肠道菌群改变，且通常表现为从一个分布较均匀和复杂的群落向更单一、主导更明显的群落的方向转变。积极治疗原发病，减少使用、慎用引起肠道微生态失衡的药物（制酸剂、免疫抑制剂、抗生素等）。尿毒症患者肾移植后一定程度上可改善尿毒症毒素对肠道菌群的影响。需处理好肾移植围手术期的相关影响因素，严格控制抗生素的使用种类、剂量及疗程。

（二）调整机体的免疫功能和营养不良状态

健康机体的原生菌能防止外来菌的入侵，但在饥饿、营养不良、免疫功能低下等情况下，为肠道菌群失调的发生制造了条件。因此，在快速康复理念的指导下，缩短术前及术后的空腹时间，以肠内营养为主。同时，根据不同阶段及时调整免疫抑制剂的种类及剂量，减轻免疫抑制过度引起的肠道菌群失调。

（三）合理使用微生态制剂

1. 微生态制剂的分类

微生态制剂（microbiological preparation）亦称微生态调节剂（microecological regulator），是在微生态学理论指导下所产生的一类能够调节肠道微生态失衡，保持微生态平衡，提高宿主（人、动植物）健康水平或增进健康状态的生理性活菌（微生物）制品。微生态调节剂具体包括活菌体、死菌体、菌体成分、代谢物及生长促进物质。目前，国际上将其分为三种类型，即益生菌（probiotics）、益生元（prebiotics）和合生元（synbiotics）三部分。

（1）益生菌：是指能够促进肠内菌群生态平衡，对宿主起有益作用的活的微生物制剂。研制的益生菌活菌制剂，基本原理是用人或动物正常生理菌群（生理性优势细菌、非常驻的共生菌和生理性真菌三大类），经过选种和人工繁殖，通过各种途径和剂型制成活菌制剂及其代谢产物，而发挥自然的生理作用。我国通过卫生健康委员会批准应用于人体的益生菌主要有以下种类：乳杆菌属、双歧杆菌属、肠球菌属、链球菌属、芽孢杆菌属、梭菌属、酵母菌属。

（2）益生元：是一种不被上消化道消化的营养物质，直达结肠能选择性刺激一种或数种生理性细菌生长增殖，抑制有害细菌生长，从而增进宿主健康。主要包括低聚果糖、低聚异麦芽糖、大豆低聚糖、低聚木糖、低聚半乳糖、水苏糖等数百种低聚糖类以及抗性淀粉。

（3）合生元：是指益生菌和益生元同时并存的制剂。服用后到达肠腔，可使进入的益生菌在益生元的作用下，繁殖增多，使之更好地发挥益生菌的作用。

2. 微生态制剂使用的原则

应选用从正常人体微生物群分离的益生菌，选用对抗生素没有内在耐药性的制剂更为安全。原则上不同时使用抗生素，特别是口服制剂，重症患者不能停用抗生素时，可加大微生态制剂的剂量和服药次数，与服用抗生素间隔至少 2 小时，也可联合服用益生元制剂。轻度菌群失调的患者在去除诱因的基础上，视病情决定是否使用微生态制剂；中度患者需积极合理服用微生态制剂，加强综合治疗，改善全身情况；重度菌群失调应在中度菌群失调治疗的基础上，使用针对二重感染的病原菌或条件致病菌的抗生素，纠正水、电解质紊乱和低蛋白血症，增加微生态制剂用量，使之迅速恢复正常肠道菌群平衡。

（四）粪菌移植

粪菌移植（fecal microbiota transplantation，FMT）是指将健康者粪便中的功能菌群移植至患者胃肠道中，重建肠道微生态平衡，以治疗特定肠道及肠道外疾病。粪菌移植的途径包括鼻胃管、胃镜、鼻肠管、结肠镜、灌肠等。目前尚无明确的文献报道证实何种方式最佳。Gough 等认为，移植方式的选择应取决于病变部位以及所患疾病的特点，如治疗代谢综合征倾向于经十二指肠输注等。但在临床实施中，可能结肠镜或灌肠患者更易接受。临床上使用较多的是阿姆斯特丹方案处理粪便标本及粪便量，即取供者的新鲜粪便 200 ～ 300 g 溶解于 500 ml 无菌等渗盐水中，经搅拌离心过滤后，形成均一溶液，再将新鲜粪菌液在 6 小时内注入患者的肠道中。

五、肾移植后消化道菌群失调的护理

1. 健康宣教

（1）向受者及家属介绍消化道菌群失调的相关知识、诱发因素、防治原则、治疗用药、护理要点等。

（2）告知受者养成健康、卫生的饮食习惯，如饭前、便后及时洗手；餐饮用具保持清洁。加强营养支持治疗，严格掌握禁食指征，尽量维持肠内营养，避免长期应用广谱抗生素。

（3）指导受者及家属记录每日排便的时间和次数，注意观察其大便的颜色、性状、量及气味，排便后应及时进行臀部护理。可先用柔软的纸巾擦净受者肛周的皮肤，再用温水进行清洗，保持肛周清洁干燥。

2. 相关指标监测

（1）免疫抑制血药浓度监测：肾移植术后受者应定期监测免疫抑制剂血药浓度，及时调整免疫抑制种类及剂量，以减少对肠道正常菌群的不良影响。

（2）大便检测：应该指导受者及家属观察大便性状、频次等情况。若出现以下情况需及时完善大便常规、大便菌群比、大便培养等检查，如稀便、水样泻或带黏液，大便次数明显增多，长期（≥ 2 周）使用广谱抗生素或抗真菌药物等。

3. 用药护理

对受者进行健康教育，指导受者正确规律用药，提高其对用药治疗的依从性，并监督其遵医嘱服药。注意肠道微生态制剂的剂量及频次，尤其注意抗生素与肠道微生态制剂需间隔至少 2 小时服用。

4. 饮食护理

消化道菌群失调受者应注意均衡营养，饮食原则以优质蛋白、低糖、低脂为主；忌酒、辣、油炸食品。每日给予适当的优质蛋白质食品，如酸牛奶，对多数人易于消化吸收，因含乳酸杆菌活菌，其生物活性有利于保持肠道的正常微生态环境。多食用富含纤维素和维生素的食物，保持大便通畅。受者若不能进食，可为其鼻饲易消化的流质或半流质食物，以维持正常的肠道屏障，利于肠道环境恒定，稳定正常的肠道菌群分布。

（刘杨秀）

第八节　肾移植术后恶性肿瘤的护理

一、肾移植术后恶性肿瘤的概述

肾移植术是目前国内外治疗终末期肾病有效且较成熟的治疗方式。近年来，随着移植技术水平的不断提高，新型免疫抑制剂的广泛应用，肾移植受者带肾存活时间明显延长，同时也可能伴随有各种并发症的发生，如恶性肿瘤、心血管疾病等。已有研究证实，恶性肿瘤已超过心血管疾病成为导致肾移植受者带肾死亡的最重要的因素之一。因此，应提高对肾移植术后恶性肿瘤的重视度。

有研究显示，西方国家肾移植术后受者恶性肿瘤发病率为2.7% ~ 19.7%，亚洲国家发病率为2.19% ~ 6.7%，其中，我国所报道的发病率约为2.19%。肾移植术后受者恶性肿瘤发病率是普通人群的3 ~ 4倍，男、女性患者发病率分别为普通人群的2.5和3倍。

肾移植术后并发恶性肿瘤的类型东西方差异较大，欧美国家排名前三的依次为皮肤癌、淋巴瘤和尿路上皮肿瘤；而我国以泌尿系统肿瘤最为常见，其次为消化系统肿瘤和血液系统肿瘤。但总体来说，肾移植术后恶性肿瘤患者预后均较差。

二、肾移植术后恶性肿瘤的病因

肾移植术后长期、大剂量地使用免疫抑制药物，是肾移植受者发生恶性肿瘤的主要易感因素。其他常见的易感因素还包括受者处于免疫抑制状态、病毒感染、环境因素、遗传因素、马兜铃酸、移植抗原慢性刺激、透析以及人类白细胞抗原（HLA）等。

1. 免疫抑制剂及免疫抑制状态

肾移植术后常用的免疫抑制类药物为环孢素（CsA）和他克莫司（Tac）、糖皮质激素、硫唑嘌呤（Aza）、霉酚酸酯（MMF）等，它们在保护肾脏免受排异反应的同时，也可通过干扰核糖核酸的代谢，影响组织代谢及干扰内分泌系统而发挥其免疫抑制作用，使肾移植受者长期处于免疫抑制状态，诱发肿瘤发生。

2. 病毒感染

大剂量强效免疫抑制药物的长期使用，使肾移植受者机体处于低免疫力状态，增加了病毒感染的概率，进而导致宿主细胞发生癌变。常见如 EB 病毒（EBV）、人乳头瘤病毒（HPV）、人疱疹病毒（HHV）、乙型肝炎病毒（HBV）、丙型肝炎病毒（HCV）等。

3. 环境因素和遗传因素

无论是正常人群还是肾移植受者，基因易感性和环境暴露始终都是其继发肿瘤的主要原因。以皮肤癌为例，有研究报道，IL–10 的基因多态性、IL-10 大量产生以及谷胱甘肽 S- 转移酶（GST）的多态性均与肾移植受者发生皮肤癌有关。

4. 马兜铃酸（AA）

中医治疗的处方中很多中药都含有 AA，它具有祛痰、利尿、抗感染等药理作用。但是既往大量研究发现，AA 与 DNA 片段特异性结合后形成的 AA-DNA 结合物，可引起 *p*53 基因突变而导致肿瘤的发生。

5. 其他因素

（1）人类白细胞抗原（HLA）：HLA 可协助肿瘤细胞逃避机体的正常免疫监视，从而导致肿瘤的发生与发展。有研究显示，HLA-B18 等位基因、HLA-A4 等位基因在肝癌患者中显著增高。

（2）移植抗原慢性刺激：对于肾移植受者来说，移植肾是外来抗原来源，它能够持续地刺激肾移植受者的淋巴系统增生。同时，由于受者处于免疫抑制状态，不能够产生有效的免疫反馈，导致受者淋巴细胞增生失调，致癌病毒大量增殖，从而导致肿瘤的发生。

（3）透析：肾移植受者在行肾移植术前往往有长期血液透析史，血液透析过程中所应用的部分透析膜本身具有化学致癌作用。透析治疗会导致继发性多囊肾萎缩，这也容易引起癌症发生。

三、肾移植术后常见恶性肿瘤及临床表现

肾移植术后并发的恶性肿瘤类型东西方差异较大，我国肾移植术后受者并发恶性肿瘤前十位依次为尿路上皮细胞癌、肝细胞癌、胃肠道肿瘤、肾细胞癌、淋巴瘤、肺癌、乳腺癌、皮肤癌、卡波西肉瘤和宫颈癌（见表 11-4）。

表 11–4　我国肾移植术后受者并发恶性肿瘤及主要临床表现

肿瘤名称	主要临床表现及检查
尿路上皮细胞癌	多数以肉眼或镜下血尿为首发症状
肝细胞癌	食欲不振、消瘦伴或不伴右上腹不适等，血 AFP 升高，B 超发现肝脏占位，进一步行 CT 或 MRI，最终以病理活检确诊
胃肠道肿瘤	腹部不适，恶心、呕吐等消化道症状，排便异常，胃肠镜取组织行病理活检确诊
肾细胞癌	小肾癌（＜ 5 cm）多无症状，大肾癌（≥ 5 cm）表现为血尿、腹痛等，CT、MRI 可更早发现病变
淋巴瘤	慢性进行性无痛性淋巴结肿大，伴发热、盗汗等，组织病理检查可见到诊断性的 R–S 细胞
肺癌	咳嗽、咳痰、痰中带血等，CT 检查，组织活检确诊
乳腺癌	无痛肿块、边界不清、活动度差，彩超及钼靶辅助诊断
皮肤癌	出血、溃疡，合并感染有脓液，伴恶臭、疼痛等，组织病理检查确诊
卡波西肉瘤	多见于男性，表现为腿部血管瘤样病变，淋巴水肿，90% 为皮肤或黏膜病变
宫颈癌	早期常无症状体征，中晚期可有阴道流血、排液、接触性出血等

四、肾移植术后恶性肿瘤的预防与治疗

为预防肾移植术后肿瘤的发生，多项研究显示，在免疫抑制剂的使用方面可作如下调整：①减少免疫抑制药物的剂量至原剂量的 1/2 ～ 2/3，需对受者进行个体化评估，根据受者情况减停药物；②更换免疫抑制剂，可考虑把 CNI 换为哺乳动物西罗莫司靶蛋白（mammalian target of rapamycin，mTOR）抑制剂，如西罗莫司，需评估排异风险与 mTOR 抑制剂药物的不良反应。此外，还有研究建议以下方式：①定期行 CD4/CD8 比值测定，评估免疫功能，维持免疫功能稳定；②定期进行 B 超、常规肿瘤指标筛查；③男性受者定期进行肛诊和外生殖器检查，每 2 个月化验 1 次尿常规，出现血尿时尽快行泌尿系 B 超、静脉肾盂造影（IVP）等检查进行肿瘤早期筛查；

④肾移植后 3 ~ 6 个月对原泌尿系统及前列腺等器官进行 1 次检查，若出现原肾积水需进一步做超声、CT 等检查，泌尿系统反复感染者行早期筛查等。

肾移植术后肿瘤患者总的治疗原则是早期诊断 + 根治性手术，辅以放疗、化疗及免疫治疗的综合性治疗，同时这也是提高其生存率的关键所在。通常情况下，实体瘤以手术治疗为主，辅以化疗和 / 或放疗；淋巴系统肿瘤以化疗为主。由于患者移植肾功能和免疫状态的原因，尽量不选用全身化疗及免疫增强等治疗方式。

五、肾移植术后恶性肿瘤的护理

1. 健康宣教

与普通人群相比，肾移植术后受者的恶性肿瘤发生率明显更高。移植术前肿瘤、癌前病变筛查是关键，肾移植受者术后规范、完善的复查是重点，严密监测、筛查，做到肿瘤早诊断、早治疗。

2. 相关指标监测

监测受者生命体征、尿量，定期复查血常规、生化指标等，观察受者是否有排异反应；定期监测免疫抑制剂的血药浓度，一般移植术后 1 个月内每周 2 次，3 个月内每周 1 次，3 ~ 6 个月每 2 周 1 次，6 ~ 12 个月每月 1 次，1 年以后每年 4 次；定期监测移植肾功能，定期行 CD4/CD8 比值测定，评估免疫功能；定期进行 B 超、常规肿瘤指标监测；男性受者建议每 2 月化验 1 次尿常规，出现血尿时需尽快行泌尿系统 B 超、IVP 等检查；肾移植术后受者若监测到其他异常情况，则进一步行超声、CT、内镜或其他相关检查。

3. 用药护理

肾移植术后恶性肿瘤患者可因为治疗或者躯体症状等，服用一些对症药物，除了对这些治疗性及对症药物进行常规护理和不良反应监测外，应特别注意使用免疫抑制剂的护理。如化疗呕吐患者，除常规止吐外，应特别考虑与饮食或免疫抑制剂的使用时间安排，以保证免疫抑制剂的有效剂量；服用免疫抑制剂后，如果患者出现呕吐，则应按呕吐发生时间的早晚补服相应剂量的药物。服药 0 ~ 10 分钟呕吐加服全量药物，服药 10 ~ 30 分钟呕吐加服 1/2 剂量，服药 30 ~ 60 分钟呕吐加服 1/4 剂量，服药 60 分钟后呕吐，无须追加剂量。

4. 饮食护理

做好患者营养筛查、评估，配备临床营养师，成立多学科营养支持小组（nutrition support team，NST），充分运用营养风险筛查工具 2002（nutritional risk screening 2002，NRS 2002）和患者主观整体评估（patient-generated subjective global assessment，PG-SGA）问卷，常规、全面、动态、量化评估，根据评估结果，结合患者基本情况和治疗方案，行专业营养干预。整体上需要在日常均衡营养的基础上，适当加强营养。需注意，一般肿瘤患者因为治疗等导致血象下降，抵抗力较差等情况，很多患者自行购买灵芝、孢子粉等补品服用，但肾移植术后恶性肿瘤患者不可用中药进补，尤其不可服用如鹿茸、人参、灵芝、西洋参、黄芪、党参等中药，这些补品会干扰免疫抑制剂的作用，甚至会诱发排斥反应。

5. 放疗护理

放疗是利用一种或多种电离辐射对恶性肿瘤及一些良性病变进行的局部治疗，主要是电离辐射。国内对于单独的肾移植术后恶性肿瘤放疗特色性的护理报道较缺乏，一般来说，只要移植肾不在放疗照射野，对移植肾基本没有影响，主要还是按照肿瘤放疗护理常规进行护理。总的护理原则是放疗前充分沟通，避免紧张；注意改善全身情况，加强营养；改善局部情况，避免感染。其具体护理措施需要根据实际情况来定，根据肿瘤放疗的部位及类型进行护理，根据放疗中出现的不良反应，全身反应如乏力、头晕、头疼等的护理，局部反应如放射性皮肤炎症、放射性口腔黏膜炎症的护理等。注意患者血象变化，尤其是白细胞和血小板等，必要时暂停放疗。

6. 化疗护理

肾移植术后恶性肿瘤患者化疗方案与肿瘤的部位、分期、患者功能状态（PS）评分等均有密切关系。化疗护理除了考虑到化疗药物的常规护理如静脉通路护理、不同化疗药物致各系统不良反应的护理以外，尤其还需要考虑到化疗药物对移植器官的不良反应、器官功能障碍和药物间的相互作用，严密观察疗效及不良反应。

（1）静脉通路护理：肾移植术后恶性肿瘤患者化疗时，根据用药方案所涉及化疗药物，一般建议患者置入中心静脉导管，以减少静脉炎症及更严重的血管损伤，加强静脉通路的维护，重视对患者通路保护的宣教。若医护患充分沟通后，患者及家属坚决拒绝置入中心静脉导管，则应告知风险和可选用的静疗工具，签署好相关护理文书，严密观察血管及皮肤情况，鼓励患者及家属参与患者静脉通路安全管理。

（2）不良反应的护理：一般胃肠道反应、过敏反应、心脏毒性等，遵医嘱可预防性用药或做预防性心电监护监测，一旦发生，遵医嘱对症处理；但是对于肾毒性药物如铂类药物、甲氨蝶呤、血管内皮生长因子（VEGF）抑制剂贝伐单抗、免疫治疗药物等，应特别注意，需要肿瘤医生和肾移植医生共同讨论决定是否使用，如必须使用以上药物，要严密监测肾功能、免疫功能等指标，配合做好患者相关护理。

（3）预防感染：由于化疗血象下降，可导致骨髓抑制，进一步降低了免疫功能，增加了感染的风险。遵医嘱用升血象药物，观察疗效和不良反应。指导患者预防感冒，避免去人流较多的环境，注意监测体温，出现异常则通知医生，遵医嘱处理。做好消毒隔离工作，减少探视，必要时可采取保护性隔离。

（4）排斥反应的护理：排斥反应的监测与预防，尤其是化疗药物所致胃肠道反应时，应保证免疫抑制剂的用量，具体措施见本节“用药护理”；监测免疫抑制剂的血药浓度，肾移植术后受者定期监测免疫抑制剂血药浓度，具体见本节“相关指标监测”；在化疗过程中及化疗间歇期，严密监测免疫抑制剂的血药浓度并随时调整免疫抑制剂剂量；观察排斥反应，监测受者生命体征、尿量，定期复查血常规、生化指标及免疫抑制剂的血药浓度。受者出现高热、寒战、高血压、尿量少、肾区胀痛、关节酸痛等临床表现时，及时告知主管医生。

7. 心理护理

受者肾移植术后心理一直处于应激状态，一方面，要面对移植物排斥的危险；另一方面，移植术后再确诊恶性肿瘤，对受者及家属都是双重打击。在短时间内要进行肿瘤切除手术和化疗或其他治疗，受者身体、心理、经济都要承受巨大的压力。因此，肾移植术后恶性肿瘤患者心理问题更为明显，如焦虑、悲观及紧张情绪等。医护人员应针对性运用科学的评估工具，如“华西心晴指数”（HEI），及时、动态评估受者心理状况，根据评估结果，进行治疗或干预，充分发挥科室心理关爱小组的专业能力；加强与受者日常沟通，勤于观察，及时发现受者心理异常。重视受者健康教育，采用心理疏导、团体治疗等，也可推荐“同伴”教育，必要时进行心理咨询。

（许辉琼　李林娟）

参考文献

[1] 陈莉萍，蔡明，钱叶勇，等．肾移植术后患者心血管病危险因素分析 [J]. 解放军医学杂志，2014，39（9）：746–750.

[2] 朱有华，赵闻雨．导致肾移植受者并发心血管疾病的重要危险因素及干预措施 [J]. 中华器官移植杂志，2010，31（5）：259–261.

[3] 石炳毅，王振，郑慧丽，等．肾移植受者远期心脑血管疾病危险因素分析 [J]. 中国医学科学院学报，2009，31（3）：284–287.

[4] 马麟麟．中国器官移植受者的高血压诊疗指南（2015 版）[J]. 实用器官移植电子杂志，2016，4（5）：258–265.

[5] 郝芳时．肾移植术后并发心力衰竭的观察及护理体会 [J]. 吉林医学，2007，（6）：832–833.

[6] 武晴文，李昊桐，赵朵，等．山西省维持性血液透析患者预后调查（2013 年～2016 年）[J]. 肾脏病与透析肾移植杂志，2019，28（2）：119–123.

[7] Pugh D，Gallacher P J，Dhaun N.Management of Hypertension in Chronic Kidney Disease[J].Drugs，2019，79（4）：365–379.

[8] 石炳毅，贾晓伟，李宁．中国移植后糖尿病诊疗技术规范（2019 版）[J]. 器官移植，2019，10（1）：1–9.

[9] Solhjoo M，Kumar S C. New Onset Diabetes After Transplant（NODAT）[M]. StatPearls：StatPearls Publishing，2020.

[10] American Diabetes Association. 5. Lifestyle Management： Standards of Medical Care in Diabetes–2019 [J]. Diabetes Care，2019，42（Suppl 1）：S46 - S60.

[11] 杨进，张美霞，闫沛，等．肾移植后新发糖尿病危险因素的 Meta 分析 [J]. 中国组织工程研究，2019，23（15）：2450–2460.

[12] 马麟麟，石炳毅．中国实体器官移植受者血脂管理规范（2019 版）[J]. 器官移植，2019，10（2）：101–111.

[13] 诸骏仁，高润霖，赵水平，等．中国成人血脂异常防治指南（2016 年修订版）[J]. 中国循环杂志，2016，31（10）：937–953.

[14] Maricic M，Deal C，Dore R，et al.2017 American College of Rheumatology 6.Guideline for the Prevention and Treatment of Multicolored–Induced

Osteoporosis：comment on the articl-e by Buckley ET AL[J].Arthritis Care Res（Hoboken），2018，70（6）：949-950.

[15] 丁小强，冯哲，倪兆慧，等 . 中国肾脏疾病高尿酸血症诊治的实践指南（2017 版）[J]. 中华医学杂志，2017，97（25）：1927-1936.

[16] Lim A K H，Kansal A，Kanellis J.Factors associated with anaemia in kidney transplant recipients in the first year after transplantation： a cross-sectional study[J].BMC Nephrol，2018，19（1）：252.

[17] 王尊松，崔美玉，唐利军，等 . 尿毒症患者肠道菌群变化的研究 [J]. 中华肾脏病杂志，2014，30（3）：172-176.

[18] Jiyad Z，Olsen C M，Burke M T，et al.Azathioprine and Risk of Skin Cancer in Organ Transplant Recipients：Systematic Review and Meta-Analysis[J].Am J Transplant，2016，16（12）：3490-3503.

[19] 吴迪，张雅敏，沈中阳 . 实体器官移植后新发肿瘤发病机制的研究进展 [J]. 中华器官移植杂志，2017，38（7）：443-445.

[20] Hernandez-Sierra A，Rovira J，Petit A，et al.Role of HHV-8 and mTOR pathway in post-transplant Kaposi sarcoma staging[J].Transpl Int，2016，29（9）：1008-1016.

[21] 陈大进，陈江华 . 关注肾移植术后肿瘤的发生、诊断和个体化治疗 [J]. 中华医学杂志，2019，99（10）：725-727.

第十二章　肾移植受者睡眠护理

睡眠障碍（sleep disorder）是指睡眠－觉醒过程中表现出来的各种功能障碍，表现为睡眠启动与维持困难（失眠）、睡眠时间过度（嗜睡）、睡眠觉醒节律障碍和睡眠中异常活动（睡行症、夜惊、梦魇）。有研究显示，肾移植术后受者睡眠障碍发生率较高，睡眠质量总体较差，常表现为入睡困难、浅睡、昼夜睡眠颠倒等情况。肾移植术后睡眠障碍会导致病员出现生理上的疲劳、嗜睡及日间生活能力下降，而心理上可能导致病员出现不同程度的焦虑、应激等心理障碍，甚至发展成为心理疾病，出现抑郁情绪。睡眠障碍不仅不利于病员生理、心理等方面的健康，甚至影响受者的认知功能。肾移植受者的睡眠质量常常会受到药物、并发症及环境等多种因素的影响，所以睡眠障碍对肾移植术后受者的预后和整体生存质量都产生了严重的不良影响。术后受者的睡眠质量与其生存质量也息息相关，严重睡眠障碍会导致术后受者出现抑郁、焦虑、愤怒，甚至严重的孤独感。

由此可见睡眠问题将会对肾移植受者的生存质量产生负面影响，甚至对其健康恢复产生危害。本章将对于肾移植术后受者存在的各项睡眠相关问题展开分析及讨论，提出相对应的干预方法和护理措施，为医护人员对术后受者睡眠问题的处理提供参考。

第一节 肾移植受者睡眠问题

一、肾移植受者睡眠问题现状

肾移植受者术后睡眠质量总体较差，常见的睡眠障碍临床表现为嗜睡、昏睡、入睡困难、浅睡、易醒、昼夜睡眠颠倒、多梦或早醒。失眠症是肾移植受者中最常见的睡眠障碍，常表现为难以持续熟睡、难以入睡。国外 Pour-farziani 等研究显示，有 67% 的肾移植受者中存在睡眠质量差。国内张玲等对监护期肾移植术后受者睡眠进行了调查，结果显示存在睡眠障碍的受者高达 86%。Sabbatini 等通过对 301 例肾移植术后受者睡眠质量的调查发现，虽然受者拥有良好的肾功能，但其睡眠质量还是低于血液透析维持的终末期肾病患者。研究发现，与肌酐正常的受者相比，肾移植术后肌酐升高的受者更容易发生睡眠障碍问题，其睡眠质量、入睡时间、睡眠效率等方面更差。如果受者存在睡眠障碍病史，如不宁腿综合征（RLS）或周期性肢体运动障碍（PLMS），将会与失眠症的发生密切相关，常导致受者无法入睡。肾移植术后睡眠效率低易致受者疲劳、日间嗜睡情况，并与早期的负面情绪、术后生存质量及死亡率息息相关。

综上所述，肾移植受者存在的睡眠问题不容小觑，睡眠问题会影响术后的健康恢复，并对其生存质量产生负面影响。应关注每位肾移植受者的睡眠状况，作好相应评估。如果受者已出现睡眠障碍及相应的临床表现，则应针对其睡眠问题实施睡眠护理，帮助受者改善睡眠障碍，重获良好健康的睡眠质量。医务人员应当掌握睡眠障碍的类型及相应的临床表现，才能对受者的睡眠问题做出及时、正确的判断，从而更好地实施相应的护理措施。

二、睡眠障碍的分类及表现

目前常用的睡眠障碍分类标准主要有三大诊断系统，分别是2014年美国睡眠医学会（AASM）发布的第三版本ICSD-3，2013年美国精神医学学会（APA）发布的精神障碍诊断与统计手册DSM-5，以及由WHO颁布的疾病诊断标准中第五、第六章当中的睡眠障碍分类ICD-10。以上三个系统关于睡眠障碍分类的标准大体一致，而由于ICSD-3的分类最为详细，涵盖更为广泛，故本章通过ICSD-3的睡眠障碍分类进行进一步阐述。睡眠障碍主要分为以下八大类：

第一类：失眠障碍。失眠症是以频繁而持续的入睡困难和（或）睡眠持续困难并导致睡眠感不满意为特征的睡眠障碍。失眠症可孤立存在或者与精神障碍、躯体疾病或物质滥用共病，可伴随多种觉醒时功能损害。根据ICSD-3，又分为慢性失眠症、短期失眠症及其他类型的失眠症，是最常见的睡眠障碍。

第二类：睡眠相关呼吸障碍。ICSD-3将睡眠相关呼吸障碍分为阻塞性睡眠呼吸暂停（obstructive sleep apnea，OSA）综合征、中枢性睡眠呼吸暂停综合征（central sleep apnea syndrome，CSAS）、睡眠相关低通气和睡眠相关低氧血症。其主要表现为因憋气、喘息、窒息而觉醒，或者被发现睡眠中习惯性打鼾、呼吸中断等。

第三类：中枢性过度嗜睡障碍。分为发作性睡病1型或2型、特发性睡眠增多、Kleine-Levin综合征、疾病相关过度嗜睡、药物或者滥用所致过度嗜睡、精神障碍相关过度嗜睡和睡眠不足综合征。

第四类：昼夜节律睡眠–觉醒障碍。分为睡眠觉醒时相延迟障碍、睡眠觉醒时提前延迟障碍、不规律睡眠觉醒节律障碍、倒班工作睡眠觉醒障碍等。表现为一种慢性或反复的睡眠中断模式，睡眠中断后导致失眠或有过度睡意，会引起有临床意义的痛苦，或导致心理、躯体、社交、职业、学业等方面的损害。

第五类：异态睡眠障碍。其指出现在特定的睡眠时期或睡眠觉醒转换阶段的异常事件。ICSD–3 将其分为非快速动眼相关的异态睡眠、快速动眼相关的异态睡眠和其他异态睡眠。比如表现有睡行症即梦游症、夜惊、梦魇等。

第六类：睡眠相关运动障碍。其包括不宁腿综合征、周期性肢体运动障碍、睡眠相关性腿痉挛、睡眠相关性磨牙等。

第七类：独立症候群，正常变异及尚未明确的问题。

第八类：其他睡眠障碍。

三、肾移植受者睡眠质量的影响因素

（一）内在因素

1. 生理因素

肾移植术后伤口疼痛未进行有效止痛处理，造成受者因痛入睡困难或易醒。术后留置的各种管道（导尿管、血浆引流管）容易引起翻身困难以及管道的不适感。新置入的肾脏功能还未完全恢复，夜尿增多导致夜间憋尿感以及频繁如厕。术后受者的身体虚弱，日间活动量减少，睡眠日夜颠倒，出现白天睡眠多，夜间睡眠时间减少，导致受者睡眠质量差。

2. 心理因素

受者因担心术后恢复情况及治疗费用等，术后常出现焦虑、恐惧、烦闷等心理问题。多项文献问卷调查及临床观察发现，心理负担对睡眠质量影响非常明显，医务人员应多关注受者的心理问题。

（二）外在因素

1. 环境因素

包括噪声及光线。最常见的噪声来源于监护仪器的报警声，占住院期间所有噪声的 39.66% 。除此之外，护士必要的病房巡视及多人间可能存在打鼾声等噪声，影响了受者的睡眠。

2. 药物因素

有证据显示，免疫抑制剂的使用可能使肾移植受者的认知、情感、行为发生改变，如失眠、易激惹、记忆缺失等。他克莫司的不良反应有震颤、高血糖、头疼、失眠、神经紧张、焦虑、控制失调、情绪不稳等，受者常在停用静脉甲泼尼龙改口服强的松 + 他克莫司时出现失眠，主诉浑身不适，难以入睡，严重者整夜无法入睡，使用镇静催眠药效果并不理想；环孢素的不良反应有胃肠道不适、血液系统疾病、肾毒性、震颤、麻木、刺痛等，可能导致受者的睡眠问题。大剂量糖皮质激素冲击治疗后，患者可能出现精神神经症状，造成患者情绪激动，对环境及不适敏感性提高，从而导致失眠。护理人员应做好药物的相关健康知识宣教，告知受者服用免疫抑制剂的必要性，随着自身对药物的适应，睡眠问题会有所改善甚至消失；指导受者采取促进睡眠的方法，必要时给予心理及药物干预。同时密切监测血药浓度，控制在正常范围内。

3. 医疗护理操作

护士行夜间护理操作势必会影响受者，降低其睡眠质量。Ugras

等调查发现，43.9% 的受者认为变换体位干扰睡眠，40.9% 的受者表示护士定时向其提问以判断意识，这一行为也严重打扰了睡眠。研究显示，夜间干扰睡眠前三位的护理操作是护士为受者进行定时的翻身、生命体征的监测和交接班时查体。

4. 其他

影响肾移植受者睡眠质量一些自身因素，比如糖尿病、骨骼肌肉系统疾病等。

（王武诗　王春梅）

第二节　肾移植受者睡眠问题的干预及护理

肾移植受者睡眠障碍普遍存在，并且造成肾移植受者睡眠问题的影响因素较复杂。国内外针对肾移植受者睡眠问题的干预性研究却很少，目前已知的常用干预措施有药物干预和非药物干预，首选的是非药物干预。

一、肾移植受者睡眠问题干预总体目标及干预方法

总体目标是改善受者睡眠质量和（或）增加有效睡眠时间，提高生存质量，减少与睡眠障碍相关的躯体疾病或与精神疾病共病的风险，尽可能避免包括药物在内的各种干预方式带来的负面影响。

对肾移植受者睡眠干预中包括非药物干预和药物干预。非药物干预包括了心理治疗、物理治疗等，如睡眠卫生宣教、简短的渐进性肌肉放松疗法，帮助受者减轻其焦虑的情绪。必要时采用药物干预，应该合理用药，避免滥用或重复用药。

二、睡眠状况评估与评价

（一）评估与评价现状

在临床工作中，我们可以发现肾移植术后受者容易出现睡眠障碍，包括入睡困难、无法进入深睡眠状态、睡眠时间短、易早醒、醒来后乏力等问题。大多数医务人员将太多精力关注在围手术期受者的临床症状上，而忽视了睡眠这类辅助症状。在相关文献及研究中，国内研究极少关注肾移植后受者睡眠质量，少量研究调查了此部分人群的睡眠情况，但是缺乏大样本以及多中心的研究，所以可能无法对肾移植术后受者的睡眠有全面的了解，无法准确判断睡眠是否与肾移植受者的肾功能有影响。今后有必要开展本土化肾移植受者术后不同时期的睡眠质量的纵向研究，以全面了解肾移植受者术后睡眠的变化情况，并采取有效的干预措施。同时研究验证非药物干预对肾移植术后患者的有效性，从而真正提高肾移植受者术后的睡眠质量，从而提高其生存质量。

（二）睡眠评估方法

包括询问、受者自评、使用相应的睡眠评估工具，如量表、问卷以及仪器。下面将会对常见的四种睡眠评估方法作简单介绍，对常用的睡眠评估量表进行详细阐述。

1. 询问

首先，应对每位受者在其入院评估时询问睡眠史，了解受者有无睡眠障碍史，有无药物依赖，以及每日睡眠时长、入睡时间、觉醒时间，了解其夜间是否会醒来、醒来的次数。对有睡眠障碍的肾移植受者更应重视其主诉，了解睡眠障碍类型。其次是入院后每日询问睡眠情况，可在护士进行晨间护理时引导受者对夜间睡眠情况进行自评。在每日询问睡眠情况时，应注意的是护士需重视询问技巧，提高应答的真实性。如果可疑发生了信息偏倚，则应换其他护士对同一受者进行询问或者同一名护士间隔 1 ~ 2 天重复询问，以此保证信息的真实性和可靠性。

2. 受者自评

可以帮助受者建立睡眠记录本，让其在睡眠日记上每天记录上床时间、起床时间、夜间醒来次数、持续时间和白天状况等。该方法是最实用、最经济和应用最广泛的睡眠评估方法之一。追踪受者较长时间内的睡眠模式，更能准确地了解受者的睡眠状况，可以指导肾移植受者出院后，在居家生活中也可以继续记录自己的睡眠日记，了解自己的睡眠状况。由于该方法主观性太强，因此睡眠日记可能是反映受者主观感受的最佳指标，而不能反映真实睡眠障碍情况。

3. 常用睡眠量表及问卷

（1）匹兹堡睡眠质量指数（PSQI）：用于评定被试者最近 1 个月的睡眠情况，包括睡眠质量、入睡时间、睡眠时间、睡眠效率、睡眠障碍、催眠药物、日间功能障碍等 7 个维度共计 18 个条目。每个维度按 0 ~ 3 等级计分，累计各维度得分为 PSQI 总分，总分范围为 0 ~ 21 分，得分越高，表示睡眠质量越差。此量表已证实有较好的信度，适用于睡眠障碍患者、精神障碍患者的睡眠质量评价、疗效观察，一般人群睡眠质量的调查研究，是睡眠质量与心身健康相关性研究的评定工具。

（2）视觉类比量表（VAS）：此表可用于了解受者对于睡眠的主观感受。在一条长 10 cm 的直线两端分别标记上最好和最差，0 表示睡眠最差，10 表示睡眠最好，受者可每日在视觉类比量表上标记，由此得出睡眠质量的好坏程度。该方法的优点是简单快捷，也常用于受者的睡眠自评，以了解其关于睡眠的主观感受。

（3）阿森斯失眠量表（AIS）：此表是由希腊雅典大学医学院精神科睡眠研究室的 Constantin 博士于 2000 年编写的。该量表为国际公认的睡眠质量自测量表，共由 8 个条目组成，每条从无到严重分为 0、1、2、3 四级评分。它的总分为 0 ~ 32 分，总分＜ 4 分说明无睡眠障碍；总分为 4 ~ 6 分表明有发生失眠的可能性；总分＞ 6 分表明失眠。

4. 仪器

常用的仪器是多导睡眠图（PSG），用国际标准方法记录受者夜间睡眠时的脑电图（C4A1/C3A2）、眼动图（EOG）、心电图（ECG）、肌电图（EMG）、血氧饱和度（SpO_2）、口鼻流速及鼾声，将测得数据输入微机，通过软件自动分析呼吸暂停时间、低通气次数、呼吸紊乱指数。该方法是一种客观的诊断方法，为睡眠障碍的诊断、分类和鉴别提供客观依据，也为选择治疗方案及评价治疗效果提供重要的参考信息，是诊断多种睡眠障碍的金标准。

三、非药物干预

非药物干预辅助睡眠的方法所需时间较长，但效果持久，不存在催眠药物可能出现的不良反应。目前，针对肾移植术后存在睡眠障碍的受者常见的非药物干预措施如下：

1. 睡眠卫生教育

大部分失眠的受者存在不良睡眠习惯，破坏正常的睡眠模式，形成对睡眠的错误概念，从而导致失眠。睡眠卫生教育主要是帮助失眠受者认识不良睡眠习惯及其在失眠发生与发展中的重要作用，重塑有助于睡眠的行为习惯。睡眠卫生教育的主要内容包括：①肾移植术后受者的饮食应该注意避免食用辛辣刺激的食物，所以在睡前 4 ~ 6 小时内更是应该避免接触咖啡、浓茶或吸烟等兴奋性物质，也不能饮酒，特别不能利用酒精帮助入睡；②医护人员根据肾移植受者自身恢复的具体情况，为其安排每日规律适度的活动锻炼，睡前 3 ~ 4 小时内应避免过度运动；③受者睡前不宜暴饮暴食或进食不易消化的食物；④睡前 1 小时内不做容易引起兴奋的脑力劳动或观看容易引起兴奋的书刊和影视节目；⑤注意保持病房环境的安静、舒适，保持适宜的光线和温度，医护人员的夜间操作应轻柔；⑥保持规律的作息时间，避免受者日间休息或午休时间过长。保持良好的睡眠卫生是消除失眠的前提条件，但是单纯依靠睡眠卫生教育治疗失眠是不够的，还可以借助其他的方法。

2. 放松疗法

松弛疗法、放松训练（relaxation therapy）是按一定的练习程序，学习有意识地控制或调节自身的心理生理活动，以达到降低机体唤醒水平，调整那些因紧张刺激而紊乱了的功能。通过人的意识控制肌肉随意放松，再间接地把情绪松弛下来，建立轻松的心情状态。基于这一原理，放松疗法就是通过意识控制使肌肉放松，同时间接地松弛紧张情绪，从而达到心理轻松的状态，有利于身心健康。放松疗法分为五大类型，分别为：第一大类，渐进性肌肉放松；第二大类，自然训练；第三大类，自我催眠；第四大类，静默或冥想；第五大类，生物反馈辅助下的放松。

比如渐进性肌肉放松的方法：采用引导词，让受者在想象放松疗法后进行，让受者体验先紧张后松弛时的差异。指导受者握紧拳头，然后紧张双臂、肩膀、胸、腹、臀部和双腿，之后放松，从双手开始，然后是双脚、下肢、头部，最后是躯干，依次放松，直到全身放松，5 ~ 10 分钟 / 次，连续干预 7 天，7 天为 1 个疗程，以上方法干预 1 个月。

3. 运动疗法

Pooranfar 等规律性、有计划地对肾移植受者进行 10 周的有氧运动锻炼来改善其睡眠质量，取得了很好的效果。其实施的运动疗法的具体操作是建立在前期研究和受者实际身体状态基础上，与生理专家和医生共同制定运动疗法所应采取的类型、强度、频率。实验组接受为期 10 周，每周 3 次，每次 60 ～ 90 分钟的运动疗法，每次运动疗法分为三个部分，分别是热身运动、锻炼、休息，热身运动是用时 10 分钟的不同部位的伸展运动。锻炼部分则分为有氧运动，包括 3 ～ 6 个环节，每个环节休息 3 ～ 5 分钟，以慢走、伸展运动、轻度活动进行 10 分钟的休息，对照组采用空白对照。结果显示实验组的主观睡眠质量提高 27%，睡眠时间延长 30 分钟。运动训练可以通过多种机制改善睡眠质量，比如褪黑激素分泌增加和体温升高，都可能有催眠作用。

4. 光明疗法

光明疗法是让受者在日间规定时间内暴露在人为控制的亮度和光亮时间的环境中，以重建生物周期节律的非药物干预方法。Burkhalter 等进行的一项多中心的随机对照临床试验，通过光明疗法对 30 例术后一年以上的居家肾移植受者的睡眠进行干预，以探讨光明疗法对肾移植受者睡眠、生物周期节律、主观感受、抑郁症状、认知等的影响。其使用的光明疗法是通过安装在研究对象家中的灯箱进行的，为使研究对象接受合适的光强度，在获得其处于兴奋的时间点，判断其个人的睡眠类型，这个干预方法要求研究对象坐在距离灯箱 30 ～ 50 cm 的地方接受灯光照射。实验组进行 3 周的基线数据测量，而后进行为期 3 周、每天 30 分钟的光明疗法，接下来进行 3 周的跟踪随访；对照组则采用候补对照的方法，在实验组进行试验的第 7 周进行相同的干预方法。结果显示光明疗法对肾移植受者的生物周期节律产生无影响，但能延长肾移植受者的睡眠时间。

四、药物干预

目前，肾移植受者较常见的药物是使用安全和有效的苯二氮䓬类药物、苯二氮䓬受体激动剂等，同时也应对于疼痛受者根据疼痛评分实施分级镇痛措施。其中，苯二氮䓬类药物、苯二氮䓬受体激动剂、唑吡坦、扎来普隆、右佐匹克隆能提高睡眠质量，增加受者术后的睡眠总时间，减少夜间觉醒次数，并且对内脏器官的毒性比较低，过量不会引起生命危险，相对安全，但存在耐药性、依赖性以及增加跌倒的风险，所以肾移植术后受者也应该避免长期服用。而巴比妥类药物毒性较强，对肝、肾有损害，有出皮疹、发生骨髓抑制等副作用，且长期使用易导致依赖而不能停药，所以肾移植术后受者不应使用这类药物。这类药物现在也已经逐渐退出催眠镇静药物的舞台。褪黑激素及其受体激动剂是新型的失眠治疗药物，服用后不会影响睡眠结果，也不会产生依赖和戒断症状，与传统的安眠药相比占据绝对的优势。

五、肾移植术后受者睡眠问题的护理

（1）创建良好的睡眠环境：调整病室的温湿度、光线及音响，减少外界对视、嗅、听、触等感觉视官的不良刺激。一般保持室温在 18 ~ 22℃，相对湿度 50% ~ 60%。保持病区安静，光线柔和，夜间关闭日光灯，使用独立的床头灯。在执行护理措施时，护士做到走路轻、说话轻、操作轻、关门轻，夜间护理集中进行。将监护仪、输液泵的机械声、报警声调到较低限度，并根据受者的病情稳定情况，适当地延长心电血压测量的间隔时间，尽量减少惊醒受者。夜间可对受者采用静脉输液的方式，避免其夜间定时口服补液，影响睡眠质量。有条件可设置单间居住。

（2）加强舒适的护理：部分术后睡眠障碍受者因身体上的不适影响了睡眠质量，应指导及协助受者采取正确的体位，病情允许时鼓励受者主动活动，尽量采取自己舒适的体位。向受者讲解术后保留各种管道的目的和重要性，并向其交代相关的注意事项，指导其正确的翻身方法，防止管道受牵拉、扭曲或脱出，使受者能较为轻松自如地在床上活动。

（3）药物指导：做好睡眠障碍严重受者镇静催眠药物使用的指导和监督，指导受者睡前服用，并评估受者用药效果。用药期间要做好睡眠卫生宣教。当受者感觉能够自我控制睡眠时，可考虑逐渐停药。长期服用镇静催眠药物的受者，告诉其不要突然停药，否则容易出现睡眠问题加重。在受者使用安眠药的过程中应加强安全护理。

（4）疼痛护理：正确评估伤口疼痛的部位、性质以及疼痛评分，尽量解除引起疼痛的诱因，可指导受者转移注意力，教会其缓解疼痛的方法，如抚摩、听音乐等，必要时遵医嘱应用止痛药对症处理。

（5）健康教育：应指导受者养成良好的睡眠习惯，做好就寝前的准备工作。条件允许下可根据个人的生活习惯，尽可能满足其对睡眠的特殊要求。就寝前做好晚间护理，指导受者采取一些促进入睡的方法，如睡前喝一杯热牛奶，热水洗脚，听轻缓、优美的音乐。鼓励受者建立有规律的日常活动，向受者说明睡眠与规律运动的关系、日间睡眠与夜间睡眠的关系。告知受者每日清晨无论夜间睡眠状况如何，也要按规定的时间起床，避免日间长时间补觉而影响夜间睡眠质量。

护理人员应根据受者睡眠问题的原因进行针对性宣教，告知受者应注意睡前少喝水以减少夜间排尿，家庭其他成员应协助保持睡眠环境安静。如果受者夜尿增多，咳嗽、打鼾等发生频率过高，应注意受者是否有泌尿系统感染或呼吸道疾病，若存在这些疾病，应积极治疗，避免因泌尿系统和呼吸系统疾病而引起睡眠紊乱。

（6）心理护理：肾移植受者担心昂贵的医疗费用、手术预后等问题，从而影响睡眠，甚至出现焦虑、抑郁等不良情绪，而术后由于住在隔离病房，陌生的环境以及与家人的分离，都会造成焦虑或恐惧等心理，此时我们护理人员更应该做好心理护理，详细地为受者讲解手术相关知识，耐心解答他们提出的问题，了解他们所关心的事并有针对性地答疑；向受者讲解监护期采取保护性隔离的重要性和方法，介绍病房环境及责任护士，鼓励受者多与家人打电话沟通，积极促进病友间良好的人际关系，使受者间相互交流，加入科室成立的QQ群、微信群，获得来自不同病友间的相互鼓励，使受者将自己的不良情绪宣泄出来，从中得到鼓舞和启发，增加康复信心。对家庭及社会支持差的受者而言，护理人员应该积极为受者建立起强大的家庭支持系统。比如肾移植术后受者面临昂贵的医疗费用问题，我们应促进受者与家属之间的沟通，鼓励家属给予受者精神及经济上的关心和支持，使受者积极配合治疗和护理，最终帮助其减轻或消除不良情绪，恢复良好的睡眠，促进疾病尽快康复。

肾移植受者的睡眠问题应该引起医务人员的重视，及时发现受者的睡眠障碍类型并根据相应的临床症状遵医嘱及时处理，做好睡眠卫生宣教以及相关的护理措施，必要时使用药物干预；医务人员应做好相应指导及宣教，和受者及其家属一起共同努力，提高肾移植术后受者的睡眠质量，真正改善和提高受者的生存质量，促进康复。

（王武诗　王春梅）

参考文献

[1] 周瑜利，谢国红 .ICU 病人睡眠障碍的相关因素调查 [J]. 当代护士（学术版），2011，（7）：134–136.

[2] 张玲，郑燕珩，林惠梅 . 影响肾移植患者监护期睡眠质量的相关因素及护理 [J]. 中国实用医药，2010，5（10）：168–170.

[3] Burkhalter H，Brunner D P，Wirz–Justice A，et al.Self–reported sleep disturbances in renal transplant recipients[J].BMC Nephrol，2013，14：220.

[4] Reily–Spong M，Park T，Gros C R.Poor sleep in organ transplant recipients：self–reports and actigraphy[J].Clin Transplant，2013，27（6）：901–913.

[5] 杨士来，王晓霞 . 肾移植受者术后睡眠质量及非药物干预的研究进展 [J]. 护理研究，2017，31（27）：3353–3355.

[6] Pooranfar S，Shakoor E，Shafahi M，et al.The effect of exercise training on quality and quantity of sleep and lipid profile in renal transplant patients：a randomized clinical trial[J].Int J Organ Transplant Med，2014，5（4）：157–165.

[7] Burkhalter H，Wirz–Justice A，Denhaerynck K，et al.The effect of bright light therapy on sleep and circadian rhythms in renal transplant recipients：a pilot randomized，multicentre wait–list controlled trial[J].Transpl Int，2015，28（1）：59–70.

[8] 中华医学会神经病学分会，中华医学会神经病学分会睡眠障碍学组 . 中国成人失眠诊断与治疗指南（2017 版）[J]. 中华神经科杂志，2018，51（5）：324–335.

第十三章　肾移植受者心理问题及护理

第一节　肾移植受者心理状态

在肾移植治疗效果卓见成效的时代，肾移植受者的心理问题也逐渐被人们所重视。肾移植受者作为一个特殊的群体，术前经历尿毒症的打击以及腹膜透析、血液透析等肾脏替代治疗的磨砺，术后担心移植肾的存活情况以及长期自我管理等问题，致使肾移植受者普遍存在焦虑、抑郁等心理问题，且每个阶段发生的心理问题不一样。心理问题是复杂且烦琐的问题，且影响因素众多，如性别、年龄、文化程度、经济能力、移植肾恢复情况、家庭及社会支持能力等。因此，肾移植受者出现的情绪障碍、心理排斥反应、社会心理因素、应激反应等心理状态影响着其接受治疗的态度和自我管理的能力。护理人员对受者的心理状态的把握及处理，有助于受者本人及其家庭做好心理准备，从而使肾移植受者能更好地回归和适应社会，提高生存质量。

一、移植前的心理状态

（一）等待期的心理状态

等待期的受者一边接受透析治疗，一边在准备配型及等待肾源。在等待过程中，受者可能忍受着透析的并发症和生存质量下降，满怀对肾移植的高度期望的同时又担忧肾移植术后恢复情况以及能否回归社会等。等待期间连续的配型、资格的不确定性以及超出预期的等待时间迫使受者产生幻灭感、绝望感和对不公平的怀疑感，受者会出现复杂的心理情绪，往往是消极与积极情绪交织出现，随着等待时间的延长，消极情绪增加。理解受者或提供公开透明的等待信息有助于增加其信心。

1. 积极的心理状态

（1）对肾源的渴求：在透析和治疗肾脏疾病过程中积极配合医护人员的治疗，参与抽血配型。

（2）对回归正常生活的希望：期望脱离透析的束缚，怀有对未来美好生命的期待，让自己的生活有新的开始。

（3）对供体的感恩：因亲人捐献的原因，使得等待时间变短，受者感谢给自己捐献肾脏的亲人，与捐肾者关系更为紧密，亲体肾移植受者为甚。

（4）保持乐观：对周边的人保持乐观，接受并珍惜意外礼物，相信最后能得到好的结果而坚定信念。

（5）相信临床判断：对医生和检测结果给予肯定，相信医生的专业和技术水平。

2. 消极的心理状态及表现

（1）焦虑：表现有坐立不安、血压升高、心悸、易激动、入睡或睡眠困难、难以平静等。

（2）抑郁：对生存质量下降的不满，对造成家庭负担的自责，感觉对未来等不到肾源的悲观感受。

（3）自我价值感低：因为透析原因，在单位或社会上的角色发生变化；被其他人照顾，失去自我价值体验。

（4）社交障碍：因为透析或疾病原因，感觉身体不如以前，与他人不一样，不愿与人交际。

（5）自责：因为自己生病，导致家庭经济的压力变大而感到自责，担心亲属供者捐献肾脏后出现身体问题而产生愧疚感，亲体肾移植受者更甚。

（二）接到肾移植手术通知后的心理状态及其表现

当接到医院通知入院做肾移植手术后，从自己的等待终于有了希望的兴奋，再到经历医生术前谈话后的担忧，受者心理、情绪又将会出现新一轮的变化。此时的心理状态同样是正面与负面交织出现，但在这期间，正面的心理状态会多于负面心理状态。

1. 积极的心理状态

（1）兴奋：对未来生活的美好憧憬与希望，血压上升，语言丰富。

（2）幸福感提升：终于等来肾脏移植的机会，觉得世界是美好的。

（3）感恩：感谢医护人员，感谢供体的无私奉献。

（4）乐观：始终保持心情愉悦，对手术保持信心，积极配合医护人员的检查，积极主动和病友交流。

2. 消极的心理状态

（1）焦虑：产生经济与精神的压力，对肾移植相关手术知识缺乏，担忧手术失败和并发症的出现，担心手术后的生存质量无法提高。

（2）害怕与犹豫：害怕肾脏质量不好，影响手术成功率和生存质量，此为尸体供肾肾移植受者多见；担心亲属供体身体出现意外状况，影响供者生活和手术成功率，此为亲体肾移植受者多见。

（3）异常敏感：对医务人员、同病房病友或家属的言语或动作过分解读，放大事件，容易和其他人产生冲突及误会。

二、移植后的心理状态

（一）肌酐恢复正常后的心理状态

大多数受者在术后能正常恢复肾功能，因此，受者心理状态将慢慢由最初的担心、焦虑转化为喜悦及对美好生活的渴望。

1. 积极的心理状态

（1）兴奋：因为手术的成功，身体恢复良好，心情变得开朗，愿意和他人分享经验，对医护人员态度友好。

（2）感恩：对供者无私奉献的感谢，对医护人员的技术肯定，对未来生活充满希望。

（3）积极向上：愿意配合医护人员的各项检查。与同病房病友交流病情，安慰和鼓励其他受者。依从性强，对医护人员和家属的意见愿意接受并执行。

（4）创伤后成长：创伤后成长是指个体经历创伤事件体验到的一种积极心理变化，从而促进自我积极改变。受者表现为积极面对移植后遇到的困难和考验。

（5）自信与坚强：对移植手术成功的肯定，对未来生活的规划更加坚定地去实现。

2. 消极的心理状态

（1）孤独感：这与术后住在隔离病房，家属陪伴时间少有关。感觉没有或很少感受到家人的关爱，渴望家人、朋友的陪伴，希望能有倾诉的对象。

（2）心理同化：Muslin 等研究发现，肾移植术后，受者接受新肾整个心理反应过程可分为三个部分：异体阶段、部分一体化阶段、完全一体化阶段。也就是说，最初时，身体和心理上会排斥进入身体里的新肾，随着时间的推移，在药物作用下慢慢接受新肾，到最后身体和心理完全认同新肾在自己的身体里进行相应的工作，与新肾一起和谐共存。

（3）焦虑：移植术后受者自理能力下降，康复知识缺乏，对后期的药物经济压力、药物不良反应等因素不可预知，变得情绪紧张、焦虑。

（4）癔症性疼痛：癔症性疼痛为转换症状的感觉障碍，其疼痛性质与神经损伤不相符，其发生多与精神创伤、思想固执、多疑、多虑、情绪易波动有关。疼痛时受者似乎能忍受，有的带有明显表演色彩；发病与情绪及暗示有关。

（5）精神病性症状：有遗传因素的影响，在疾病的促使下出现被害妄想、被控制体验、幻觉、无价值感等精神性疾病症状。

（二）移植肾功能延迟恢复的心理状态及表现

部分受者术后会出现肌酐下降缓慢甚至肌酐指标不降反升的情况时，甚至需要透析。处于移植肾功能延迟恢复的受者往往心理负担随着肌酐变化而变化。

1. 积极的心理状态

乐观与自信，对自己和医护人员充满信息，以平和心态对待并发症的出现，积极配合各项检查及治疗。

2. 消极的心理状态

（1）焦虑：担心移植肾的生存情况、经济负担加重以及自理能力的下降，表现为害怕、血压升高、心慌、失眠等。

（2）抑郁：觉得移植肾功能恢复情况差，并且出现一系列并发症，导致心情郁结，不愿活动及与人沟通。

（3）异常敏感：对于各项检查排斥，认为检查无效，不愿接受医护人员和家属的劝解，容易曲解别人的意思。

（4）幸福感低与孤独感：感觉被世界抛弃，不配得到新生活。自己独自承受疾病的折磨的孤独感。

（5）对供体愧疚感：移植肾功能延迟恢复，受者会出现对移植肾捐献者的愧疚感，亲体肾移植受者为甚。

（6）悲观：移植术后并不如预期，不断发生不良情况，肾移植受者对移植手术以及今后的生活出现悲观的情绪。

（7）社交障碍：看到别人都比自己恢复得好，不知道怎么诉说自己的问题，不愿与人打交道。

三、术后出现并发症的心理状态

当出现移植术后各种并发症及移植肾失功等情况时，受者心理落差大，由充满乐观与积极的心理状态，再到因机体感染、重返透析、病情控制不佳，从而产生焦虑与恐惧等，心理负担和情绪也会逐渐变得复杂和难以恢复，甚至导致精神障碍。

（1）焦虑：表现为烦躁、易激动、心率加快、血压升高，不愿意配合治疗等，甚至引起躯体症状，比如疼痛，特征表现为躯体疼痛、不自主疼痛、刺痛等。

（2）抑郁：表现为情绪低落、失眠、不愿与人交流沟通、对很多事情不感兴趣等。

（3）悲观与恐惧：因为手术不成功，让家庭背负经济及精神负担，从而出现悲观的心理。因为并发症的发生，使身体的负担加重，特别是看到其他病友甚至因此死亡，受者出现恐惧心理。

（4）社交障碍：因为并发症的原因或移植肾失功需要重新透析，患者心情郁结而不愿与病友和医护人员打交道，更不愿结交新的朋友，出现社交障碍。

（5）孤独和绝望：产生对未来的不确定性，感觉被抛弃，认为除了自己以外，每个人都过得很好。

（6）依从性差：认为自己做了肾移植手术，不仅没有恢复健康，反而发生各种并发症或移植肾失功，使自己身体受累、家庭受累，因此不愿听从医生的指导，服药及治疗等依从性差，自暴自弃。

（7）情绪紊乱：各种情绪交替出现，或同时存在，如抑郁、躁狂同时出现，表现也各不相同，有时情绪低落，兴趣和活动下降，自我存在感弱，有时又过于兴奋，话多、易激怒等。

（8）谵妄：典型特征有意识障碍、兴奋躁动、感知觉异常。可能由持续不断的失眠、焦虑等引起，属于一种严重的精神障碍，可能危及生命安全。

（杨亚莉）

第二节　肾移植受者心理护理

肾移植受者的心理问题在各种因素的影响下会发生不同的变化，在这种情况下就需要专业的医护人员利用专业工具提供诊疗，帮助受者能正确面对和治疗心理问题。

一、肾移植受者心理问题的识别与评估

心理评估内容包括抑郁评估、焦虑评估、心情评估等，其主要作用是为了筛查心理问题，做好提前干预，以便术后受者有良好的心理承受能力，其中精神障碍患者需治疗后再行手术。有效的评估能对受者术后治疗、康复以及预防并发症的发生提供科学的依据，为提高受者生存质量打好基础。医务人员应指导受者积极配合并如实填写各类评估表。

二、心理护理

（一）常规心理护理

1. 术前心理护理

针对受者最需要了解的情况进行宣教和解疑，如手术时间、术前检查及准备、术后监护、使用药物情况、术后康复、伤口疼痛及使用止痛药物、花销费用及人员和物资准备等。指导受者积极配合医护人员完善相关术前检查，配合术前准备，为手术和术后康复打好基础。为受者提供相关健康宣教资料，鼓励受者加入相关微信、QQ 群，鼓励手术成功的受者提供正向心理帮助，实施同伴教育，引导术前受者以积极的态度面对。

2. 术后心理护理

在住院期间，护理人员应完善病房消毒隔离措施，做好受者及家属预防感染的健康宣教工作。随时关注受者病情及心理变化情况，根据受者病情变化进行心理评估。医护人员应倾听受者及家属的需

求和疑虑，做好预见性宣教，针对受者担心的问题做好健康指导，耐心解疑，尊重受者，并做好相关记录，有必要时请心理卫生中心会诊。鼓励受者寻求家庭及社会支持。对于疼痛受者可遵医嘱使用止痛药物，如是因心理原因引起的躯体疼痛，可转移受者注意力或指导其进行放松疗法或暗示疗法，以此缓解疼痛感。

3. 受者出院后延续护理及心理护理

医护人员定期进行随访工作，关心了解受者术后的恢复情况、工作情况、生活情况。通过微信或 QQ 群等进行线上相关健康宣教，可在微信或 QQ 群进行心理护理专项活动，对有心理问题的受者也可指导其去看心理门诊。线下可以通过“肾友”会、门诊随访等方式进行现场健康宣教，也可以配合心理医生一起开展相关心理辅导活动，让受者身心放松。张建林和李艳浩等学者的研究均显示，积极的出院健康教育及延续护理有助于提高受者的心理素质，从而改善受者的情绪，提高服药依从性及生存质量。因此，临床护士应学会并掌握利用延续护理模式对受者进行相关疾病指导，比如通过微信、QQ，以线上讲课的形式对受者进行健康知识宣教，耐心解疑，指导受者做好自我检测、按时用药，提高受者的依从性，同时嘱咐受者及家属，出现异常情况应及时就医，做好受者和家属的医疗、生活宣教工作。护士应指导受者关注自身的检查指标，特别是术后复查的各个项目和用药情况，可以让受者整理成册，以便复查时医生查看、对比及调整用药情况。严格遵医嘱使用抗排斥药物，切勿私自停药或加减药物。受者在家可进行渐进性锻炼，以第二天不劳累为主；术后半年，受者可根据自己的喜好参加各地组织的“肾友”运动会等，增强身体，调整心态，主动回归社会，为社会贡献自己的一份力量。

（二）针对性心理护理

1. 认知行为干预

当受者等待期出现轻度焦虑、抑郁及疾病的不确定感时，进行认知行为干预可以取得良好效果。首先，从受者最想了解的知识开始，有针对性地为受者解疑，激发受者主动学习的能力，再配合音乐疗法和渐进肌肉放松疗法，使受者可以更好地接受手术，提高手术耐受力和降低心理应激反应。

曹晓东认知行为干预流程：先静坐 15 分钟，期间放自己喜欢或舒缓的音乐，再一边进行渐进放松肌肉训练一边听音乐 30 分钟，最后再听音乐 15 分钟。整个活动每天 2 次，每次 60 分钟，为期 4 周。

2. 加强社会支持，鼓励同伴教育

有关调查研究发现，当受者遇到艰难，家庭、社会以及心理的全力支持会帮助其渡过难关，让受者感受到爱的温暖，提高受者对抗疾病的信心。如出现恢复延迟等异常情况时，受者会出现一些心理问题，如焦虑、抑郁等，这时应鼓励家属陪伴，提醒家属勿在受者面前表现出消极、低落的情绪，这样容易加重受者的不良情绪，鼓励受者要有信心战胜疾病；开展同伴教育，邀请有相同经历且已恢复的病友开导受者以正确的心态面对并发症，同时，医护人员可适当给予心理暗示，以改善受者的不良情绪。

（杨亚莉　谷波）

参考文献

[1] 刘静，米元元 . 国内肾移植术后患者心理体验的质性 Meta 整合 [J]. 护理学杂志，2019，34（4）：79-82.

[2] 曾旭婧 . 肾移植受者心理弹性现状及其影响因素的研究 [J]. 牡丹江医学院学报，2018，39（6）：80–83.

[3] 刘瑞红，刘珏，万晶晶 . 肾移植受者心理体验的研究进展 [J]. 护理学杂志，2018，33（2）：109–112.

[4] 孙胜红，刘安诺，李伦兰，等 . 亲体供肾移植受者感恩相关因素研究 [J]. 中华护理杂志，2018，53（7）：822–827.

[5] 彭敦钰，李晶 . 康复期肾移植患者病耻感现状调查及影响因素分析 [J]. 中华现代护理杂志，2019（6）：748–752.

[6] 王晗，刘红霞，杜春燕，等 . 肾移植受者生存质量与乐观和心理一致感的相关性 [J]. 现代临床护理，2019，18（01）：16–22.

[7] 张荣梅，杨蓓，李佳欢，等 . 肾移植患者创伤后成长对康复效果的纵向研究 [J]. 中国实用护理杂志，2018，34（33）：2597–2601.

[8] 刘立，王延杰 . 延续护理在难治突发性耳聋病人院外康复中的应用 [J]. 护理研究，2018，32（8）：1315–1318.

[9] Burns T，Fernandez R，Stephens M. The experiences of adults who are on dialysis and waiting for a renal transplant from a deceased donor： a systematic review[J]. JBI Database System Rev Implement Rep，2015，13（2）：169 - 211.

[10] Tong A，Hanson C S，Chapman J R，et al.‘Suspended in a paradox’–patient attitudes to wait–listing for kidney transplantation： systematic review and thematic synthesis of qualitative s–tudies[J]. Transpl Int，2015，28（7）：771 - 787.

[11] 杭荣华，刘新民 . 护理心理学 [M]. 第 2 版 . 合肥：中国科学技术大学出版社，2018.

[12] 杨艳杰 . 护理心理学 [M]. 第 4 版，北京：人民卫生出版社，2017.

第十四章　肾移植受者的出院准备及随访管理

第一节　肾移植受者的出院准备

一、出院准备度

1. 出院准备度概念及评估内容

出院准备度（readiness for hospital discharge）是由Fenwick在1979年提出，指医务人员综合受者的生理、心理和社会方面的健康状况，分析判断受者在多大程度上具备离开医院、回归社会、进一步康复的能力。随着快速康复外科的应用，受者的平均住院日明显缩短，受者出院时可能身体尚未完全康复，因此做好出院准备度评估可降低受者出院后并发症的发生率和再入院率，降低医疗费用和节约医疗资源，提高受者的自我管理能力和满意度等。出院准备度评估内容包括：生理的稳定性、受者和家属在认知和心理方面实现自我管理的能力（如用药、伤口护理、生活方式的调整等）、实现自我管理的自我效能感、可获得的社会支持、可获得的医疗卫生和社区资源等五个方面。出院准备度评估贯穿受者整个住院过程。

2. 出院准备度评估工具及影响因素

目前为止，出院准备度的评估工具分为 三 类：①应用于日间手术患者的出院准备度评估表，如日间手术患者麻醉术后出院得分系统。②与某种疾病相关的评估工具，如精神分裂患者出院准备度的评估量表。③适用于所有住院患者的评估表。近年来，由 Wiess 等编制了出院准备度量表，该量表有 4 个维度：自身状况、疾病知识、出院后应对能力、出院后期望得到的社会支持。该量表的总分为 4 个维度的分数之和，得分越高表明患者的出院准备度越高。影响患者出院准备度的因素很多，主要的影响因素有患者的人口学因素、护士的出院指导质量、疾病相关因素、社会支持等。护士应做好患者出院准备度的评估，这对出院后过渡期患者的康复、安全、满意度以及最终疾病的转归都起到十分重要的作用。

二、健康宣教方式

健康教育是提高患者出院准备度的主要方式，而护士作为健康教育的实施主体，对健康教育方式的掌握及运用尤为重要。健康教育是通过卫生知识的传播和行为干预改变人们的意识和行为，使其行为向有利于身心健康方向发展。健康教育的核心是提供有益健康的行为和生活方式，其追求的目的是使教育对象实现知识、信念和行为改变的统一。健康宣教方式包括：①讲解型，如口头宣教、专题讲座、健康咨询等，其形式可以一对一宣教，也可以集中宣教。②纸质版阅读型，如板报、展板、宣传单、宣教手册以及科普书籍等。③电子版阅读型，如微信、微博、公众号、电子设备滚动播报等。④行为训练型，如日常生活能力训练、某些检查和治疗的特殊要求训练、康复能力训练等。护士需要对患者实施全方位、多形式的宣教模式，如口头讲解与宣教手册相结合、线上自学和线下反馈双通道宣教模式相结合等，促进患者掌握健康知识，提高健康意识，养成健康生活方式，提升健康素养。

三、肾移植受者的健康管理

肾移植受者是一类特殊群体，需终身服用免疫抑制剂以维持移植肾的良好功能。而免疫抑制剂是一把双刃剑，既可治病，也可致病，因此需要加强受者的健康管理，密切监测受者的身体状况。为了提高受者长期存活率以及生存质量，护士需要对受者进行多维度、全方位的健康指导，做好出院准备度的评估，让受者有能力做好自我监测及健康管理，积极预防排斥反应、感染、心血管疾病、代谢性疾病以及肿瘤等多种并发症的发生。

（一）自我监测

1. 监测内容及正确监测方法

表 14–1　肾移植受者自我监测内容及方法

监测内容	方法
尿量	尿量是反应移植肾功能好坏的主要指标之一，出院初期，受者应准确记录 24 小时尿量。准备有刻度的量杯或有刻度的小便器，每次小便后测量尿量并做好记录，统计 24 小时尿量。受者应保持每天尿量 2 000 ~ 3 000 ml，尿量与饮水量和出汗的多少有关。移植肾功能稳定后，估算每日尿量，如果突然尿量减少，排除出汗多和饮水少的情况下，及时就医
体重	晨起大小便后，早餐前，穿同样的衣服测量体重并记录。如果体重连续每日增加超过 0.5 kg，或者每月体重增加超过 5 kg，应及时就诊。注意体重控制，肥胖会增加肾脏负担
体温	测量体温前半小时应避免剧烈活动和进食，保证腋窝干燥。腋温正常范围是 36.1 ~ 37℃，如当日连续 3 次腋温超过 37.3℃应及时就诊。建议每周或自觉不适时测量体温

续表

监测内容	方法
血压	测量血压前半小时应避免剧烈活动、进食以及情绪激动，处于安静状态。指南推荐器官移植受者高血压诊断阈值为血压高于 130/80 mmHg，对于老年受者，目标血压可放宽至 140/90 mmHg，而年轻、肾功能好的受者，目标血压亦不应低于 120/70 mmHg。使用固定血压计在固定的时间和部位测量血压并做好记录。对服用口服降压药的受者，建议常规每天测量血压 1 ～ 2 次，血压异常者或自觉头晕头痛时增加监测频次
移植肾区	注意移植肾区的保护，避免碰撞或外力挤压腹部而导致移植肾外伤。移植肾不适时触摸移植肾区，触摸时躺在床上，放松腹肌，轻压肾脏，判断有无压痛、胀痛、质地变硬等情况，如有异常及时就医
皮肤	注意观察全身皮肤有无皮疹、痤疮、痣、肿块或不愈合的溃疡，出现异常情况应及时就医。不宜将皮肤长期暴露在阳光下，外出时做好防护工作，避免日光浴，预防皮肤癌

（二）药物指导

1. 正确认识药物

教会受者认识服用的药物，熟悉每一种药物的药名、形状、颜色及剂量等；告知受者药物服用的时间、剂量以及注意事项；详细介绍药物的作用及副作用。制作具体生动的常用药物卡片，促进受者掌握药物相关知识。

2. 药物管理

告知受者药物应存放于干净、干燥、避光的地方，并定期检查药物质量及有效期，如出现药物潮湿、发霉、变质、过期等情况，不得服用。在正规医院或药店购买药物，防止服用假药而出现排斥反应。

3. 遵医嘱按时准量服药

护士督促受者遵医嘱按时准量服用各类药物，防止受者漏服和错服药物。告知受者不得随意增加和减少药物，严禁自行停服或更换药物，增减药物剂量或更换药物必须在肾移植专科医生指导下进行，避免出现排斥反应或药物中毒反应。服用其他药物时注意与免疫抑制剂有无相互作用。居家受者可通过设置闹钟、家人或朋友提醒等方法按时服药，老年人可以设计表格，每次服用后在相应栏内画“√”。

4. 漏服或多服免疫抑制剂的处理

偶尔漏服或多服一次免疫抑制剂，告知受者不必紧张焦虑。如果漏服距离下次服药时间 ＞ 6 小时及时补服药物一次，如果距离时间较短，不需补服。如果受者不慎多服了免疫抑制剂，服用时间距下次服药时间 ＜ 6 小时，可暂停一次服药。在此期间不要检测药物浓度，因为不能真实地反映药物代谢情况。

5. 呕吐和腹泻后免疫抑制剂的调整

受者出现呕吐或腹泻等胃肠道症状可能因饮食不洁、免疫抑制剂的副作用等原因导致，因此首先需要明确导致受者呕吐或腹泻的原因，再针对性地进行处理。受者出现恶心、呕吐，有可能影响药物吸收，降低血药浓度，根据服药后呕吐时间酌情补服药物。腹泻可导致免疫抑制剂的血药浓度升高，反之血药浓度升高也可能导致腹泻。因此出现腹泻时应注意饮食卫生，加强血药浓度监测，及时调整免疫抑制剂的剂量。

表 14–2　呕吐后免疫抑制剂补充方案

服药后呕吐时间	补服剂量
0 ~ 10 分钟	全量
10 ~ 30 分钟	1/2 量
30 ~ 60 分钟	1/4 量
＞ 60 分钟	无须补服

（三）感染预防

1. 正确手卫生和佩戴口罩

教会受者正确的“七步”洗手方法，勤洗手。受者掌握正确佩戴口罩方法，外出戴好口罩，建议每4小时更换口罩一次；口罩有潮湿、破损及时更换；购买合格口罩。

2. 预防呼吸道感染

季节更替或天气变化大时，注意及时加减衣服，防受凉感冒；家人有感冒时应注意相对隔离，避免相互传染；避免去人群密集的公共场所；严禁去疫病暴发地区；保持居住环境清洁，室内每天至少通风换气半小时；应戒烟，并远离二手烟；避免过度劳累、熬夜等。如受凉感冒可服用抗感冒药物，多饮水，注意休息，有发热、咳嗽等症状及时就医。

3. 预防皮肤感染

受者应勤洗澡、勤换内衣裤，做好个人清洁卫生。清洗时使用柔软的毛巾，干燥皮肤使用温和的沐浴露和润肤乳液。有皮疹者，应警惕带状疱疹或水痘感染，勿随意抓挠、挤压皮疹；当皮肤出现发红、肿胀、疼痛、皮温升高时，应警惕皮肤蜂窝组织炎；当皮肤红肿溃烂时，应警惕细菌感染导致脓毒血症。因此当受者皮肤出现异常时均应及时就诊，在医生指导下用药，避免感染加重。

4. 谨慎饲养宠物和种植盆栽植物

由于饲养宠物和种植盆栽植物可能会增加感染的机会和风险，因此建议在家里谨慎饲养宠物和种植盆栽植物。不建议饲养猫和鸟，因为它们是弓形虫病、葡萄球菌的携带者。宠物狗可以饲养，但应避免直接接触它们的粪便，不要让宠物直接舔受者的手或脸，如果偶尔发生，立即用清洁剂清洗干净。如必须饲养动物，建议做好动物的疫苗接种和清洁，也可以饲养一些水生动物，如鱼类、乌龟等。由于可能会感染土壤中的微生物，因此不建议种植盆栽植物，比较理想的是养水生植物，但不应放在厨房或卧室。肾移植后一年内不建议参加园艺工作，一年后可以做一些轻体力的园艺工作，工作时要戴好手套和口罩，应避免较脏的工作。

（四）饮食管理

1. 饮水量

肾移植术后饮水量根据肾功能正常与否而定，如果肾功能正常，每天饮水量在 1 500 ～ 2 000 ml，保持尿量 2 000 ～ 3 000 ml。如果肾功能未恢复，应控制饮水量，每天液体入量不应超过前一天 24 小时尿量加上不显性失水量 500 ml，液体入量包括饮食、饮水、服药、输液等多种形式或途径进入体内的水分，避免发生水肿或心力衰竭。

2. 健康饮食

肾移植受者术后肾功能正常，进食健康饮食即可。根据中国居民膳食指南，健康饮食包括：①食物多样，谷类为主，粗细搭配。②多吃蔬菜水果和薯类。③每天吃奶类、大豆或其制品。④常吃适量的鱼、禽、蛋和瘦肉。⑤减少烹调油用量，吃清淡少盐膳食。⑥食不过量，天天运动，保持健康体重。⑦三餐分配要合理，零食要适当。⑧每天足量饮水，合理选择饮料。⑨吃新鲜卫生的食物。患者尽量少食或不食腌腊制品、油炸食物或生冷食物，避免大鱼大肉、暴食暴饮和辛辣食物，无须特意进食补品。

3. 体重控制

由于长期服用激素，饮食量增加，要防止体重增长过快。肥胖不但影响自身形象，更重要的是会增加移植肾的负担，影响移植肾功能。因此患者宜少食甜食，饮食适量，加强锻炼，注意体重控制，最好维持标准体重。

（五）运动康复训练

运动康复训练对肾移植受者机体和精神的恢复都有积极意义，具有可以提高受者的心肺功能，降低心血管疾病风险，提高生存质量等诸多益处。肾移植受者在实施运动康复训练前，应该在专业医护人员的监督下进行运动负荷试验，以确定运动量和运动方式，制定安全的康复运动处方。受者根据自己身体状况和喜好进行合理的运动康复训练，可以选择散步、慢跑、骑自行车、游泳等有氧运动，也可以选择太极拳、八段锦等柔韧性训练。建议锻炼要循序渐进，量力而行，预防运动过度，每次锻炼以心跳加快、呼吸加深、出微汗，不产生肌肉酸痛为佳。每周锻炼了 3 ～ 5 次，每次 30 ～ 40 分钟。不主张受者进行激烈对抗比赛和身体局部承受强压力的运动，如打篮球、踢足球、举重及单双杠运动等，因移植肾部位比较表浅，没有任何防护，有可能造成移植肾的损伤。

（六）心理指导

肾移植围手术期受者由于诸多因素的影响，如对供者术后健康状况的担忧、手术效果的不可预见、身体状况的不适、免疫抑制剂的毒副反应等常出现不同程度的心理问题，表现为紧张焦虑、烦躁不安、忧郁不语、绝望恐惧等不良情绪，甚至有的受者出现精神异常现象。影响受者心理状态的因素有移植肾功能恢复情况、家庭社会的支持、经济状况以及社会功能的恢复等。护士要关注受者的心理状态，加强与受者的沟通交流，分析受者不良心理状态的原因，针对受者的心理问题提供个性化的心理干预，改善受者的心理状态。当受者出现焦虑、抑郁等严重的心理状态时，应寻求专业的心理医生进行干预治疗。

（七）性生活及生育

1. 性生活

肾移植术后受者，性生活的开始时间建议在手术后 1 个月以上，注意不要挤压移植肾。性生活不能放纵，以次日精神好、无疲劳感及腰酸痛等症状为适度。女性肾移植者注意避孕，防止意外妊娠，建议使用安全套或低剂量避孕药避孕，不建议使用子宫内避孕器。性生活前后应注意会阴部清洁，预防泌尿道感染。洁身自好，杜绝不洁性生活，防止艾滋病、淋病、梅毒等性传播疾病。

2. 生育

肾移植术后男性和女性的生殖能力可快速得到恢复，许多男性受者性功能障碍得到改善，大多数女性患者术后几个月至 1 年时间内可恢复规律月经。但肾移植术后受者妊娠及生育存在一定的风险，对母体、移植物及子代都可能产生不同程度的影响。因此肾移植受者如有生育要求，不论男性或女性，准备怀孕前请与移植医生讨论，制定合理的免疫抑制方案，既要保护受者及移植肾功能的健康存活，又要保证妊娠成功及胎儿正常生长发育。

（1）生育时机选择：男性肾移植受者的精子质量与术后时间及免疫抑制剂的用量有关，一般认为最佳生育时机在术后 2 年。对于女性肾移植受者，相关指南建议理想的妊娠时间和条件：妊娠时机最好在手术 2 年后；免疫抑制剂维持量治疗；移植器官功能稳定（肌酐≤ 133 μmol/L）；近期无排斥反应发生；仅使用 1 种药物控制血压，且血压正常；无蛋白尿（尿蛋白≤ 0.5 g/d）；B 超显示移植肾正常，无肾积水、肾结石表现，总体健康状况良好。

（2）妊娠对女性肾移植受者的影响：在条件具备的情况下，女性受者可以生育，但有可能对移植肾及自身健康有一定的影响，如果因为生育而导致移植肾失功或威胁生命，则得不偿失，因此女性受者生育需谨慎。由于长期服用免疫抑制剂，女性受者妊娠后常见并发症有高血压和先兆子痫、泌尿系统感染、妊娠糖尿病、贫血以及移植物排斥反应等，因此应加强妊娠期的随访和监测。

（3）妊娠期监测：肾移植受者整个妊娠和分娩过程应有移植科、产科以及心内科等医师共同参与指导和监测，以确保子女、移植肾以及受者自身的安全，减少胎儿与新生儿异常以及移植肾失功的发生。肾移植女性妊娠需增加随访频次，孕期前 6 个月每 2 ～ 4 周复查肝肾功能、血常规和药物浓度等，之后 3 个月每 1 ～ 2 周复查 1 次，必要时可以缩短复查间期。加强自我监测及管理，密切监测生命体征以及移植肾区情况，记录好自我监测日记。预防泌尿系统感染，注意个人卫生，多饮水，勤排尿，在肾功能正常的情况下，保持每日尿量在 2 500 ml 左右，同时至少每月检测尿常规及尿培养。重视妊娠期血糖管理，密切监测血糖变化，每 2 ～ 4 周检测糖化血红蛋白，注意合理饮食结构，适量运动。如果血糖异常，及时就诊处理。

（4）免疫抑制剂对胎儿的影响：由于免疫抑制剂可以通过胎盘进入胎儿体内，对胎儿可能造成影响，因此需要制定合理的免疫抑制方案。目前免疫抑制剂仅对动物进行了实验研究，对人类生殖系统的毒性机制还不十分清楚。美国食品和药品管理局根据免疫抑制剂对生育的影响，将其分为五类：A 类，对人类无风险证据；B 类，动物实验显示有危险性，但无人类危险性的证据，如糖皮质激素类；C 类，有潜在风险，但孕妇使用该药物的益处大于风险，如环孢素、他克莫司等钙调磷酸酶抑制剂类；D 类，有肯定的风险证据，如硫唑嘌呤、吗替麦考酚酯等；X 类，禁忌使用。多数专家认为环孢素、他克莫司、泼尼松对妊娠是相对安全的。孕期女性使用吗替麦考酚酯的风险较高，应建议在受孕前 6 周停用。根据肾移植受者孕期和生育子女的研究报道，免疫抑制剂可导致流产、早产、死胎、胎儿畸形以及学龄儿童生长发育迟缓等不良影响，因此在无移植物排斥的前提下维持免疫抑制剂最低剂量是确保母婴安全的关键。

（5）免疫抑制剂对母乳喂养的影响：免疫抑制剂可能通过乳汁对婴儿造成影响，对于移植患者能否哺乳一直存在争议。从目前的研究来看，初步结论是乐观的。有跟踪调查显示，所有母乳喂养的器官移植女性患者的子女并不存在明显的问题。美国移植协会建议，只要准确监测婴儿的血药浓度水平，母乳喂养无须绝对禁忌。到底母乳中的免疫抑制剂对子代的生长发育有无危害？与母乳喂养自身优点相比，哪个对子代的生长发育更加有利？这些问题尚需作进一步长时间的跟踪调查研究。

（八）回归家庭与社会

肾移植受者出院后，在健康状况良好的情况下，应尽早回归家庭和社会，承担相应的家庭和社会责任，将有助于保持良好的心态，增强生活的信心，提升价值感和成就感。肾移植术后 3 ~ 6 个月，肾功能正常，身体状况良好，就可以从事力所能及的工作。但是受者因为免疫力受一定程度的抑制，建议不从事高强度的劳动，工作环境须有一定限制，应避免重体力劳动和不洁净的工作环境，可以选择一些时间较自由、强度适中的工作，如机关及事业单位、管理岗位或个体自由职业等。工作时避免过度劳累和紧张，需劳逸结合，一天中要有一定的休息时间，最好能保证午睡。工作期间，一定要按时服用免疫抑制剂和定期复查，预防排斥反应和感染等并发症的发生。对于外出工作有心理障碍的受者，医护人员应给予疏导和鼓励，树立移植后就是健康人的理念，应该有效利用社会支持系统，参与社会竞争和社会活动，增强应对能力，减轻术后焦虑、抑郁情绪，提高生存质量。

（九）旅行指导

表 14-3　旅行指导

旅行过程	旅行注意事项
旅行前评估	咨询移植医生自身身体状况实施旅行计划的可行性，评估旅行目的地有无流行或暴发性疾病的发生，了解当地的医疗条件、卫生状况、交通工具、天气温度以及饮食习惯等等，合理安排出行时间，做好旅游攻略
旅行准备	充分准备好日常生活用品以及各类药物，携带原始包装的超过旅行时期 1 周的药物，包括免疫抑制剂、降压药、抗生素、降温止泻药、抗过敏药等药物。建议携带自身的医疗记录和目前使用的药物处方复印件
旅行中防护	按时准量服药，预防排斥反应；注意饮食卫生，合理安排饮食结构，预防胃肠道疾病；多饮水，勤排尿，注意会阴部清洁，预防泌尿道感染；保证充足休息，避免劳累；预防蚊虫叮咬和日光暴晒；外出时戴好口罩，及时加减衣物，尽量避免去人口密集、空间封闭的地方，预防呼吸道感染。有不适及时到当地医疗机构就诊
旅行后检查	返回后及时到医院复查各项指标

（十）原发肾病监测

（1）常见的复发性原发性肾小球疾病包括 IgA 肾病、局灶性肾小球肾炎、特发性膜性肾病和膜增生性肾小球肾炎；常见的复发性继发性肾小球疾病包括狼疮肾炎、过敏性紫癜性肾炎、肾淀粉样变性、轻链沉积病、原纤维性 / 免疫管状肾小球肾炎、混合型冷球蛋白血症性肾病、糖尿病肾病等。肾移植术后复发性肾小球疾病发生率在 10% ~ 70%。

（2）原发肾病复发的临床表现轻重不一，轻者多无临床症状，仅有镜下血尿和蛋白尿，或出现不明原因的血清肌酐轻微升高或难控性高血压。因此为监测原发肾病，患者定期监测血清肌酐和尿常规，必要时定期进行移植肾穿刺，但是目前临床上建议怀疑复发时再做移植肾穿刺。

（十一）疫苗接种

1. 疫苗接种必要性

肾移植术后受者需要长期服用免疫抑制剂，肺部感染是移植术后的严重并发症，其死亡率高。疫苗接种可以特异性地预防一些感染性疾病，并降低传染性疾病的传播。

2. 疫苗分类

疫苗分为减毒活疫苗、灭活疫苗、亚单位疫苗和基因工程疫苗四类。由于使用免疫抑制剂治疗，肾移植受者对减毒的活的微生物的清除和抑制能力降低，可能会在免疫抑制的受者中再次复活，出现严重的感染，故移植后禁止使用减毒活疫苗。而接种灭活疫苗、亚单位疫苗和基因工程疫苗是安全的，尚没有足够证据证明疫苗接种与排斥反应的发生有关。因此受者在接种疫苗之前，需要同接种疫苗的医师 / 护士确认疫苗类型，坚决不能接种减毒活疫苗，而其他类型的疫苗可以酌情考虑接种。

3. 疫苗接种时机

疫苗接种时机与疫苗接种的安全性和有效性密切相关，移植后的最初 6 个月内，受者对疫苗的反应性降低，为了增加保护性免疫的效果，建议疫苗接种的时间在移植后 6 个月，但流感疫苗可在术后一个月后接种。

4. 移植后常见接种疫苗

（1）乙肝疫苗：如果术前就打过乙肝疫苗，大多数人都是有抗体的，这种抗体有是有保护作用的，但是需要检测抗体滴度。一般我们认为抗体＞ 100 IU/ml 是非常安全的。乙肝疫苗最好在移植前打，而且需要 6 ～ 12 周后检测抗体滴度，如果较低或者未反应起来，需要多次检测。接种成功的受者在移植后也建议每年复查一次乙肝表面抗体，如果发现＜ 10 IU/ml，建议再次接种。

（2）流感疫苗：流感在秋冬季节容易出现，而且感染率高，有部分病毒毒力强，致死率比较高，可以注射流感疫苗提前预防。一般我们不建议患者在移植后 6 个月内进行疫苗注射，但是流感疫苗除外。流感疫苗接种的时间应为每年的秋冬季流感流行季节前，只要移植的时间已经超过 1 个月，就应及时接种。移植不足 1 个月的受者，疫苗接种可能无效。

（3）狂犬病疫苗：被狗或者其他宠物咬伤、抓伤，需要立即到当地医院或者疾控中心注射狂犬病疫苗，最保险的是还要注射狂犬病免疫球蛋白。

（4）其他疫苗：水痘疫苗、流脑疫苗、脑膜炎疫苗、肺炎疫苗都可以酌情考虑注射。

（谭其玲）

第二节　肾移植受者的随访管理

一、肾移植受者随访的重要性

随访是指医院对曾在医院就诊的受者以通讯或其他的方式，定期了解受者病情变化和指导受者康复的一种观察方法。肾移植受者是一个特殊的治疗群体，术后受者为了预防移植肾排斥反应，需终身服用免疫抑制剂，而免疫抑制剂随着移植时间的不同和有无并发症的发生需要进行相应的个体化调整，因此肾移植受者术后顺利康复出院，这只是治疗的开始，后期的康复随访过程将伴随一生。通过随访，可以及时跟踪受者移植肾的功能状况及病情变化；观察免疫抑制剂的疗效及不良反应，及时调整用药量，规范治疗；对受者进行健康指导，促进受者养成良好的生活方式；对并发症受者及时诊断及治疗，防止病情进一步加重。因此肾移植受者定期随访非常重要，能有效提高受者的整体生存质量，是提高人 / 肾长期存活的“金钥匙”。

二、肾移植受者随访时间及方式

1. 随访时间

肾移植后受者随访的次数是根据手术后时间的长短而定的，原则是先密后疏，终身随访。术后早期随访的次数较多，随着时间的延长，次数逐渐变少。病情不稳定者随访视病情而定。建议受者每 1 ~ 2 个月监测肾功一次，了解血清肌酐变化情况，及时发现有无排斥反应。

2. 随访方式

建立受者与医生、医院的联系，确保在病情有变化时，受者能及时获得治疗方面的指导。随访方式多样化，有门诊随访、电话随访、短信随访、网络随访、信访以及家访等。

（1）门诊随访：这是最常见的随访方式，受者将检查指标、病情情况直接与医生面对面进行交流沟通，能得到医生更直观详尽、方便快捷的治疗和指导。由于大医院号源紧张，受者会存在挂号难的问题，还有的受者住家与移植医院较远，交通不便利以及受者的经济等因素均对受者门诊随访依从性有影响。

表 14–4　门诊随访频次

移植时间	随访频次
1 个月内	1 ～ 2 次 / 周
1 ～ 3 个月	1 次 /1 ～ 2 周
4 ～ 6 个月	1 次 /2 ～ 4 周
7 ～ 12 个月	1 次 / 月
13 ～ 24 个月	1 次 / 月或 2 次 / 季度
3 ～ 5 年	1 次 /1 ～ 2 个月
5 年以上	1 次 / 季度

（2）电话随访：护士通过打电话方式了解和关心受者的病情，根据受者的个人情况给予具体健康指导，协助预约复诊时间，督促受者按时复诊，有效地提高了受者复诊率和满意度。但随访者的沟通能力、被访者当时所处环境及心情等直接影响其效果。

（3）网络随访：随着网络信息平台的迅猛发展，医生与受者可以通过网络平台的移植网站、QQ、微信、远程会诊等方式与受者进行交流，为受者提供诊疗、答疑解惑、普及健康知识等，已成为延续护理服务的一种快捷、高效的随访模式，可以减少患者舟车劳顿，降低经济成本，提高随访效率。

三、肾移植受者随访内容

（1）病史：询问受者主诉，了解受者的病情变化及药物使用情况。

（2）体检：监测体温、脉搏、呼吸、血压、尿量、体重等，检查受者有无浮肿、贫血、心肺及腹部有无异常体征，检查移植肾的大小、质地及有无压痛。

（3）化验检查：常规检查项目包括血常规、尿常规、血生化、免疫抑制剂药物的浓度监测等，根据病情可增加肿瘤标志物、病毒、结核、群体反应性抗体等检查。

（4）影像学检查：包括肺部胸片或CT平扫、腹部和泌尿系统B超检查，女性需行乳腺和妇科方面的检查，男性要进行前列腺方面的检查。

（5）不同时期随访重点，见表14–5。

表14–5 不同时期随访重点

随访时期	随访重点
早期（术后3个月内）	关注受者自我管理及自我监测能力，是否按时按量服用药物，生活方式健康与否；关注肝肾功能、血常规等生化检测指标，及时发现和处理急性排斥反应；监测免疫抑制剂的血药浓度，实施个体化的药物剂量调整
中期（术后3～6个月）	及时发现和处理排斥反应、感染、腹泻等并发症；监测血压、血糖的变化以及免疫抑制剂不良反应
远期（术后半年以后）	关注有无心血管疾病、代谢性疾病以及恶性肿瘤的发生；关注受者是否按时复诊及按量服药，避免患者麻痹大意

四、探索和规范肾移植延续护理服务模式

（1）强化受者随访意识。受者术后住院期间，医护人员应加强指导，强调出院后随访的重要性和必要性，告知随访的方法、内容和途径，强化受者和家属随访的意识，出院后能积极配合，定期随访。

（2）加强肾移植受者全程管理。设立专职肾移植随访护士，培养肾移植全程个案管理师，建立肾移植门诊随访服务打包，推进肾移植专家远程会诊，不但拓展护士的职业领域，同时对受者实施全

程管理，增加受者随访依从性，降低受者的经济负担，降低受者再入院率，提高受者满意度。

（3）建立网络随访平台。利用信息化平台，建立肾移植受者QQ群、微信群以及微信公众号等，医护人员也可以通过在线直播的方式，定期为受者推送和讲解健康管理相关知识，随时为受者解惑答疑，使受者能得到及时的咨询和指导。

（4）建立医院－社区一体化随访体系。随着肾移植手术数量的增加、移植受者存活时间的延长，移植专科医院门诊随访的受者越来越多，随访医生压力越来越大。应加大力度培养社区和县市级医院肾移植的专业医护人员，受者就近随访，方便受者，不但提高肾移植受者的随访依从性，同时也减轻移植专科医院门诊的随访压力。

（谭其玲）

参考文献

[1] 中国营养学会．中国居民膳食指南[M]. 西藏：西藏人民出版社，2010.

[2] 刘永峰、郑树森．器官移植学[M]. 北京：人民卫生出版社，2014.

[3] 付迎欣．肾移植术后随访规范（2019版）[J]. 器官移植，2019，10（6）：667–671.

[4] 我国成人慢性肾脏病患者运动康复的专家共识[J]. 中华肾脏病杂志，2019，（7）：537–543.

[5] 刘佳，谢建飞，刘敏，等．肾移植患者妊娠及生育健康教育的研究进展[J]. 中华护理杂志，2018，53（8）：1018–1021.

[6] 马麟麟．中国器官移植受者的高血压诊疗指南（2015版）[J]. 实用器官移植电子杂志，2016，4（5）：258–265.

[7] 许龙根．女性肾移植受者的妊娠与生育问题[J]. 中华移植杂志（电子版），2015，9（1）：6–12.

第十五章 ABO血型不相容肾移植围手术期的护理

第一节 ABO 血型不相容肾移植概述

ABO 血型不相容肾移植术（ABO incompatible kidney transplantation，ABOi-KT）是指在两个 ABO 血型不同的个体之间，将一个个体的健康肾移植到另一个个体内，并使之迅速恢复功能的手术。在器官供体资源短缺形势下，亲属活体肾移植是拓展供体来源的有效方式之一，且已在全世界各移植中心成熟开展，但是在潜在的活体供体中，约 30% 的供、受者之间存在 ABO 血型不相容，从而阻断了活体肾移植的途径。ABOi-KT 在国外早有成功报道，随着围手术期和术后管理方案的不断进步，肾移植逐渐突破了 ABO 血型的限制。国内很多移植中心也相继开始实施 ABOi-KT，并取得和血型相容移植相近的效果，特别是近年来他克莫司、吗替麦考酚类和利妥昔单抗的广泛应用，ABOi-KT 的器官存活时间与 ABO 血型相容肾移植术（ABO compatible kidney transplantation，ABOc-KT）无显著差异。因此，开展 ABOi-KT 已成为增加亲属肾移植数量的重要途径。

一、ABO 血型不相容肾移植发展史

血型抗原是多糖抗原，最主要的血型抗原由 A、B 和 O 组抗原组成，这些抗原存在于许多细胞中，包括红细胞、血小板和所有血管器官的内皮细胞。ABO 血型抗体分为天然抗体和免疫抗体两种，主要为 IgM 和 IgG 类抗体，是术后排斥反应发生的主要原因，因而 ABOi 是一个重要的免疫屏障。因此，ABOi 长期以来被认为是肾移植的禁忌。为克服器官的短缺，缩短终末期肾病患者等待时间，许多临床医生、科学家尝试了各种方法来解决此问题。目前，科学家已经研究了使用猪器官进行异种移植并使用干细胞技术分化成新器官等新技术，但是它们的临床应用还远未实现。采用各种脱敏策略来克服免疫障碍，实施 ABOi-KT 技术来增加可用的肾脏是目前可行办法之一。

1952 年，Hume 医生等人开创了世界上第一例 ABOi-KT 手术，虽然以失败告终，但是开启了 ABO 血型不相容器官移植的时代。但在 1955 年，Hume 等人在 *J Clin Invest* 上表达了他们对 ABOi-KT 可行性的怀疑，他们在文章中表达：“我们认为在血型不相容的情况下进行肾移植是不明智的。”那时，大多数肾移植医师认为 ABOi 是肾移植的禁忌。这种情况直至 1982 年才取得了重大突破。比利时的 Alexandre 等人对 ABOi-KT 进行了第一次大型临床研究，该研究通过反复的血浆置换、脾切除术、输供体血小板以及强化免疫抑制实现成功的脱敏，使研究中移植物一年存活率高达 75%，这使得 ABOi-KT 开始被大家接受。在 Alexandre 等人的成功经验后，在日本因缺乏死亡供体，ABOi-KT 得到了积极的研究。1998 年，Tanabe 等学者发表了日本东京女子医科大学移植中心 1989 年 1 月至 1995 年 12 月期间的肾移植数据，显示 ABOi 受者在生存率、移植物存活率上与

ABO 血型相容受者相似，没有统计学差异。2000 年左右引入他克莫司和霉酚酸酯后，ABOi-KT 受者的移植结局得到进一步改善。在日本，1989—1994 年、1995—2000 年以及 2001—2006 年的三个时期，ABOi-KT 的 5 年移植物存活率分别为 68%、76% 和 90%。根据瑞典研究小组的成果显示，在引入利妥昔单抗后，2002—2008 年，日本 ABOi-KT 的结果得到了进一步改善，使用利妥昔单抗的 ABO 相容性（ABOc-KT）肾移植、ABOi-KT 和使用利妥昔单抗的 ABOi-KT 的 5 年移植物存活率分别为 88.4%、90.3% 和 100%。目前，ABOi-KT 在日本的所有活体供体肾移植中占比约为 30%。ABOi-KT 在韩国相对较晚开展，但患者和开展此技术的中心的数量迅速增加，而且 2010 年和 2014 年 ABOi-KT 分别占韩国所有活体捐赠肾移植的 10% 和大于 20%。

基于 ABOi-KT 在日本取得的成功，自 20 世纪 90 年代末以来，这种技术在美国和欧洲的应用越来越多。虽然在美国，1995—2010 年间仅有 738 例（仅占肾移植总数 0.94%）ABOi-KT，但这一数字正在逐年增加。在英国也观察到同样的趋势，在过去 10 年中，ABOi-KT 从每年小于 10 例增加到 73 例，现在占所有活体捐献者肾移植的 6.8%。在 Tyden 等报道使用 ABO 抗原特异性免疫吸附成功减少抗体后，在欧洲进行了更多数量的 ABOi-KT。我国 ABOi-KT 起步相对较晚。我国大陆第一例 ABOi-KT 于 2006 年 12 月由王毅教授等完成，术后受者生存良好。随后我国部分移植单位逐步开展了血型不相容的肾移植手术，并取得了令医患都满意的效果。我国也分别在 2017 年、2019 年发布了《ABO 血型不相容亲属活体肾移植临床诊疗指南》和《ABO 血型不相容亲属活体肾移植技术操作规范（2019 版）》，用于指导临床诊疗工作。

由于在过去 10 年中对免疫发病机制和免疫调节技术的理解不断

提高，ABOi-KT 现在在疗效和安全性方面都与 ABOc 肾移植相当。因此，ABOi-KT 是扩大肾脏供体库的重要一步。但是，目前对 ABOi 最佳的移植前脱敏方案、调节机制以及 ABOi-KT 后急性和慢性抗体介导排斥反应的最佳治疗方案暂无定论，需要进一步研究来阐明。

二、适应证与禁忌证

ABOi-KT 适用于终末期肾脏疾病患者，其适应证和禁忌证同 ABOc-KT 血型相容肾移植手术，但 ABOi-KT 特别适用于短期内难以找到 ABO 血型匹配肾源，且出现以下情况之一：透析治疗效果差或并发症多，病情危急；患者不能接受其他肾脏替代疗法。

禁忌证主要有以下几种：未治疗的恶性肿瘤；活动性感染；进行性代谢性疾病；预期寿命＜ 5 年；近期持续性心肌梗死；持续性凝血功能障碍；药物滥用；其他器官终末性疾病等。

三、伦理原则

器官移植，尤其是 ABOi 器官移植为 20 世纪世界医学史和人类文明史开创了崭新的一页。器官移植的长足进步让器官衰竭患者得以继续存活。尽管器官移植已被公众了解和接受，但仍存在着许多的伦理难题，如供体与受体选择、风险与受益、医务人员的道德与责任等问题，以及由于 ABOi 而带来的相关伦理、道德问题，都需要进一步研究和探讨。

器官移植面临着供体器官来源短缺、器官难以长期保存、各种并发症难以预防、抑制免疫问题复杂以及手术难度大等障碍，许多患者因器官短缺而死亡，因此，供体器官来源问题已成为阻碍器官移植技术发展的首要社会和伦理问题。ABOi 器官移植的开展克服了移植中的血型屏障，显著增加了潜在供着数目，成功缓解了器官短缺的问题，但同样也带来了一些问题，首先，最主要的问题是血型抗体导致的排斥反应概率增加。天然存在的 ABO 抗体可能在 ABOi-KT 中诱导抗体介导的排斥反应，表现为补体激活导致快速且不可逆的移植血栓形成，进而导致长期的移植功能障碍；其次，进行血型抗体相关预处理，如血浆置换、美罗华等，对肾移植受者带来感染风险与整体医疗费用的增加。

（一）供者的伦理分析

在 ABOi-KT 中，与其他亲体肾移植一样，供者被摘除器官需要经受较大的手术，且没有任何益处，相反还具有较大的危险性。其遭受的精神影响同样也十分巨大，一方面想献出器官拯救他人生命，另一方面又担心自身损害。但与死亡供肾相比，亲属供肾的移植成功率较高，且单肾摘除带来的风险和危害正逐渐缩小。亲属活体移植既符合中国现行法规的规定，还具有相较于尸体供肾的优势，即器官质量好、组织配型相容性好、移植时间机动灵活、服用药物少等。

但是在 ABOi-KT 中，对活供体的器官摘除，同样存在着不可避免的风险性。但目前取肾术后并发症不常见，一般 6 周后恢复正常活动和重新工作。对于供体来说，在不危害自己生命及降低自己生存质量的前提下，自愿把自己的器官捐献给一个生命垂危的患者，使其能够生存，这作为一个利他行为，将会得到社会舆论的好评。这种重义轻利的高尚道德观将使供体在精神上得到无限的满足与自豪，充分体现了人的价值自我实现。

知情同意是器官移植所要遵循的首要伦理原则，也是医患关系所要遵循的伦理原则。医生有责任和义务告知供者摘除肾脏的短期、长期危险性。从医学的角度看，供体存在无任何受益的手术危险，所以供者必须是在充分知情的情况下，自主且自愿同意的捐献。此外，ABOi-KT 除常规知情同意外，还需与供者沟通血型不合肾移植所造成的相关费用与风险的增加，并签署血型不合相关知情同意书。

（二）受体的伦理分析

（1）从受体的选择上来看，一般来说，选择垂危患者作为受体其效益较大。有学者认为对受体选择有两个标准，一是医学标准，二是社会标准。医学标准，即由医务人员根据医学发展的水平和技能作为判断基础，其标准主要看受体器官是否已经衰竭，且所有器官已经衰竭的患者都应该有同等机会接受器官移植。社会标准，即根据有关社会因素加以选择，如年龄，在病情相当的情况下，年龄小者优先选择。受体的选择除上述标准外还需要就不同国家所规定的道德规范和不同的价值观念进行考虑。大多数国家的移植中心在选择标准时是按医学标准、个人能力、社会价值的次序排列，当然这种排列不是绝对的。

（2）受体知情同意原则，主要是向受者和代理人告知有关的治疗过程的概况后取得的手术同意。告知的内容应包括术前的预处理及其带来潜在风险与费用较常规亲体移植的增加、术中可能存在的风险、术后近期或远期的危险性和死亡率情况，以及生存率及存活时限概况，对并发症和排斥反应的预防和改进措施、需要终身随访和服用免疫抑制剂等详细进行说明。若受体是儿童，由其监护人代替儿童做出决定。

（冯师健）

第二节 血型不相容肾移植的术前处理及护理

ABOi-KT 手术通常推荐术前 10 ~ 14 天开始术前处理，通过免疫诱导方案和血浆净化处理技术，从而降低受者体内抗体滴度，达到手术要求。在手术前监测受者血型抗体滴度，当符合滴度要求，即可实施肾移植手术；随后围手术期管理（包括免疫维持方案）与常规 ABOc-KT 相同（详见肾移植受者围手术期护理章节）。ABOi-KT 术前配型时、接受血浆处理后及术后需要密切监测血型抗体滴度（IgG、IgM），但手术后 2 周免疫适应基本建立，可不必常规监测血型抗体滴度。因此对于 ABOi-KT，肾移植专科护士需要了解 ABOi-KT 患者的术前的处理流程，熟悉术前血浆净化处理的护理要点及相关并发症的观察与处理。

一、术前处理的目的与原则

1.ABOi-KT 术前处理

ABOi-KT术前处理是在完善常规术前评估及术前检查的基础上，根据受者初始抗血型抗体效价水平采取的个体化预处理方案，以降低受体血清抗 ABO 抗体滴度，达到实施 ABOi 活体肾脏移植的标准，避免发生超急性排斥反应。其方案主要包括抗 ABO 抗体的清除、降低 B 淋巴细胞免疫应答以及围手术期免疫抑制治疗。抗体清除策略可以分为完全去除血浆蛋白质的方法（例如血浆置换）、仅去除特定部分血浆蛋白质（包括免疫球蛋白）的方法（例如膜分离）以及更具体的方法，例如非选择性或选择性免疫吸附。虽然血浆置换是美国首选的抗体去除策略，但膜分离在日本很流行。欧洲经常使用非选择性和选择性免疫吸附。目前，国外各移植中心采取的预处理方案迥异，有代表性的包括日本 Tokyo Women’s Medical University［术前使用利妥昔单抗，血浆置换，手术当天使用 IL-2 受体拮抗剂，目标抗体滴度≤ 1 ：32，以激素 20 mg/d、他克莫司 0.1 mg/（kg · d）、酶酚酸酯 2 000 mg/d 维持］、美国 Johns Hopkins Hospital 术前使用血浆置换 / 静脉输入免疫球蛋白，手术当天使用利妥昔单抗 150 mg/m^2 和 IL-2 受体拮抗剂，目标抗体滴度≤ 1 ：16，术后继续使用血浆置换 / 静脉输入免疫球蛋白，以激素 20 mg/d、他克莫司浓度 10 ~ 12 ng/ml 酶酚酸酯 500 mg/bid 维持和德国 University Medical Center Freiburg（术前 28 天使用利妥昔单抗，围手术期使免疫吸附 / 静脉输入免疫球蛋白，手术当天使用 IL-2 受体拮抗剂，目标抗体滴度≤ 1 ：4，术后以激素 20 mg/d、他克莫司浓度 12 ~ 15 ng/ml、酶酚酸酯 2 000 mg/d 维持）的方案。这些移植中心均是按照固定的模式进行预处理，相对复杂、昂贵，可能增加受者移植后并发症。笔者所在移植中心创新性采用根据血型抗体效价制定的个性化与处理方案，即：血型抗体效价＜ 1 ：8，仅口服免疫抑制剂；血型抗体效价 1 ：16，口服免疫抑制剂 + 血浆置换；血型抗体效价＞ 1 ：32，口服免疫抑制剂 + 血浆置换 + 利妥昔单抗。个体化与处理方案相较于其他方案理论上节约成本，降低并发症发生率。由于目前施行例数较少，其短期、长期临床结局仍待进一步观察。

尽管针对 ABOi-KT 没有普遍接受且统一的脱敏方案，但目前所有提出的策略都遵循共同的原则。制定 ABOi-KT 的免疫抑制方案主要原则是：①在术前清除受体预存抗体；②术后维持免疫抑制治疗并在术后 2 周内监测抗体滴度，防止抗体滴度升高。

2. 术前预处理后手术指征

与 ABOc-KT 术不同的是，ABOi-KT 需要进行术前预处理，目的是降低血型抗体效价，保证移植安全。目前，对于术前受者ABO血型抗体滴度没有明确标准。我国指南推荐当抗体滴度低于1∶256，可适当进行血浆净化处理；当ABO血型抗体滴度下降到1∶4～1∶32即可进行肾移植手术。我国ABO血型不相容临床指南推荐ABOi-KT供、受者组织配型要求：HLA错配位点≤3个；淋巴毒交叉配合试验（CDC）＜10%；群体反应性抗体（PRA）＜20%；供者特异性抗体（DSA）阴性（Luminex平均荧光强度＜1 000）。ABOi-KT手术当天对抗A和抗B血型抗体滴度要求：成年受者Ig M≤1∶16且Ig G≤1∶16；儿童受者Ig M≤1∶64且Ig G≤1∶64。因此，在术前仍需要评估血型抗体效价，确定手术指征。一般来说，手术当天应再次评估血型抗体效价水平，结果＜1∶8方可进行手术。其余手术指征同ABOc-KT肾移植。

二、术前处理的方法

ABOi-KT成功的关键是在移植前清除受者体内预存的血型抗体和抑制新的血型抗体产生，尤其是保证移植后2周内不发生血型抗体效价反弹。肾移植受者术前血浆置换治疗的主要目的是降低移植前后受者体内抗血型抗体的效价，减少移植肾的损害，减轻移植排斥反应，移植前后受者抗血型抗体的效价对移植肾的存活和移植肾的功能具有重要的影响。术前1～2周，根据受者初始的血型抗体效价水平，酌情选用血浆置换、血浆双重滤过、利妥昔单抗（如美罗华）等方法清除已有的血型抗体并抑制新的血型抗体产生，确保血型抗体效价在移植手术当天≤1∶8，达到实施ABOi活体肾脏移植的标准。

（一）血浆置换

1. 种类

血浆置换（plasma exchange，PE）的基本流程是将患者血液经血泵引出，经过血浆分离器分离血浆和细胞成分，去除致病血浆或选择性地去除血浆中的某些致病因子，然后将细胞成分、净化后血浆及所需补充的置换液输回体内。血浆置换疗法作为高致敏受者预处理方案已经应用多年，多采用膜式滤过法。过去常用单膜式血浆分离器，需要每日或隔日置换血浆一次，每次置换量为 35 ~ 40 ml/kg，置换液采用 4% ~ 5% 白蛋白溶液或新鲜冰冻血浆，现在已经改为双膜血浆成分分离器，原理是增加的第二层膜孔径小于期望清除的大分子球蛋白，同时大于希望保留的白蛋白分子和血浆，使血浆置换后仅仅清除大分子免疫球蛋白，保留白蛋白和血浆输回体内。与单膜滤过相比，双膜滤过有着损伤小、有用物质丢失少、节约人血白蛋白和新鲜血浆的优点。

2. 血浆置换的护理要点

（1）置换前受者宣教：嘱受者治疗前进食，防止空腹治疗发生低血糖；治疗前充分评估受者有无过敏史、血型、凝血酶原时间及生命体征情况。进行血浆置换前要做好沟通交流，消除受者紧张心理，使其积极配合治疗。术前一日，指导受者进食清淡软食，行手术区域皮肤准备，做抗生素药敏试验及交叉配血；术晨嘱受者禁食、禁水，更换消毒衣裤并监测生命体征；遵医嘱准备术中用药带入手术室。

（2）置换前用物准备：心电监护仪、血液成分分离机、配套耗材一次性使用单采血液成分分离器、血液保存液、抗凝剂。置换液体：晶体液、胶体液、新鲜血浆、人血白蛋白。抢救药物准备：床旁备氧气及抢救药物多巴胺、地塞米松、肾上腺素等，防止意外情况发生。完善术前常规检查。

（3）置换过程中护理要点：血浆置换过程中治疗环境必须严格消毒；按照操作规程，正确建立静脉插管，保持各管路连接紧密，防止空气进入；建立血管通道、抗凝，并将管道与血浆分离器连接，确保血流量达 50 ~ 80 ml/min，置换液回输率要同血浆排除率平行，一般不超过 50 ml/min，以避免过快输入置换液引发的不良反应。置换采用新鲜的 AB 型冰冻血浆，保证凝血因子不失去活性；每一袋血浆必须经双人核对方能使用；密切观患者察病情，注意有无出血、凝血等情况，并做好记录。

3. 血浆置换的常见不良反应及护理

血浆置换严重并发症及不良反应较少，其并发症主要与应用新鲜血浆、抗凝剂、体外循环等因素有关。其常见并发症包括心血管并发症（低血容量性低血压、高血容量、充血性心力衰竭、心律失常等）、过敏反应、低钙血症、感染、出血倾向、溶血、低体温等。

（1）低血容量性低血压：因低血容量和低蛋白血症（血浆胶体渗透压降低）所致。处理应先减慢血流量，同时补充血容量。

（2）过敏反应：多由于新鲜冰冻血浆过敏所致。出现寒战、皮疹、发热和低血压等表现，喉头水肿与心肺功能衰竭少见。轻度的过敏反应可立即使用抗过敏药物，如抗组胺药物、钙剂和糖皮质激素等；严重者需立即停止治疗，肌注肾上腺素，使用抗过敏药物，如有休克应积极抗休克治疗。

（3）感染：与 PE 引起免疫球蛋白减少，同时使用免疫抑制剂，留置静脉导管等因素相关。与静脉导管相关则需拔除静脉导管，选用敏感的抗生素进行治疗。血浆有潜在肝炎病毒或 HIV 感染风险。

（4）出血倾向：因血浆置换过程中血小板破坏、抗凝血药物过量或大量使用，导致凝血因子缺乏引起。对于高危患者及短期内多次、大量置换者，必须补充适量新鲜血浆。置换 1 个血浆量后，凝血时间延长 30%，这些改变在置换后 4 小时缓解。多次置换，患者易发生口腔出血、皮肤紫癜。推荐首选新鲜冰冻血浆作为置换液。

（5）枸橼酸所致的代谢性碱中毒、低钙血症：以口唇、远端肢体皮肤麻木为主要临床表现，严重者可出现肌肉痉挛及心律失常。不太严重的代谢性碱中毒一般不需要特殊处理；对于因枸橼酸钠所致的低钙血症，在置换过程中要严格控制血流速度，避免因枸橼酸盐输入过快而致血清游离钙急剧下降而致低钙血症的发生。有研究报道，可以在血浆置换前预防性地补充钙离子，能有效降低低钙血症的发生。

（6）低体温：由于体外循环回路或大量置换液不加温，室内温度过低都可引起低体温，患者主诉发冷，测量体温低于 35℃。处理上予以患者保温，静脉补液者予以液体加温输入，置换返回血路设置加温装置。

（二）免疫抑制剂的使用

1. 利妥昔单抗方案

血浆置换、免疫吸附或双膜滤过等抗体处理方法都存在治疗后抗体滴度再次反弹的问题，因此，有学者提出必须联合使用免疫抑制剂和单克隆抗体（利妥昔单抗）来抑制抗体的形成；利妥昔单抗（美罗华）可以和 B 淋巴细胞表面的 CD20 抗原结合，有效地清除血循环中的淋巴细胞，从而抑制体液免疫，可有效降低排斥反应的发生。目前，有学者建议术前 4 周应用利妥昔单抗。利妥昔单抗是一种嵌合型的人抗鼠 CD20 单抗，能特异性与 B 淋巴细胞表面的 CD20 抗原相结合，从而清除 B 淋巴细胞。其最开始是用于 B 淋巴细胞淋巴瘤的治疗，但近年来有较多文献报告其能有效防止体液性排斥反应，逐渐被用于肾移植领域。目前，有学者建议术前 4 周应用利妥昔单抗。然而利妥昔单抗使用剂量仍存在较多争议，缺乏比较不同剂量利妥昔单抗在 ABOi-KT 中作用和不良反应的前瞻性临床研究，因此一些移植中心开始停止在 ABOi-KT 患者中常规使用利妥昔单抗。

使用利妥昔单抗时护理上需注意以下事项：

（1）药物于 4℃环境冷藏存放，现配现用。

（2）选用大静脉，穿刺留置针用药，单独静脉通道给药，勿与其他药物混合使用。

（3）输注前遵医嘱使用一定剂量的糖皮质激素以降低药物的过敏反应。

（4）严格按照说明书提示的滴速要求，尽量使用微量泵匀速泵入。

（5）用药期间必须密切观察生命体征变化及药物的不良反应。

2. 三联免疫抑制剂方案

除利妥昔单抗之外，目前国内大多数中心均推荐在肾移植术前即开始使用免疫抑制剂。普遍采用的方案是 CNI 联合一种抗增殖类药物，再加上糖皮质激素的三联免疫抑制方案作为免疫维持的初始方案，他克莫司作为 CNI 类药物的一线用药。ABOi-KT 受者的免疫抑制剂治疗方案：通常在术前 1 ~ 2 周开始口服他克莫司 + 麦考酚酸类＋泼尼松，他克莫司起始剂量为 0.05 ~ 0.10 mg/kg · d，霉酚酸酯 1 ~ 2 g/d 或霉酚酸钠 1.44 g/d，此后，根据监测他克莫司及麦考酚酸的血药浓度等指标调整药物剂量；甲泼尼龙用量为 20 ~ 80 mg/d，术后 3 天内甲泼尼龙推荐使用最高剂量一般为 500 mg/d，之后逐渐递减，直至病情平稳后予低剂量维持。在诱导治疗方案中，指南推荐采用 IL–2 受体拮抗剂作为诱导治疗的一线用药。但是对于高危或有高致敏因素的受者，也可采用兔抗人胸腺免疫球蛋白进行诱导。

ABOi–KT 免疫抑制剂开始服用的时间不同于 ABOc–KT，需要在术前 1 ～ 2 周即开始服用，因此护理上要做好药物指导，严格遵医嘱督促受者按时按量服药，并向受者讲解免疫抑制剂的作用及可能出现的不良反应，做好病情观察，具体观察要点见免疫抑制剂章节。

（三）免疫吸附

免疫吸附（immunoadsorption，IA）疗法是新发展起来的一种血液净化技术，是将高度特异性的抗原、抗体或有特定物理化学亲和力的物质（配体）与吸附材料（载体）结合制成吸附剂（柱），选择性或特异地清除血液中的致病因子，从而达到净化血液、缓解病情的目的。免疫吸附疗法不同于一般非特异的血液灌流，是在血浆置换的基础上发展起来的新技术，其优点是对血浆中致病因子清除的选择性更高，而血浆中有用成分的丢失范围与数量更小，同时避免了血浆输入所带来的各种不良影响。

免疫吸附分为血浆分离吸附和全血直接吸附。前者将受者血液引出体外建立体外循环并抗凝，先将血液经过血浆分离器分离，再将血浆引入免疫吸附器，以选择性吸附的方式清除致病物质，然后将净化的血浆回输体内，达到治疗目的；后者不需要分离血浆，全血直接进入免疫吸附柱进行免疫吸附。免疫吸附疗法已经在多种疾病如风湿病、肾脏病、神经系统疾病、血液病和心血管疾病中得到了广泛的应用。

ABOi–KT 术前采用特异性吸附柱进行免疫吸附以清除抗 ABO 抗体。非特异性吸附柱一次性使用，吸附效果可靠，其免疫球蛋白及凝血因子损失较少，出血和感染风险较小，缺点就是成本较高；

非特异性吸附柱可多次使用，但存在 LgM 抗体吸附不完全的缺陷，对于抗体滴度较高的受者，无法降至安全水平。因此，在一些移植中心已经开始采用非特异性吸附和 PE 联合的方法清除抗体，在降低成本的同时保证清除效果。

（1）血浆分离吸附治疗方式：通过把分离的血浆中的抗体通过具有高度特异性的吸附器选择性清除，达到特异性的抗体清除效果。其一次能够清除抗 -A 或抗 -B IgM 血型抗体约 30%，并不引起其他抗体的改变。其优势在于能够特异性吸附血浆抗体，无白蛋白等血浆成分丢失，无须血浆补充液且无病毒等感染风险。

（2）风险：极少受者在进行第一次免疫吸附后出现“首用综合征”，常见症状为溶血、出血、凝血功能障碍、低血压、低钙血症和心律失常，也可能在吸附过程中与分离膜或吸附剂接触时，发生超敏反应。

（3）预防和处理：做好健康宣教和护理观察，出现不良反应，及时对症处理。

（冯师健　胡艳　赵上萍）

参考文献

[1] Morath C，Zeier M，Döhler B，et al.ABO-incompatible kidney transplantation[J]. Frontiers in immunology，2017，8：234.

[2] 李世朋，张建军 .ABO 血型不合器官移植的研究进展 [J]. 实用器官移植电子杂志，2015，3（1）：59-64.

[3] Genberg H，Kumlien G，Wennberg L，et al.The efficacy of antigen-specific immunoadsorption and rebound of anti-A/B antibodies in ABO-incompatible kidney transplantation[J]. Nep-hrol Dial Transplant，2011，26（7）：2394-2400.

第十六章　儿童肾移植的围手术期护理

第一节　儿童肾移植的概述

儿童肾移植是指受者年龄在 18 岁以下的肾移植，肾移植已经成为治疗儿童终末期肾病（ESRD）的首选方式。儿童 ESRD 的原发病与成人明显不同，各国小儿终末期肾病的病因有所不同，北美肾衰竭儿童原发病常见于先天性肾畸形和尿道畸形，阿根廷常见于溶血尿毒综合征，欧洲常见于肾小球疾病，我国常见于慢性肾炎和肾病综合征（48.1%），先天 / 遗传性疾病次之（20%）。由此可见，儿童 ESRD 以肾小球疾病、先天性或遗传学肾病为主，因高血压或糖尿病所致肾衰极少。

儿童 ESRD 选择肾移植优势体现在：①儿童肾移植的 1 年、2 年、5 年的生存率分别可达 97%、96%、94%，美国 USRDS 数据显示儿童血液透析（血透）的 5 年存活率为 78.6%，腹膜透析（腹透）的 5 年存活率为 80.6%。②儿童肾移植有助于发病早的儿童恢复生长发育，肾移植术后可基本恢复正常饮食饮水，同时随着儿童肾移植受者中激素撤退治疗，免疫抑制剂对生长发育的影响越来越小。相较于严格控制饮食饮水量的透析儿童，儿童肾移植不仅缓解了患儿的尿毒症症状，而且显著改善了骨骼发育的迟缓、性成熟的障碍、认知和心理功能损害等情况，显著提高患儿的生存质量，延长患儿生命。

我国1983—2012年，移植肾和移植受者的5年存活率分别为86.3%和92.3%。我国制定的器官分配制度中，儿童患者享有优先权，同时在ESRD儿童中推荐抢先移植（即在有合适供肾时选择不经过透析的“抢先”移植），以获得更好的长期预后。儿童肾移植相较于成人肾移植，手术难度更大，围手术期护理要求更高。儿童生理上血容量少、心搏出量低、收缩压低，且患儿因能量和体内酸碱失衡，移植过程中容易出现血压大幅度波动，当开放移植肾血流后，容易出现移植肾因血液灌注不足而导致移植肾急性肾小管坏死；在解剖上，儿童血管壁脆弱，髂血管管径细、管壁薄，髂窝小，增加了移植难度，容易引起移植肾肾小管坏死、移植肾功能延迟恢复。

一、儿童肾移植的发展史

尽管儿童ESRD仅占终末期肾病患儿总数的1.2%左右，但是儿童ESRD的发病率仍较高，约为13.1/100万儿童（0 ~ 18岁），在欧洲约有4%的肾移植是儿童肾移植。自从第一例成功的肾移植于1954年在美国波士顿实施后，便不断有儿童肾移植的探索用于治疗ESRD患儿。尽管早期儿童肾移植效果不尽理想，但是随着医学的进步、手术技术的提高以及新型免疫抑制药物的使用，使得肾移植患儿能够存活到成年，甚至生子，获得了满意的生存效果。我国儿童肾移植起步虽早，但移植数量较少，随着我国器官捐献方式的转变

（以公民逝世后器官捐献为主）以及器官分配政策的修订（儿童逝世后捐献器官优先分配给器官等待患儿），使得我国儿童肾移植进入了快速发展阶段。与成年肾移植受者相比，儿童肾移植受者不仅在原发疾病上不同，在生理、心理、机体状态、各器官功能及免疫状态等方面也具有较大差异，因此在肾移植诊疗，特别是护理上不能简单等同于成人，需采取与儿童相应的护理技术。

二、适应证与禁忌证

ESRD 的儿童均可选择肾移植，对年龄和体重没有明确限制。对于低体重儿童，进行儿童肾移植的移植中心可能会建议患儿在等待期间增加体重，以获得将来手术的良好效果。合并有下尿路畸形或存在感染的患儿，应在下尿路畸形矫正后及感染控制后方可考虑施行肾移植术；对于存在非常严重生长发育障碍的儿童，宜在促进生长发育和改善全身情况后选择肾移植手术。患儿体重在 15 kg 以上，手术方式同成人相似，采用腹膜外手术入路；患儿体重低于 15 kg，经腹切口，通过游离盲肠暴露大血管，把移植肾置于盲肠后，采用受者的腹主动脉和下腔静脉与移植肾动静脉吻合，输尿管吻合与成人相似。

1. 适应证

各种原因导致的儿童期 ESRD 均有肾移植指征，但不仅限于以下疾病。

①肾小球肾炎，包括微小病变型肾病、膜性肾病、膜增生性肾小球肾炎、系膜毛细血管性肾小球肾炎、IgA 肾病、抗基底膜肾小球肾炎、局灶性节段性肾小球硬化等；②慢性肾盂肾炎；③遗传性疾病，如多囊肾、肾单位肾痨、Alport 综合征等；④代谢性疾病，如糖

尿病、高草酸尿症、痛风、卟啉病等；⑤梗阻性肾病；⑥药物性肾损伤；⑦系统性疾病，如系统性红斑狼疮、血管炎、进行性系统性硬化症等；⑧溶血尿毒综合征；⑨其余先天性疾病，如马蹄肾、先天肾发育不全等；⑩不可逆的急性肾衰竭；⑪ 严重创伤。

2. 禁忌证

同成人肾移植。

三、儿童肾移植移植时机及供肾的选择

1. 移植时机的选择

推荐意见：

（1）只要选择合适的供肾，取得成功手术，有良好的护理，尽管儿童形体较小、血管纤细会增加手术难度，但年龄已不是限制肾移植手术的主要因素。

（2）建议 ESRD 儿童选择在 1 ～ 12 岁进行肾移植。有条件的尽量在 1 ～ 6 岁进行肾移植手术，不影响儿童期的生长发育。

（3）建议 ESRD 儿童及早登记等待以便在有合适供肾时选择不经过透析的“抢先”移植。

正确选择手术时机对于儿童肾移植来说非常重要。患儿移植前是否需先行透析治疗，可根据患儿一般状况和配型结果选定。若患儿达到移植条件虽未经透析治疗可直接行肾移植，其具有诸多优点，例如术后患儿恢复快、生存质量高、不延误生长发育、避免了透析及由此引起的并发症等。但当患儿有难治性高血压、严重蛋白尿或难以控制的泌尿系统感染时，需切除原病肾，此时患儿需透析过渡等待供肾来源；对于少尿型的 ESRD 患儿则需立即行透析治疗；对于抗体水平高的患儿，在移植前均需一定阶段的透析治疗，待抗体水

平自然或经处理后下降方可移植。

2. 供肾的选择

目前，亲属活体供肾是ESRD患儿的一种最为重要的选择，也是目前国内儿童肾移植较多采用的供肾来源。随着我国器官捐赠事业的逐步进展，越来越多的儿童死亡供肾会优先分配给儿童受者。建议低体质量（≤ 15 kg）ESRD患儿最好接受低体质量儿童逝世后捐献的肾脏。

（黄中力）

第二节　儿童肾移植免疫抑制方案

一、药物剂量原则

（1）诱导制剂：目前，儿童肾移植中的免疫诱导治疗一般选用抗胸腺细胞球蛋白（ATG）或IL-2受体拮抗剂。应注意的是与成人相比，由于儿童淋巴细胞增殖更活跃，抗体清除作用的维持时间短于成人，应根据儿童体重不同选择不同剂型。

（2）免疫抑制维持治疗：移植后的免疫抑制维持治疗需要考虑儿童在免疫生理与药物代谢方面的特点。儿童免疫系统中幼稚T细胞多，成熟树突状细胞少，细胞免疫功能较弱，排斥反应发生相对较低；而儿童肝药酶活性高，药物代谢快，但对药物的耐受性差，因此需同时兼顾预防排斥反应和减轻药物毒性。

在免疫维持治疗中，钙调磷酸酶抑制剂（CNI）是儿童肾移植的基础免疫抑制剂，主要包括环孢素A（CsA）和他克莫司（FK506）。目前的研究表明，FK506在预防排斥反应和移植肾长期存活方面要优于 CsA，因此儿童肾移植中一般首选 FK506。霉酚酸酯（MMF）也是儿童三联免疫抑制治疗方案的重要组成部分。研究显示，在相同的剂量下，儿童 MMF 的血药浓度时间曲线下面积（AUC）要高于成人，MMF 更易在儿童引起胃肠道和血液系统的不良反应。

三联免疫抑制方案仍是目前儿童肾移植术后免疫维持治疗的主流方案，虽然目前皮质类固醇（激素）的用量有逐步减少的趋势，但是否可在儿童肾移植中完全撤除尚存在较大争议。儿童长期应用激素会引起生长发育障碍、高血压、糖尿病、高脂血症、骨质疏松等不良反应。最新研究显示，通过优化和改进儿童肾移植免疫抑制方案，特别是抗体类生物制剂的应用，早期撤除激素并不增加排斥反应的风险，能显著改善儿童受者的生长发育状况。因此，目前在儿童肾移植中越来越倾向于早期撤除激素，具体用药方案因儿童情况差异性调整。

二、儿童肾移植免疫抑制方案

通常采用三联免疫抑制方案，即霉酚酸酯（MMF）+ 钙调磷酸酶抑制剂（CNI）+ 皮质类固醇。起始剂量：MMF 剂量通常采用 600 mg/m^2 Bid，他克莫司 0.3 mg/kg Bid，甲泼尼松早期静脉冲击剂量 300 ~ 600 mg/m^2 Qd，泼尼松术后口服 1 mg/kg 起，逐日减量至 2.5 mg/d 或 5 mg/d。根据药物浓度调整用药剂量和用药频次，部分患儿可因生长发育问题而完全撤除泼尼松。

三、药物浓度监测

由于儿童肾移植受者药物代谢快，但对药物的耐受性差，建议早期每周检测 CNI 药物浓度，维持他克莫司谷浓度 5 ~ 10 ng/ml，

CsA 浓度 100 ～ 150 ng/ml。

（黄中力）

第三节　儿童肾移植围手术期护理

一、概述

儿童肾移植手术的围手术期护理在术前准备、术后护理上与成人相似，具体见肾移植围手术期护理。本节重点介绍儿童肾移植中需要重点关注的几点问题。

1. 维持水电解质酸碱度平衡

儿童具有年龄小、代谢快、起病急、变化快的特点。对于幼儿期以上儿童，其维持正常心排出量的能力以及肾小球的滤过率和肾小管的浓缩功能已经接近成人，但对于小于 14 岁的患儿或因病生长发育迟缓的儿童，其生理上对水失衡代偿能力和电解质调节能力有限。儿童肾移植围手术期的液体管理原则是在保证生理维持量（见表 16–1）基础上量出为入，根据其体重和尿量进行补液，特别是术后 24 小时内以每小时尿量指导补液量。推荐手术早期补充无糖等张性液体（平衡盐溶液、林格液或生理盐水），因为儿童容易出现手术刺激后高血糖反应。儿童体重减轻是判断脱水的良好指征，体重增加也是补液过多的表现，而尿量是评估入量和肾功能的重要指标。

表 16–1　小儿生理维持液需要量

体重（kg）	每小时液体需要量	每日液体需要量
1 ～ 10	4 ml/kg	100 ml/kg
10 ～ 20	40 ml+2（体重 –10）ml/kg	1 000 ml+50（体重 –10）ml/kg
＞ 20	60 ml+1（体重 –20）ml/kg	1 500 ml+20（体重 –20）ml/kg， 每日最高 2 400 ml

专科护士应严格记录肾移植术后患儿的出入液量，出量包括尿量、伤口引流量、呕吐量、汗液及大便量，入量包括静脉维持液体量和经口进食液体量。定期监测血钾、钠、氯、钙等电解质水平。推荐肾移植专科护士、儿科护士及重症监护室护士多学科合作护理肾移植术后婴幼儿。患儿水电解质酸碱平衡护理要点见表 16-2。

表 16-2 患儿水电解质酸碱平衡的护理观察要点及处理

护理观察要点	处理要点
（1）准确记录出入量（尤其是术后 24 小时内每小时出入量），监测血压，每日体重 （2）每日监测电解质（对于病情不稳定或年龄较小的患儿一日监测 2 次）、酸碱状态、血细胞比容、血尿素氮 （3）观察是否有脱水症状：患儿是否口渴，皮肤是否干燥，有无眼眶凹陷、血压偏低、脉搏偏快及尿量明显减少的症状。做毛细血管充盈试验 （4）观察是否有水钠潴留症状：四肢或眼睑浮肿、体重明显增加、呼吸困难、气促，甚至咳粉红色泡沫痰 （5）观察是否出现电解质紊乱症状：乏力、腹胀、心悸、胸闷、头痛、四肢抽搐等症状	（1）如果合并增加水电解质紊乱的临床症状，如发热、过度通气、腹泻、肾功能衰竭、充血性心力衰竭，增加监测频次，对症处理 （2）对脱水患儿，遵医嘱静脉或口服补液，注意补液原则 （3）对水钠潴留患儿，根据水肿和血压情况采用低钠、低盐饮食，减少或停止静脉补液，饮水量根据尿量进行调节 （4）对症处理已发生的钾、钠、钙等电解质紊乱和代谢性酸中毒

2. 血压管理

儿童肾移植术后高血压发生率在 47% ~ 82%，高血压与心血管疾病以及移植器官功能密切相关，而免疫抑制剂、移植器官受损、肾动脉狭窄等是儿童肾移植术后出现高血压的重要原因。为避免剧烈的血压波动影响移植肾灌注量，若是成人供肾给儿童，建议收缩压控制在 120 ~ 140 mmHg；若是儿童供肾，收缩压控制在 100 ~ 130 mmHg；长期推荐血压控制在相应年龄、性别和身高的第 90 百分位［参考收缩压 =80+ 年龄 ×2（mmHg）］。手术后最初几周血压受体内液体潴留、高剂量的糖皮质激素、CNI 药物浓度及移植肾肾功恢复延迟的影响，因此术后即刻出现的高血压纠正的目标不必太严苛，可适当高于正常范围高值；对于难控血压，推荐联合使用降血压药。长期血压管理需要通过适量锻炼、低盐饮食等方式调整生活方式。监测儿童血压，采用儿童血压袖带，尽量在儿童情绪稳定、配合的状况下进行，保证血压监测的准确性。

3. 营养支持

儿童因处于生长发育期，同时手术创伤后处于高代谢状态，对营养的需求远远高于成年人。对于婴儿及低龄儿童可通过肠内营养，必要时通过肠外营养，保障患儿营养充足能够顺利度过手术后期。护理中需要注重的是患儿营养状态的评估和对症处理，确保患儿的营养摄入能够满足其高代谢、高需求的术后康复及生长发育的需要。

（赵上萍）

第四节　儿童肾移植常见并发症的护理

儿童肾移植术后常见并发症类型与成人相似，表现为出血、漏尿、移植肾动脉或静脉血栓、肾功能延迟恢复、排斥等。但是移植物丢失的主要原因与成人不同，主要是由于慢性排斥和手术技术并发症（如移植肾动脉血栓的形成）。儿童肾移植死亡的三大原因依次为感染、心血管疾病和恶性肿瘤。据 North American Pediatric Renal Trials and Collaborative Studies（NAPRTCS）报道，儿童肾移植每年死亡率在 24.8/1 000 病人年。

一、免疫排斥

1. 临床表现

由于儿童自我免疫能力强，肾移植术后免疫排斥发生率高于成人，以抗体介导的排斥反应为主（antibody-mediated rejection，AMR）。排斥典型表现如血压升高、腹胀、食欲下降、发热、尿量明显减少，会以其中的一项或两项为主。但是，由于儿童的主观感受和自我表达不同，常表现为哭闹、烦躁、不易安抚等，护士应准确监测患儿的生命体征，同时关注肾功能、免疫抑制剂血药浓度情况。对于低龄患儿来说早期诊断排斥十分重要，因为在临床出现血清肌酐（Scr）升高之前，移植肾实质的破坏已经开始。因此，对于患儿术后任何时间出现移植肾脏功能异常均应考虑排斥发生的可能。

典型的急性排斥反应（AR）在临床上为局部表现加上全身反应。局部表现为移植肾的肿胀、疼痛，或伴发血尿，全身反应为无特殊原因的尿量减少和体重增加，突发的不可解释的血压升高、发热（低热为主）、乏力、关节疼痛等。查体可发现移植肾肿大、质地变硬，可有压痛。

2. 预防与治疗

急性排斥反应难以预防，良好的组织配型及术前诱导制剂的使用可降低排斥反应的发生率。如果出现明显的重度急性排斥反应并伴有肾实质梗死以及动脉或小动脉的血栓栓塞，多数受累的移植肾将在1年内丧失功能。在大多数临床中心，糖皮质激素冲击疗法仍是急性排斥反应的一线治疗方案。对激素难治性急性排斥反应，应尽早给予抗胸腺细胞免疫球蛋白治疗。

3. 护理

（1）免疫排斥的治疗及护理常规同成人。

（2）密切观察生命体征。护士要引导患儿及家属积极面对可能出现的免疫排斥反应。患儿术后应予以心电监测，密切观察患儿是否出现尿量减少和体温升高，每小时动态监测患儿的尿量、颜色及性状，及时、准确记录24小时出入量。建议每2小时挤压导尿管保持通畅。突然出现高热、尿量大幅度减少、肉眼血尿长时间存在以及尿液浑浊，在排除导尿管堵塞、血容量不足后，应警惕排斥反应。

（3）维持电解质平衡。术后24小时内护士要根据每小时尿量调整循环补液的速度，维持水、电解质、酸碱平衡，防止容量不足或水钠潴留。血压偏低者，应遵医嘱使用去氧肾上腺素等升压药物。患儿电解质异常体征不明显，要关注术后检查的血常规、生化、尿常规等指标变化，及时调整治疗方案，改变补液类型，维持患儿电解质平衡。

（4）重视基础/心理护理，做好患儿的生活护理及心理护理，关注陪护家属的情绪。

二、感染

1. 临床表现

感染是肾移植术后常见的并发症，是导致移植肾失去功能的重要原因，感染亦是肾移植术后主要的死亡原因。在感染部位中，以肺部最多，占35.0%；其次为上呼吸道占20.0%；第三位是口腔，占15.0%。这提示在预防移植患儿手术后发生各类感染中，其措施应以预防呼吸道感染为主，其次是口腔。

2. 预防与治疗

肾移植患儿在术后发生肺部感染的概率较大，而一旦发生肺部感染就容易影响到患儿的身体健康及治疗效果。因此应指导患儿进行呼吸功能锻炼及早期活动；通过对患儿进行密切的生命体征监测，加强患儿的辅助检查，并做好相关的杀菌消毒工作，可有效预防肺部感染的发生。同时给予患儿详细的健康宣教，并做好患儿的心理护理，能够提高患儿对疾病及感染的认知度，并帮助患儿树立良好的心态。

3. 护理

（1）密切监测生命体征。密切观察患儿的病情变化，若患儿术后出现发热、咳嗽、憋气等症状应该立即采取措施，并通知医生。同时做好氧疗护理，保证合理的氧流量。

（2）辅助检查：指导患儿配合医生做好辅助检查，如定期检查胸部X线片、血常规、血培养等。

（3）做好杀菌消毒工作。要严格落实无菌操作制度，对患儿的日常用品及时消毒灭菌，出入病房的人员必须进行严格的消毒工作，并做好登记。保证患儿居住环境的无菌整洁，预防感染。

（4）健康宣教：叮嘱患儿及家属保证个人卫生，预防受凉感冒。向患儿、家属详细介绍术后注意事项和自我护理措施，提高对肺部感染的重视，一旦出现肺部感染症状，应该立即向医生报告。

（5）心理护理：观察患儿术后是否出现焦虑、抑郁等心理情绪，要重视心理护理，帮助患儿树立良好的心态，使得患儿能够以积极的状态面对疾病。

（黄中力　赵上萍）

第五节　儿童肾移植的延续护理

一、儿童肾移植术后依从性问题

1. 现状及潜在风险

保证儿童良好的依从性是肾移植术后长期存活的重点和难点，特别是用药依从性。据报道，30% ~ 70% 的肾移植患儿存在治疗不依从行为，其中青少年过渡至成人时期的依从性最低。青少年时期由于与父母关系的冲突以及成长的烦恼，导致药物依从性甚至低于32%。对于肾移植儿童，用药依从性主要是免疫抑制剂的依从性，不依从行为表现为间断用药、漏用药或多用药以及拒绝用药。研究显示，处于青春期的患儿、家庭结构不稳定、社会经济条件不佳以及患儿与照护者健康观念不正确等，易导致用药不依从行为。

研究显示，不依从行为是导致肾移植受者抗体介导排斥反应的主要原因，有近 50% 移植肾丢失是由于不依从行为，术后 1 年内 17 ~ 24 岁移植物丢失发生风险最高。不依从行为会导致不必要的检查、额外的治疗、手术、门诊就诊和住院，花费巨大的经济费用。美国一项研究显示，不依从的器官移植患儿每年会多花费 1 500 万 ~ 1 亿美元。

2. 儿童依从性评估与预测

医护人员应做好患儿的依从性管理与干预，评估患儿的依从性现状，评估的难点在于如何评价患儿的依从性。关于免疫抑制剂依从性有两个核心问题，即：什么时候开始出现药物不依从行为？依从行为到什么程度足够呢？重要的是，越早发现药物不依从，越早介入干预，从而减少或避免不依从造成的不良后果。依从性小于 95% 与急性排斥反应和移植物丢失的风险增加有关。

评价儿童依从性的方法同成人。常见的评价方法为直接询问患儿的依从性、问卷调查、病人日记、药片计数和取药频率、随机的检查血药浓度。广泛使用的依从性评估采用自我报告的依从性（在过去 4 周内，你多少次忘记服用免疫抑制剂？在过去的 4 周内，你有连续错过服用 1 种以上的免疫抑制剂吗？）。有一种可安置在药瓶盖的电子设备，会记录每次开瓶的时间，从而评估依从性。监测他克莫司浓度的变异曲线 CV 也可反映患儿用药依从性的稳定状态，但 CV 中应排除因剂量调整或因疾病状态需要监测的药物浓度。

依从性与多因素相关（表 16-3），包括家庭结构、女性、青少年、每日服药频率。WHO 认为依从性有五类因素：患儿相关因素（疾病和用药知识、心理健康状态、认知功能、应对机制、社会机制和社会支持）、社会经济因素（社会经济状态、家庭支持和家庭功能、种族文化背景）、环境相关因素（病程、健康信念、移植后时间、活体肾移植）、治疗相关因素（药物副作用、每日用药次数和剂量、服药方案的复杂程度和药物费用）以及医疗因素（医保制度、医院、照护文化）。

表 16-3 儿童肾移植术后依从性相关因素

社会人口学因素	青少年及青年人、少数民族、各地社会经济水平及患儿的家庭压力
患儿相关的心理社会因素	有不依从史，低健康素养和疾病知识，心理伤痛，低自我效能、低社会支持，患儿对低依从性造成的不良后果没有意识，易忘，认知障碍，每天生活不规律
治疗相关因素	服药频次多，服药总数量大，药物副作用及患儿药物的味道及片剂过大
环境相关因素	移植时间长，肾源来自活体供者，自我感知健康状态良好及身体限制
卫生系统和医务人员因素	医保状态，就医的便利性，医护患之间的沟通及患儿成长过程的转换

3. 护理干预方案

（1）提供增加依从性的护理干预方案。目前以健康宣教、合理制定给药方案为主。健康宣教对象包括患儿和患儿监护人，让其意识到服药的重要性，并熟知免疫抑制剂的作用以及不按时服药造成的危害，并让患儿和患儿监护人承担监督用药依从性的责任。制定给药方案有助于患儿能够准时、准量服用剂量，帮助患儿建立服药与常规生活事件关联性，将生活事件作为服药提示事件，如起床、用餐、睡觉等。对于低依从性患儿建议进行适当的心理干预和行为治疗方案，应至少有一位积极参与的照护者共同参与到提高依从行为的方案中。因青少年心理发展过程具有渴望健康、重视自身外在形象、情感管理及控制力低以及容易发生间断不依从行为的特点，所以，对于移植后的儿童经历青春期阶段时，要重视其依从行为。

（2）延续性随访管理：电话随访，建立健康档案，门诊随访，随访管理内容要强化儿童及家长的心理管理，做好健康管理指导。

随访方案：指导患儿及监护人填写自我监护记录本，记录生命体征、体重、身高、24 小时尿量。推荐的随访方案：术后 3 个月内每周随访 1 次，术后 4 ～ 6 个月每 2 周随访 1 次，术后 7 ～ 12 个月每月随访 1 次，每半年进行 1 次全面检查，病情有变化随时复查，推荐在当地医院复查肾功能。做好患儿原发病监测，定期检查尿常规，筛查有无尿蛋白、镜下血尿，必要时行移植肾活检。

随访途径：目前常用电话随访和网络平台（微信、视频电话）。首先，使用可靠和有效的依从性评估工具（客观和主观）。其次，继续发展干预措施，如针对医疗团队的依从性教育计划、同伴指导、技术干预、过渡协议和肾移植的循证医学管理。另外，需要纵向跟踪依从性、依从性轨迹和系统级干预的有效性的变化。最后，进一步开发和可靠地实施儿童肾脏移植中心的依从性协议，利用额外的和新颖的策略，如质量控制和现代通信技术，以便改善儿童肾移植长期临床结局。

（3）关爱随访：患儿出院后可通过电话、微信等多种途径，亲切地将温暖和关心传达给受者，促进患儿的依从性。微信群交流也能促使各个受者之间相互鼓励帮助，每周选出恢复得最好的受者使其充分发挥榜样力量，进而激励其他受者。每次门诊随访时，询问依从性问题，强调不依从带来的严重不良后果，强化依从意识。

二、儿童的疫苗接种

1. 目的

接种疫苗可显著降低长期接受免疫抑制治疗患儿的发病率和死亡率，因此，推荐肾移植儿童术后接种以预防感染，如有可能，推荐移植前接种更佳。目前，移植后免疫接种的相关情况可参考美国移植学会（AST）免疫接种时间表及指南。禁止接种活病毒疫苗，但可选择移植前接种，使其在移植手术前患儿体内已存在相应的抗体。推荐移植受者家庭成员，特别是移植受者的兄弟姐妹及密切接触者应按相关推荐接种疫苗，其中包括每年的流感疫苗，以减少患儿的感染风险。

2. 推荐的接种疫苗

肾移植术前后疫苗接种安全性推荐见表 16–4。

表 16–.4 肾移植术前后接种疫苗的安全性

肾移植后可安全接种的疫苗	肾移植后接种不安全的疫苗
术后 1 个月后：灭活流感疫苗 术后 6 个月以上：破伤风疫苗、白喉疫苗、减量破伤风白喉非细胞性百日咳混合疫苗、灭活脊髓灰质炎疫苗、肺炎球菌疫苗、乙肝疫苗、甲肝疫苗、脑膜炎球菌共轭疫苗、人乳头状瘤病毒疫苗、狂犬疫苗、流行性乙型脑炎灭活疫苗、伤寒沙门菌灭活疫苗	水痘疫苗、水痘 – 带状疱疹病毒疫苗、活性减毒流感疫苗、轮状病毒疫苗、麻疹疫苗、腮腺炎疫苗、风疹疫苗、卡介苗、天花疫苗、炭疽病疫苗

三、生长发育与生长障碍

1. 现状及潜在风险

肾移植术前患儿因疾病导致的生长激素分泌异常、钙磷代谢紊乱、贫血等状态及毒素累积等因素，几乎都存在不同程度的生长迟缓现象，骨骼生长迟缓是慢性肾衰和终末肾病的一个显著特点。患儿因慢性肾病造成的蛋白质和能量摄入不足、酸中毒、骨质损害等因素，术前已存在不同程度的生长障碍。生长发育迟缓常用标准差评分（SDS）或身高不足评估。生长迟缓的严重程度与患儿发病的初始年龄有直接关系，年龄越小，骨骼生长迟缓越严重。

儿童因病生长发育迟缓症状表现为肾性骨营养不良、代谢性酸中毒、电解质紊乱、贫血、蛋白质和热能营养失调、性成熟延迟和毒素堆积等。移植后生长发育影响因素主要为年龄、皮质类固醇使用剂量和肾功能。当移植肾功能的肌酐清除率低于 60 ml/（min・1.73 m^2），则会出现低生长激素水平，从而出现生长迟缓。肾移植术后，患儿存在的生长发育迟缓会有所缓解，移植时年龄越小，其追赶生长越明显。皮质类固醇可通过减少生长激素释放，降低胰岛素样生长因子的活性，破坏软骨生长，减少骨吸收，或增加肾磷酸盐丢失。通过减少每日激素用量，使用隔日给药法或逐渐减少用药至完全停药可逐渐减少对生长发育的影响。

移植后肾功能的恢复可促进青春期发育，表现出促性腺激素夜间分泌加速和脉冲式分泌幅度增加。移植前已进入青春期的女性患儿，慢性肾功能衰竭时常常发生停经。在移植后 6 个月至 1 年的时间内，随着肾功能的平稳，可恢复有正常卵巢周期的月经。对于有潜在生殖功能的青少年应接受避孕教育。

2. 护理干预方案

术后定期监测生长和发育情况，包括监测患儿的身高、体重、生长激素水平、骨骺、骨龄。对于肾移植术后持续存在生长发育障碍的儿童，应评估生长发育障碍的原因，并视情况使用生长激素。对于仍有发育可能的儿童，减少或避免使用皮质类固醇。另外，还应提供营养咨询，预防患儿超重。

四、主要照顾者的教育及社会心理支持

1. 现状及潜在风险

儿童肾移植的长期管理不仅需要患儿的参与，患儿的主要照顾者的参与是必不可少的。儿童肾移植后面临的终身服药及生活方式改变，会直接及间接地影响父母的生活。如果父母难以平衡照顾儿童与承担其他的社会责任，父母会经历更多的压力、担心、家庭争吵，从而影响儿童的行为和心理健康。

2. 护理干预方案

社工、肾移植随访团队对家庭及主要照顾者给予社会心理支持，推荐认知行为疗法或问题解决疗法，也可以通过帮忙申请资助基金、联系公益组织等给予支持。与所有肾移植受者及其家庭成员充分沟通，让主要照顾者共同参与制订儿童随访计划，在随后的长期随访中有所心理准备。

五、回归学习和适应社会

1. 现状及潜在风险

随着肾移植的良好转归以及长期生存率的增加，越来越多的移植儿童生存的时间更长，移植患儿的家庭生活也更加健康。然而肾功能的恢复并不意味着这些孩子一定可以过上完全正常的生活。有70% 以上的患儿在 18 岁以后仍留在家里需要父母照料，长期慢性疾病使他们不能完全自立。青少年患儿在肾移植的治疗过程中承受了很大的压力，这些压力来自于他们对外形改变的担心、渴望自己正常的心理、生理上的疼痛以及沟通障碍等。与此同时，还存在移植后儿

童处于家人溺爱过程中，让儿童回归正常的学习和生活更加困难。

2. 护理干预方案

儿童肾移植受者回归学习和适应社会是提高患儿生存质量的重要步骤。该过程不仅包括身体发育和机体状态，还应包括其心理成熟，特别在青春期，它是儿童走向成人的一个重要组成部分。但是在肾移植术后 4 ~ 16 周内，须避免儿童到学校以及公共场所，以减少感染风险；在成功移植 6 个月至 1 年，适龄儿童可以返回学校继续上学；成功移植后的一年内，90% 以上儿童返回学校。大部分移植后 10 年的青少年认为自己健康状态良好，有适当的社会、情感和性生活，有优良的生存质量。

父母在其中也承担了正确引导的作用。因此护理干预方案是以患儿自我管理为主、护士辅助、家庭与学校协助的多方联合方案，患儿要学会移植后的自我管理技能和观察能力，护士予以专业知识解答，家庭与学校提供回归学校的机会和条件，从而让患儿回归正常学习和生活。对于青少年，应鼓励他们恢复学习或参与适当地工作，让生活更加具有价值和意义。

关注儿童、青少年社会适应状态（情绪、行为、自我认识和价值观评价）可作为护理干预方案选择的依据。见表 16–5。

表 16–5　儿童、青少年社会适应量表工具集

	指标	测验工具
情绪	主观幸福感	儿童青少年主观幸福感量表
	生活满意度	儿童青少年生活满意度量表
	抑郁	儿童青少年抑郁量表
	焦虑	儿童青少年焦虑量表
	孤独感	儿童青少年孤独感量表

续表

	指标	测验工具
行为	亲社会行为	儿童青少年亲社会行为量表
	攻击行为	儿童青少年攻击行为量表
	校园欺负行为	校园欺负量表
	网络成瘾	网络成瘾量表
自我认识	自我认识	儿童青少年自我认识量表
	自尊	儿童青少年自尊量表
	自信	儿童青少年自信量表
	自制力	儿童青少年自制力问卷
价值观	价值观	儿童青少年价值观量表
信念	公正世界信念	儿童青少年公正世界信念量表

以上工具可参考《中国儿童青少年心理发育标准化测验简介》（董奇等，2011）。

（赵上萍）

参考文献

[1] Steinberg E A ，Moss M，Buchanan C L，et al.Adherence in pediatric kidney transplant recipients： solutions for the system[J]. Pediatric Nephrology，2018，33（3）：361-372.

[2] Nevins T E，Nickerson P W，Dew M A.Understanding Medication Nonadherence after Kidney Transplant[J].J Am Soc Nephrol，2017，28（8）：2290-2301.

[3] Hoegy D，Bleyzac N，Robinson P，et al.Medication adherence in pediatric transplantation and assessment methods：a systematic review[J].Patient Prefer Adherence，2019，13：705-719.

[4] 索敬钧，王志刚，尚文俊 . 肾移植术前患儿生长发育迟缓的影响因素 [J]. 器官移植，2018，9（1）：83-87.

[5] Saran R，Li Y，Robinson B，et al.US Renal Data System 2014 annual data report：epidemiology of kidney disease in the United States[J].Am J Kidney Dis，2015，66（1 Suppl 1）：Svii–S305.

[6] Harambat J，Van Stralen K J，Schaefer F，et al.Disparities in policies，practices and rates of pediatric kidney transplantation in Europe[J].Am J Transplant，2013，13（8）：2066–2074.

第十七章　肾移植相关护理技术

第一节　移植肾穿刺活检术的护理

移植肾穿刺活检术（renal allograft biopsy）指在B超引导下，通过穿刺针经皮肤刺入活体的移植肾脏，取出少量肾组织，通过光学显微镜、电子显微镜、荧光显微镜检查了解肾脏损害的形态学和免疫学改变，并进行病理学分析的一种活检方法。Poter于1967年首次实施移植肾活检术，随着移植肾活检方法和技术的改进，其诊断水平不断提高。目前，国内外较大的移植中心已将移植肾活检作为一种常规检查。

一、移植肾穿刺活检的目的

移植肾穿刺活检术是在结合临床症状、免疫抑制剂用量、药物浓度、超声诊断等基础上，鉴别肾移植术后排斥反应、免疫抑制剂毒性损伤、复发性肾炎、新发性肾炎、感染及移植后肿瘤等多种并发症，是最为切实、直接、可靠的方法。该技术为后续诊断、治疗和新生的移植肾疾病提供组织学基础；为正确选择排斥反应的治疗方案、研究其发病机制提供重要依据；对难以根据临床资料做出准确判断的肾功能损害的确诊提供重要依据。

二、移植肾穿刺活检术的禁忌证与适应证

（一）禁忌证

（1）绝对禁忌证有明显出血倾向不能纠正者，血小板计数$<10^{6}/mm^{3}$，凝血酶原时间延长大于16秒；孤立肾；多发性肾动脉瘤、上尿路感染及肾周脓肿、肾脏血管瘤；严重动脉粥样硬化伴钙化、马蹄肾。

（2）相对禁忌证有肾脏感染性疾病、肝肾综合征、心肺功能不全、严重贫血、低血容量、重度高血压及明显体弱者、有严重精神病或不能配合操作者。

（二）适应证

（1）肾移植术后各种原因引起的肾功能损害，包括急、慢性排斥反应、药物中毒等。

（2）复发性肾炎、新发性肾炎、感染及移植后肿瘤等。

三、移植肾穿刺术护理

（一）穿刺前护理

1. 心理护理

肾移植受者不仅会因为术后肾功能的异常在经济和精神上承受着巨大的压力，而且会因为缺乏移植肾穿刺活检的相关知识从而担

心肾穿刺对肾功能的影响，约 90% 的受者会产生紧张、焦虑不安，甚至恐惧的心理反应。因此，穿刺前医生和护士应和受者及其家属进行充分有效的沟通，通过讲解移植肾穿刺活检的意义、手术过程及风险、术中需配合的注意事项、可能出现的并发症等，舒缓受者的紧张情绪，消除其不必要的顾虑，使之以积极的态度配合医生进行检查和治疗。

2. 术前准备

（1）排除凝血异常和血小板计数异常。检查凝血时间、凝血酶原时间及血小板计数，了解有无出血倾向及贫血；对凝血功能异常的受者应及早采取相应治疗，待出凝血功能正常后再行穿刺；必要时行 B 超及尿常规等。

（2）术前宣教：讲解穿刺术的目的、意义、方法、过程及可能出现的并发症等，以便术中配合；避免受凉，因频繁的咳嗽使受者难以配合手术。特殊受者应慎重选择穿刺时机；正在服用抗凝药物的患者需停服 3 天，女性应避开月经期；穿刺前肾功能差、需透析的受者，应采取无肝素透析，且 12 小时后方能穿刺；移植肾急性排斥反应致严重肿胀的受者，需待肿胀减轻后再行穿刺，避免术后移植肾破裂大出血。

（3）控制血压。因高血压会增加出血机会，所以高血压受者应按时服用降压药物控制血压，最好控制在正常范围。

（4）屏气练习：术前反复练习吸气—屏气—呼气训练（患者先深吸一口气，屏住呼吸约 20 秒），避免穿刺过程中因呼吸幅度过大使移植肾上下波动而损伤移植肾。

（5）训练床上大小便，讲解其重要性，避免受者因不习惯卧床解便而导致术后尿潴留及排便困难。

（6）饮食：穿刺当日早餐少量进食，不宜过饱。穿刺前排空膀胱。

（7）备皮：穿刺前常规清洁移植肾区周围皮肤，更换病员服、床单。准备一次性盐袋一个，并用清洁软毛巾包裹。

（二）移植肾穿刺活检手术过程

1. 直视下开放性活检

开放性活检时机可选择在修肾时，或在移植术中动静脉血流开放后不久进行。采用负压抽吸式穿刺法（16 号 /18 号针），在移植肾下极外侧 1/3 区域斜角进针，进针深度控制在 1 ~ 2 cm，术后局部采用吸收性明胶海绵或受者自体肌肉、脂肪填充按压，也可采用缝扎止血。

2. 经皮穿刺移植肾活检术

受者取仰卧位，操作者消毒受者的髂窝，皮下注射 1% 利多卡因作局部麻醉后，在 B 超引导下采取负压抽吸穿刺法。穿刺部位首选移植肾下极外侧 1/3 区域，近 45° 斜角进针，尽量避开肾门。穿刺时嘱受者屏气，在负压抽吸的同时快速刺入移植肾实质，然后迅速拔出穿刺针，嘱受者正常呼吸，必要时可重复穿刺 1 ~ 3 次。穿刺者拔针后，立即用纱布覆盖穿刺针眼处，手掌局部按压 30 分钟，力度中等，达到压迫止血的目的，术后送受者回病房继续观察。

（三）移植肾穿刺术后护理

（1）体位与活动：穿刺后受者须绝对卧床 4 ~ 6 小时，可轻微翻身，活动四肢，但腹部绝对制动，穿刺侧下肢制动，需保持卧位 10 小时，此间禁止下床活动，以防造成活动性出血。10 小时后无肉眼血尿可下床活动。若有肉眼血尿则应延长卧床时间，直至肉眼血尿消失。为避免发生出血性并发症，1 周内避免突然弯腰、碰撞及用力排便、咳嗽等增加腹压的动作等，避免跑跳等剧烈活动和重体力劳动。

（2）术后护理：移植肾穿刺活检术后，用手掌掌根大鱼际肌按压穿刺部位，时间为30分钟，力度中等，若力度太小则不能达到止血目的，而力度太大会影响移植肾血液循环。30分钟后用盐袋（1袋）压迫穿刺点，1小时后去除盐袋。穿刺处敷料24小时后可去除。必要时术后应用止血药、抗生素，预防出血和感染。

（3）饮食护理：若受者尿量正常，鼓励受者多饮水，从而达到冲洗尿路的作用。针对浮肿受者、少尿者，应限制饮水。饮水以少量多次为原则，避免一次性大量饮水引起胃不适、恶心、呕吐。局部麻醉的受者穿刺后可正常进食，指导受者宜进食清淡、易消化、高营养饮食，避免辛辣食品。适量进食水果、蔬菜，避免大便干燥引起排便时腹压增加而诱发出血。

（4）病情观察：术后安置心电监护，密切观察生命体征（尤其是血压）的变化，必要时吸氧；观察穿刺处敷料有无渗血、肿胀；询问受者移植肾区有无胀痛和压痛；观察尿液颜色及性质，注意有无肉眼血尿和血凝块，准确记录尿量；对腹胀不能自行排尿者及时进行诱导疗法，如热敷或轻柔小腹、听流水声、提供隐私环境等诱导排尿，如果诱导排尿无效，腹胀明显，应安置保留导尿管。

四、常见并发症的观察及处理措施

（一）血尿

（1）临床表现：血尿是临床上最常见的并发症，几乎所有受者都会出现镜下血尿，一般常在1 ~ 2日自行消失。部分可有肉眼血尿，持续 1 ～ 3 日即可转为镜下血尿。

（2）护理措施：有肉眼血尿者，首先应做好健康宣教，缓解受者的紧张、焦虑情绪。其次，嘱受者延长绝对卧床时间，大量饮水，增加尿量，防止血块堵塞输尿管，观察每次尿色的变化及判断血尿症状是逐渐加重还是减轻。嘱咐受者避免咳嗽、用力排便等增加腹压的动作，并及时遵医静脉输入止血药，必要时输血。

（二）肾周血肿

（1）临床表现：肾周血肿一般较小，无临床症状，多在 1 ～ 2 周内吸收。较大血肿少见，多因肾撕裂或穿至大中血管尤其是动脉造成，多在穿刺当天发生，表现为移植肾周肿胀疼痛、局部隆起、质地变硬、腰痛，严重时血压下降、红细胞压积下降、血红蛋白水平下降等。行 B 超或 X 线检查进一步证实。

（2）护理措施：一般采取保守治疗，应指导受者延长卧床时间。若受者不能耐受，应及时向其讲解清楚绝对卧床的重要性及剧烈活动可能出现的并发症，以取得受者的配合。若出血不止，可手术治疗。

（三）动静脉瘘

（1）临床表现：多无症状，严重的表现为持续性血尿和 / 或肾周血肿、顽固性高血压、进行性心力衰竭、腰腹部血管杂音等。若确诊需肾血管造影。

（2）护理措施：大多数在 3 ～ 30 个月自行愈合，指导受者以卧床休息为主。密切观察生命体征，特别是血压，对于高血压及时予以降压处理。严重的动静脉瘘甚至危及生命者可选择动脉栓塞治疗，做好术前准备。

（四）移植肾破裂

肾移植术后，移植肾代偿性增大，若同时存在急性排斥反应、药物中毒等并发症，移植肾可急剧增大从而导致移植肾破裂。

（1）临床表现

①血尿：重度损伤表现为大量的肉眼血尿，短时间内呈鲜红色液体并明显增多，轻度损伤表现为镜下血尿。②疼痛及腹部包块：移植肾区疼痛，可扩散至全腹疼痛，肌紧张。③高热：由于血、尿外渗，引起肾周围感染所导致。④伤口流血：未愈合的手术切口可见大量的鲜血。出血量与肾损伤程度及是否合并其他脏器或血管的损伤有关。⑤休克：严重的肾损伤，尤其是合并其他脏器损伤的时候可出现休克，危及生命。

（2）护理措施，见第九章移植肾破裂。

（五）感染

（1）临床表现：移植肾穿刺后感染发生率并不高，多因无菌措施不严，肾周已存在感染或伴有肾盂肾炎所致，轻度表现为发热、剧烈腰痛、白细胞增高等，严重感染可造成肾脓肿及败血症等严重后果。

（2）护理措施：早期积极抗感染治疗，遵医嘱全身使用抗生素；密切监测生命体征（尤其是体温、脉搏）的变化；更换穿刺处敷料时严格遵循无菌操作原则；限制探视人员，保持室内空气流通，避免交叉感染。

（施晓英）

第二节　输尿管支架管拔除术的护理

一、输尿管支架管（双“J”管）

输尿管支架管（double J ureteral catheter）是一种插入输尿管腔内的细的、空心且柔软的管子，管子两端有环形的卷曲，一端卷曲位于肾盂内，另一端位于膀胱，对输尿管起支撑作用，并帮助将尿液从肾脏引流至膀胱。管子两端的卷曲用于固定支架管，避免支架管的移位、滑脱，两端的卷曲形状像英文字母“J”和猪尾巴，所以又称为双“J”管。其在泌尿外科手术中应用极为广泛，适用于肾结石、输尿管结石、肾积水、肾移植、肾及输尿管良性肿瘤等上尿路手术以及碎石机碎石、输尿管狭窄的扩张等治疗。

（一）双“J”管的临床应用及优点

双“J”管在输尿管膀胱一侧吻合完毕后置入，由于双“J”管支架和内引流作用，能解除输尿管炎症、水肿造成的暂时性梗阻，防止术后伤口漏尿和输尿管狭窄。同时，封闭式引流通畅可避免肾造瘘所引起的出血、感染，有利术后康复。

（二）双“J”管的拔除指征

输尿管支架管在输尿管内留置的时间取决于放置的原因。

结石相关原因：输尿管软镜术前预扩张，一般留置 1 ~ 2 周后再碎石。输尿管中下段结石，结石直径 0.6 ~ 1.5 cm，无输尿管肿痛和输尿管狭窄，行输尿管镜碎石术后，输尿管无损伤者，常规留置 1 周即可。根据输尿管情况（是否伴有水肿、息肉、狭窄、损伤等），听从医师安排留置 1 周至 3 个月。

输尿管梗阻：由于外力的作用，肿瘤或其他生长物压迫输尿管引起梗阻，梗阻未解除前需长期留置，但必须根据输尿管支架管的材质定期更换，一般每 3 个月更换 1 次。

肾移植术后：需留置 3 ～ 5 周，若有输尿管狭窄则需留置 3 ～ 6 个月不等，需长期置管者，应每 2 ～ 3 个月更换一次。

二、双“J”管拔管术的护理措施

（1）术前护理：术前对受者进行宣教，介绍手术方法及目的，解除患者的紧张、恐惧心理。通常受者会担心忍受不了疼痛，告知其给予适当麻醉后基本可忍受，同时先教会受者深呼吸，放松腹部肌肉。手术前清洁皮肤，换干净的病员服，戴隔离帽，以减少感染机会，便于术中暴露手术野。

（2）术中护理：护士站于患者身旁，与患者交谈以分散其注意力，教会患者配合医师操作，传达护士对受者的关爱和体贴以增加其安全感；嘱其深呼吸，全身放松或转移其注意力以减轻其不愉快的情绪，利于顺利插膀胱镜。协助医师连接好输液器，术中注意膀胱冲洗的速度、量，水温适宜，避免出现不适。注意保暖及保护患者隐私。双“J”管取出确认完整性后，告知受者完整取出并让其观看确认。

（3）术后护理：手术结束后擦净受者皮肤上的冲洗液和血液。稍作休息后协助其穿好衣裤，由护士搀扶下手术床。告知受者术后可能会出现少量的血尿、尿频、尿急及尿痛症状，遵医嘱口服抗生素治疗 3 天左右，指导受者多饮水，每日饮水量大于 2 500 ml，一般 1 ～ 3 天症状逐渐消失，若出现血尿加重及时就诊，定期随访。

三、双“J”管拔除术后并发症的观察及处理措施

（一）疼痛

（1）临床表现：主要因双“J”管拔除时刺激尿道黏膜，致使尿道黏膜损伤，表现为解小便时尿道疼痛不适。

（2）护理措施：解释疼痛的原因及持续时间，消除受者的紧张情绪。指导受者学会使用疼痛转移法，如听音乐或交谈分散注意力。必要时应用止痛药。

（二）膀胱刺激征

（1）临床表现：由于双“J”管拔除时，刺激膀胱三角区及后尿道黏膜，受者有不同程度的尿频、尿急、尿痛等膀胱刺激征表现。

（2）护理措施：对于轻度的尿路刺激症状，嘱受者不要紧张，多饮水，多排尿，注意外阴部清洁卫生，避免使用刺激性物品，并向其说明膀胱刺激症状发生的原因以减轻其心理负担。观察症状是否减轻或消失，症状明显者遵医嘱予解痉剂治疗。

（三）血尿

（1）临床表现：主要由双“J”管拔除时刺激下尿路、输尿管或膀胱壁，使黏膜受损所致。

（2）护理措施：嘱受者多饮水，自然冲洗尿路，必要时卧床休息，并使用止血药物，注意尿液颜色及尿量变化。一般拔除双“J”管后1天左右血尿逐渐减轻。观察血尿颜色的方法：每日清晨留取标本，比较尿色，若受者突然出现鲜红尿液或移植肾区胀痛及腹部

不适等症状时，及时报告医生，检查出血原因。

（四）感染

（1）临床表现：主要表现为高热（体温可达 39℃）、寒战、移植肾区疼痛不适，小便常规查见大量的白细胞，血常规中白细胞总数及中性粒细胞增高，尿液细菌培养阳性及菌落计数增高。主要原因是肾移植术后患者抵抗力下降，留置双“J”管时间过长。

（2）护理措施：应嘱受者多饮水，多排尿以冲洗尿道。监测体温，并遵医嘱合理使用抗生素防治继发感染。

（施晓英）

第三节 移植肾造瘘术的护理

肾造瘘术在泌尿外科有着广泛的应用，是在 B 超或 CT 引导下穿刺或切开肾实质，把导管送到肾盂内，以行引流尿液、脓液、血液等的一种手术。

一、目的

观察移植肾穿刺侧的出血情况；解决上尿路梗阻；引流尿液、脓液、血液，便于窦道形成；改善肾功能；为需要第二次手术的受者创造条件。

二、适应证与禁忌证

1. 适应证（限于肾移植相关适应证）

（1）移植肾肾结石取石术后。

（2）移植肾输尿管阻塞导致移植肾积水。

（3）移植肾输尿管尿瘘。

2. 相对禁忌证（限于肾移植相关禁忌证）

（1）非尿路梗阻引起的肾功能不良。

（2）难以纠正的严重的凝血机制障碍（肝功衰竭或多系统脏器功能衰竭）。

（3）严重心脏疾病和肺功能不全，无法承受手术者。

（4）未纠正的重度糖尿病和高血压受者。

（5）极度肥胖。

（6）服用阿司匹林、华法林等药物者，需停药 3 ~ 4 周才可以进行手术。

（7）疾病晚期或濒死。

（8）有严重出血性疾病。

三、肾造瘘术的护理

（一）术前准备

（1）按泌尿外科手术前常规护理准备。

（2）协助患者做好腹部平片、移植肾彩超检查。

（3）心理护理：向受者及家属解释留置肾造瘘管的目的和必要性，以消除其思想顾虑，并指出手术中需患者配合的地方。

（4）遵医嘱应用抗生素预防及治疗感染。

（5）对于危重受者，应积极采取措施，改善受者的全身情况，如纠正贫血，治疗败血症、尿毒症，纠正水、电解质、酸碱平衡失调等。这对急诊肾造瘘者很重要。

（二）术中配合

根据瘘口部位，协助受者取仰卧位或侧卧位，消毒穿刺部位，当针尖到肾包膜时指导受者遵医嘱屏气。术毕，静卧 15 ～ 30 分钟。

（三）术后护理

1. 病情观察

严密观察生命体征，注意观察移植肾造瘘管内引流液的量、颜色、性质，并做好记录，一般受者术后肾造瘘管夹闭 1 ～ 2 小时，可起到较好的止血作用。如果短时间内造瘘管引流出大量血性液，应及时通知医生，夹闭引流管，使肾内形成凝血块而自行止血，不能冲洗或强求造瘘管通畅；指导受者术后卧床休息 5 天，避免因离床活动诱发出血。

2. 饮食与活动

（1）患者一般用硬膜外麻醉方式，故手术后进食、饮水有两种情况：第一，手术顺利，术中出血较少，术后 6 ～ 8 小时后进食流质，如有腹部胀痛则禁食 12 小时；第二，术中不顺，冲洗液外渗较多，后腹膜刺激征较重，则禁食 24 ～ 48 小时，如腹胀较严重则需胃肠减压。患者术后第二天应多饮水，日饮水量应达 2 000 ml，以减轻血尿，并多进食新鲜、富含纤维素的蔬菜、水果，防止便秘。如果移植肾造瘘管堵塞而未引流出尿液时，需控制饮水。

（2）受者术后应嘱其卧床 6 小时，尿液变清可下床活动。若移植肾造瘘管内尿液颜色突然加深，可将其夹闭 1 ～ 2 小时并绝对卧床；若持续性血尿伴肾绞痛者，可肌内注射阿托品及曲马多等，必要时输血。如经上述处理仍不奏效者，可经肾动脉插管行肾动脉分支选择性栓塞治疗或行肾切除术。

3. 造瘘管的护理

（1）妥善固定造瘘管，做好二次固定，防止牵拉和滑脱。观察造瘘管引流液的颜色、性质、量并记录。保持引流管通畅，避免扭曲、堵塞。

（2）防止逆行感染。引流袋放置应低于尿路引流部位；保持瘘口周围清洁，及时更换浸湿的敷料；每周更换尿袋至少一次；鼓励受者多饮水，保证每日尿量在 2 000 ml 以上，达到内冲洗的作用；长期留置的肾造瘘管应定期更换并监测尿常规。

（3）造瘘口的护理：覆盖造瘘口的敷料应保持清洁、干燥，如有污染、渗透应及时更换。

4. 健康指导

（1）指导受者每日饮水 2 000 ml 以上（肾移植受者根据尿量情况调节饮水量），进食优质低蛋白质、高热量饮食，注意多摄取维生素，同时结合尿结石分析结果指导饮食，禁止食用腌制类的食品，如咸菜、盐蛋等，减轻肾脏代谢负担及预防结石复发。

（2）注意休息，避免剧烈运动，避免提重物，避免突然下蹲或弯腰，预防出血，可根据自身情况，适当运动，如散步、做一些简单的家务等。

5. 心理护理

肾造瘘术后要注意受者的心理护理，给予受者心理教育，让受者建立信心，解除其心理压力。

6. 长期肾造瘘管的护理

（1）长期带肾造瘘管者，遵医嘱定期更换造瘘管，引流袋及瘘口敷料应每周更换一次。

（2）多饮水以冲洗尿路，防止尿路感染。

（3）保持瘘口周围皮肤清洁、干燥，敷料如有污染、渗透应及时更换。

（4）衣服宜柔软、舒适、宽松，避免穿紧身衣裤，以免压迫、摩擦造口，影响血液循环。

四、肾造瘘术并发症的观察与处理措施

（一）出血

（1）临床表现：引流小便出现肉眼血尿，伤口敷料渗血明显，严重者可出现移植肾区胀痛不适，彩超检查示移植肾周血肿。

（2）护理措施：少量出血一般都不可避免，不需特殊处理；出血量较多时，需绝对卧床休息，反复冲洗造瘘管以保持其通畅并遵医嘱适当给予止血药物；出血情况严重时，需要暂时夹闭受者造瘘管，待出血停止后再重新开放。迟发性出血多数经冲洗、通畅引流而治愈。若出血多或间断大量出血，应考虑有无动静脉瘘形成，可通过肾动脉造影确诊，酌情行选择性肾动脉栓塞治疗。个别病例严重出血需行手术治疗。

（二）尿外渗

（1）临床表现：移植肾造瘘后一般都会有少量尿外渗，受者一般无症状；外渗较多时，伤口渗湿明显，受者可能会出现腹胀、全腹压痛、反跳痛、发热等症状，移植肾造瘘受者可出现移植肾区胀痛不适。

（2）护理措施：预防和治疗尿外渗的主要方法是保持造瘘管通畅，观察引液袋中引流液的性状、颜色，送检引流液检查尿肌酐水平。注意受者腹部体征及正常尿路的尿量情况。过多时，遵医嘱予

以生长抑素稀释液泵入治疗。外渗严重者应适当应用抗生素以预防和控制感染，仅在脓肿形成等特殊情况下才需要切开或穿刺引流。拔除造瘘管后，经瘘管有持续尿外渗者多因尿路远端狭窄梗阻所致，只有解除造口以下部位梗阻才能治愈尿瘘。

（三）造瘘管堵塞

（1）临床表现：在留置造瘘管期间可能会因血块、分泌物、结石碎片等因素造成造瘘管堵塞，表现为小便引流不畅，甚至无小便引流出，时间过长会出现移植肾区胀痛不适。

（2）护理措施：多饮水和不定时地反复挤压造瘘管是防止堵塞的最好方法。一旦发现堵塞且经重复挤压造瘘管无效，后经冲洗仍无效时需更换造瘘管。造瘘管堵塞可能会引起继发肾脏感染，一定不要轻视。

（四）造瘘管脱出

（1）临床表现：术后早期发生造瘘管脱出是严重的并发症。留置移植肾造瘘管期间，由于各种原因可能会造成肾造瘘管脱出，脱出不多时临床表现易与造瘘管堵塞相混淆，需借助 B 超或经造瘘管造影来进行鉴别。

（2）护理措施：移植肾造瘘术后 1 周之内，窦道未形成之前，造瘘管脱落后，欲将造瘘管插入至适当位置十分困难，试插失败需要再次手术处理。因此，术中应将造瘘管固定好，术后加强护理，避免造口管脱出。造瘘管在术后 3 ～ 4 周脱出，立即放置造瘘管的难度较小。若造瘘管脱出后未能及时发现，瘘管收缩，放置原来大小的造瘘管的难度较大，多难以成功，需更换较小的造瘘管。若此举失败，下列方法可以应用：①由瘘口注入消毒液状石蜡，扩张瘘管，使造瘘管易于滑入原来的部位；②瘘管用宫颈探子扩张，扩张前要正确估计瘘管的深度，经扩张后放入造瘘管。

（五）感染

（1）临床表现：主要表现为发热，一般在48小时内消退。由于异物反应造瘘管内或造瘘管周围会有少量分泌物，尿中亦可出现白细胞增多等改变，这种情况属于正常反应，不能视为感染。

（2）护理措施：无症状的感染亦不需要特殊处理，待尿路梗阻解除、拔除造瘘管后，感染一般会自动消退。严重感染常继发于造瘘管梗阻，需及时解除梗阻，保持造瘘管引流畅通并适当应用抗生素。

（六）结石形成

（1）临床表现：长期留置肾造瘘管可能引起继发结石形成。常见的症状有移植肾区胀痛不适、血尿、恶心、呕吐、烦躁不安、腹胀等，如果合并尿路感染，可出现畏寒、发热等症状。

（2）护理措施：多饮水，防治感染，碱化尿液和定期更换造瘘管。小的结石可经皮肾镜窥视下取出。

（七）损伤邻近脏器

腹腔脏器损伤主要有肠损伤，如不警惕可致严重后果。

（1）临床表现：腹胀、全腹压痛、反跳痛、发热等。

（2）护理措施：术中穿刺定位要准确，入针和扩张宁浅勿深，避免损伤腹腔脏器。术中密切观察受者的全身情况和腹部情况，及早发现和处理并发症，必要时须做开放性手术。

（王媛媛）

第四节　膀胱冲洗的护理

膀胱冲洗是指利用导尿管，将无菌溶液灌入到膀胱内，再利用虹吸原理将灌入膀胱内的液体引出来的方法，是泌尿外科常用的治疗手段，主要用于膀胱、前列腺手术后的患者。

一、分类

（1）间断膀胱冲洗：间断冲洗膀胱时需留置双腔导尿管，向导尿管内灌注无菌的生理盐水或其他灌注液 200 ml 左右，然后夹闭导尿管半小时左右，开放导尿管，将冲洗液引流出来，这样就完成了一次膀胱冲洗。

（2）持续膀胱冲洗：持续膀胱冲洗需留置三腔导尿管，三腔导尿管有单独的开口做持续冲洗，外接生理盐水或者其他的冲洗液，连续开放式冲洗，冲洗时间可延长至 24 小时以上，需要根据病情来决定冲洗的时间。如前列腺电切手术后，冲洗常常需要在 72 小时以上。

二、目的

（1）对留置导尿管的受者，保持其尿液引流通畅。

（2）治疗某些膀胱疾病，如膀胱炎、膀胱肿瘤。

（3）清洁膀胱，如清除膀胱内的血凝块、黏液、细菌等异物，预防膀胱感染。

（4）前列腺及膀胱手术后预防血块形成（持续膀胱冲洗技术）造成堵塞导尿管。

三、护理操作

（一）操作前准备

1. 评估患者并解释

（1）评估：受者的年龄、病情、临床诊断、膀胱冲洗的目的、意识状态、生命体征、心理状况、合作程度，评估受者尿液的性状及有无尿频、尿急、尿痛、膀胱憋尿感，是否排尽尿液及导尿管通畅情况。

（2）解释：向受者及家属解释有关膀胱冲洗的目的、方法、注意事项和配合要点。

2. 患者准备

让受者及家属了解膀胱冲洗的目的、过程和注意事项。着宽松衣物（病员服），排空大便。要求冲洗期留陪护一人。

3. 护士准备

衣帽整洁，修剪指甲，洗手，戴口罩。

4. 用物准备

按导尿术准备导尿用物，遵医嘱准备冲洗液、无菌膀胱冲洗器一套、消毒液、无菌棉签、手消毒液、便盆及便盆巾、医疗及生活垃圾桶等。

5. 环境准备

导尿操作时屏风遮挡，屏退家属及陪护人员。冲洗物品妥善置于床旁。

（二）操作步骤

1. 核对、解释

携用物至床旁，核对姓名、住院号，再次解释操作目的等。

2. 导尿、固定

按留置导尿术导尿并固定导尿管，张贴相关标识。

3. 排空膀胱

排空膀胱，便于冲洗液顺利进入膀胱，有利于药液与膀胱壁充分接触，并保持有效浓度，达到冲洗的目的。

4. 准备冲洗膀胱

①连接膀胱冲洗器与冲洗液，将冲洗液倒挂在输液架上，排气后关闭导管。②分开导尿管与集尿袋引流管接头处，消毒导尿管尾端开口和引流管接头，将导尿管和引流管分别与“Y”形管的两个分管相连接，“Y”形管的主管连接于冲洗导管。

5. 冲洗膀胱

（1）打开冲洗管，关闭引流管，使溶液滴入膀胱，根据医嘱调节滴速。待受者有尿意或滴入溶液 200 ~ 300 ml 后，关闭冲洗管，放开引流管，待冲洗液全部引流出来后，再关闭引流管。

（2）按需要如此反复进行冲洗。在持续冲洗过程中，观察受者的反应及冲洗液的量及颜色。评估冲洗液入量和出量，膀胱有无憋胀感。若受者出现不适或有出血情况，立即停止冲洗，与医生联系。

6. 冲洗后处理

（1）冲洗完毕，取下冲洗管，消毒导尿管口和引流袋接头并连接。

（2）清洁外阴部，固定好导尿管等。

（3）协助受者取舒适卧位，整理床单位、清理用品。

（4）洗手，记录冲洗液名称、冲洗量、引流量、引流液性质及颜色、冲洗过程中受者的反应等。

（三）注意事项

（1）严格执行无菌技术操作，防止医源性感染。

（2）冲洗时，冲洗液瓶内液面距床面约 60 cm，以便产生一定的压力，利于液体顺利滴入膀胱。冲洗速度一般为 80 ~ 120 滴 / 分，滴速不宜过快，以免引起受者强烈尿意，迫使冲洗液从导尿管侧溢出尿道外。

（3）避免用力回抽造成黏膜损伤。若引流的液体少于灌入的液体量，应考虑是否有血块或脓液阻塞，可增加冲洗次数或更换导尿管。

（4）冲洗时嘱受者深吸气后缓慢呼气，尽量放松，以减少疼痛。若受者出现腹痛、腹胀、膀胱剧烈收缩等情形，应暂停冲洗，遵医嘱对症处理，继续观察。

（5）冲洗后若出现常见血凝块或冲洗引流出液体鲜红并伴随血压下降，应立即报告医生给予处理。

（6）天气寒冷时，冲洗液应加温至 38℃左右，以防冷水刺激膀胱，引起膀胱痉挛。

（7）冲洗过程中注意观察引流管是否通畅。

四、常见并发症

（一）常见并发症及表现

（1）感染：排尿时尿道灼烧感，常有尿急、尿频、尿痛、排尿不畅、下腹部不适等膀胱刺激症状，急迫性尿失禁，膀胱区压痛，尿常规检查可见脓尿、血尿。尿培养细菌阳性。

（2）血尿：尿外观呈洗肉水样，甚至有血凝块，尿常规每高倍镜视野红细胞多于 5 个。

（3）膀胱刺激症状：受者出现尿频、尿痛、尿急等症状。

（4）膀胱痉挛：膀胱区或尿道阵发性痉挛性疼痛，肛门坠胀感，尿意强烈，导尿管旁有尿液涌出，患者焦躁不安。

（5）膀胱麻痹：既往无排尿困难，拔出导尿管后意识清醒的受者不能自行排尿，出现明显的尿潴留症状和体征，并能排除尿路梗阻。

（二）预防及处理

（1）严格遵守无菌操作原则，操作动作轻柔。

（2）留置导尿管的时间尽可能缩短，尽可能不冲洗膀胱。

（3）不使用过期的冲洗液，冲洗液使用前应仔细观察瓶口有无松动、瓶身有无裂缝及溶液有无沉淀等。

（4）每次灌注的冲洗液以 200 ~ 300 ml 为宜，冲洗时间以 5 ~ 10 分钟为宜。

（5）碱化尿液对缓解症状有一定作用。

（6）冲洗时密切观察，保持管道的通畅。注意冲洗液温度以 20 ~ 30℃，速度以 80 ~ 120 滴 / 分较为合适，以每 15 ~ 30 分钟快速冲洗半分钟为宜，遇寒冷天气，冲洗液可适当加温，以防冷刺激膀胱引起痉挛。

（7）行局部热敷、针灸等治疗。

（8）必要时局部或全身使用抗生素。

（9）做好心理护理，缓解受者的紧张情绪。术前对受者进行疾病的详细讲解，使受者充分认识疾病，同时保持良好的心态；术后转移受者的注意力，减轻受者的紧张感。

（王媛媛）

第五节　血液透析受者的护理

一、血液透析的目的

血液透析，简称血透，也称为人工肾、洗肾，是血液净化技术的一种。其是利用半透膜原理，通过扩散、对流，将体内各种有害以及多余的代谢废物和过多的电解质移出体外，达到净化血液的目的，同时达到纠正水、电解质紊乱及酸碱平衡的目的。

二、血透适应证与禁忌证

血透适应证	血透禁忌证
1. 急性肾功能衰竭 2. 慢性肾功能衰竭 3. 急性药物或毒物中毒 4. 高血钾 5. 肾移植术后少尿或无尿	1. 出现休克或血压偏低，收缩压＜ 10.6 kPa（80 mmHg） 2. 严重心律失常或心功能不全不能耐受体外循环 3. 有明显出血倾向 4. 未控制的严重糖尿病 5. 脑血管意外 6. 恶性肿瘤晚期 7. 精神病或受者不合作

三、血透患者的护理

（一）透析前的护理

护理人员要注意了解受者在不同时期的不同需求和真实心理活动，并建立良好的护患关系。护理人员要积极与受者及其家属进行沟通，向受者解释透析全过程，或介绍透析器械及以往成功案例，帮助受者树立战胜疾病的信心与决心，取得受者的信任，消除受者的顾虑，减轻其心理负担，增加治疗的依从性。管道维护见本章第八节内容。

（二）透析中的护理

透析期间受者可能出现各种并发症，特别是初次透析的受者会发生失衡综合征、使用综合征、心绞痛、高血压、低血压等。因此，护理人员须监测受者的病情变化。

（三）透析后的护理

1. 测量血压，预防感染

透析后立即测量血压，观察受者的生命体征，同时监测受者伤口敷料有无发生渗血情况，如果有需立即更换敷料，有效地预防感染。

2. 动静脉瘘的护理

动静脉瘘属于进行血液透析尿毒症受者的生命线，所以认真指导受者进行动静脉瘘的护理非常关键。

（1）保持内瘘侧肢体的清洁和完整，防止感染。

（2）禁止在内瘘侧肢体测量血压、抽血、输液，不戴手表、首饰。

（3）避免提重物，平时不要穿袖口紧的衣服。

（4）睡眠时勿将内瘘侧手臂当枕头，以免压迫内瘘导致阻塞。

（5）注意观察吻合口的血管杂音及血管震颤的强弱，如发现血管杂音改变、搏动减弱，或局部血管曲张、结节形成等，均提示内瘘有狭窄的可能，应及时就诊。

（6）对于透析结束后内瘘穿刺点的止血采用局部压迫法，为点状压迫 10 ～ 15 分钟后改弹力绷带包扎，加压力度适宜，以不渗血及能扪及搏动震颤或听到血管杂音为宜。

（7）次日穿刺部位可反复用热毛巾湿敷，热敷可扩张血管，增加局部血流量，提高血管壁弹性及改善穿刺部位的修复力；将喜辽妥一类软膏每日 2 ～ 3 次均匀涂于穿刺处、血肿处及瘢痕处，主要用以软化瘢痕和血管，促进渗血吸收。

（8）自觉内瘘部位红、肿、发热时，应主动与医护人员联系，以便及时对证处理。

（9）如发现内瘘血管处疼痛、搏动、震颤及杂音减弱，保持镇定，避免因紧张导致血管收缩，血流减慢而进一步加快血栓形成，热毛巾湿热敷的同时尽快前往医院进一步处理。

3. 深静脉置管的护理

深静脉置管是急性肾功能衰竭受者行血透时必备的临时性血管通路，是血液透析的重要保证。由于其并发症少，且易于清洁，可较长时间保持无菌状态，而被广泛应用。深静脉导管应专管专用，尽量减少经导管药物治疗及采血、输血。

（1）置管当天应观察置管处有无渗血、血肿，固定是否稳妥。颈静脉置管受者应特别关注有无气紧、胸闷等症状。受者头偏向患侧并适当制动。特殊情况须压迫穿刺点（咳嗽、呕吐、进食、排便）。

（2）血透后应观察置管处有无渗血、血肿，缝线有无脱落，如有渗血应立即指压止血，血肿应予冰袋冷敷，并遵医嘱予止血药。缝线脱落应通知医生及时缝合。如一旦发生脱管，立即采用压迫止血法，受者不能剧烈运动，静卧休息并通知医生进行紧急处理。

（3）血透期间应保持置管处清洁干燥，敷料被污染应及时更换，注意观察局部有无红、肿、热、痛等感染征象，以便及时处理。

（4）术后观察有无血栓及血气胸等并发症。

（5）肾移植术后肌酐未恢复正常前，保留透析管道，且每周两次进行管道维护，管道维护见第八节内容。

4. 饮食指导

血透受者在透析时有些蛋白质会随透析液而丢失，因此应增加优质蛋白质的摄入，如鸡蛋清、牛奶、瘦肉、鱼等。为保证蛋白质有效发挥作用，每天应摄取充足的热量。严格控制水分摄取，避免进食过甜或油腻食物。注意保持维生素、水分和钠盐平衡，以满足机体修复的需要。

四、血透并发症的观察与护理

（一）出血

（1）原因：大部分受者属出血体质，血小板黏附功能和凝血功能障碍，部分受者凝血因子减少，严重贫血引起黏度明显下降，受者被硬物碰到皮肤下会出血。维持性透析受者合并有高血压和脑动脉硬化。血压突然升高，过量使用抗凝剂等都可能是出血的直接原因。

（2）临床表现：穿刺点出血，血液从进针处渗出，在透析中出现针头滑出，动脉端和静脉端都可以出现（多发生在动脉断穿刺点）；鼻出血、牙龈出血、全身皮下瘀血；意外出血泵管破裂、动静脉管路与透析器及穿刺针连接不紧密，管路分支与机器连接不紧密，穿刺针固定不妥引起针头滑脱、回血时错拔静脉针、穿刺部位渗血、穿刺失败引起的巨大血肿，透析器漏血，忘记关闭穿刺针的夹子。

（3）护理措施：加强心理护理、皮肤护理、补液护理、动静脉瘘管的护理、抗凝护理，合理使用肝素、病情监测等，能有效地提高止血的治疗效果。

（二）低血压

（1）原因：有效血容量的减少；血管收缩力降低；心输出量降低；透析膜生物相容性差。

（2）临床表现：少数受者为无症状性低血压，大多数受者可表现为面色苍白、胸闷不适、出冷汗、恶心、呕吐，甚至一过性意识丧失，有冠心病者可诱发心律失常及心绞痛。

（3）护理措施：迅速平卧，取头低脚高位，减慢血流量，减慢或暂停超滤。吸氧，必要时输入生理盐水 100 ~ 200 ml。症状重者加大补液量直至血压上升，症状缓解。另外，还可给予高渗盐水、高渗葡萄糖、白蛋白等，并应结合病因对症处理。

（三）肌肉痉挛

主要部位为腓肠肌、足部或上肢及腹部肌肉。

（1）原因：低血压，超滤过多、过快至透析后体重低于干体重。

（2）护理措施：轻者暂停超滤即可缓解，重者需输注高渗葡萄糖液或高渗盐水。超滤设置要适量、正确，并将透析液钠浓度调至 145 mmol/L 或更高。

（四）心律失常

以室性早搏多见。

（1）原因：主要是血清钾、钙浓度的变化，其次是由于透析时血压下降，导致冠状动脉循环血容量减少、心肌缺血、缺氧。

（2）护理措施：监测透析前后血清钾、钙浓度的变化，及时纠正电解质紊乱，严重的心律失常应停止透析。

（五）透析使用综合征

初次透析时可能发生胸痛、背痛等症状，即为透析使用综合征，对此症状重在预防。因此，受者初次使用透析器前，护士必须彻底地清洗透析器，或按复用的方法处理后再使用，避免出现使用综合征；另外，严格监测受者的意识、血压、血氧饱和度、心率等，一旦产生异常反应，立即报告医生给予治疗

（六）失衡综合征

其是指在透析开始 1 小时或数小时后出现的以神经、精神系统为主要症状的症候群，常持续数小时到 24 小时，后逐渐消失。

（1）原因：透析后血液中的毒素迅速下降，血浆渗透压下降，而血脑屏障使脑脊液中的尿素等溶质下降较慢，以致脑脊液的渗透压大于血液渗透压，水分由血液进入脑脊液形成脑水肿。这也与透析后脑脊液与血液之间 pH 值梯度增大即脑脊液中 pH 值相对较低有关。

（2）临床表现：轻者头痛、恶心、呕吐、嗜睡、烦躁不安、肌肉痉挛、视力模糊、血压升高；重者表现为癫痫样发作、惊厥、木僵，甚至昏迷。

（3）护理措施：轻者不必处理；重者可予以 50% 葡萄糖或 3% 氯化钠 40 ml，也可输白蛋白，必要时给予镇静剂及其他对症治疗。

（七）心力衰竭

（1）原因：高血压、水钠潴留或心功能减退者，易在透析过程中发生心力衰竭。因此，透析前先行单纯超滤，并使透析液渗透压浓度接近血浆渗透压浓度。

（2）护理措施同心力衰竭护理抢救措施。

（八）空气栓塞

（1）原因：在透析过程中，由于血泵前输液、血路管破裂、各管路连接处不紧密、透析膜破损及透析液内空气弥散入血、回血时不慎，同时由于空气捕捉器破损或漏气，致空气逸入静脉内而造成栓塞。

（2）临床表现：少量空气呈微小泡沫，缓慢入血，不发生任何症状；若气泡大、漏气速度快，一次进入 5 ml 以上时可发生明显气栓症状，如呼吸困难、咳嗽、发绀、胸部紧缩感、烦躁、痉挛、意识丧失甚至死亡。

（3）护理措施：立即停泵并夹住静脉管路，将患者置于头低脚高位，左侧卧位，以防脑栓塞，吸氧；重者可试用经皮穿刺抽出心室中的空气，如条件许可，可行高压氧舱治疗。

（九）其他

出现过敏反应、失血、溶血、发热等。

（徐涛）

第六节　腹膜透析受者的护理

腹膜透析简称腹透。它是利用人体腹腔表面的腹膜作为透析膜，反复向腹腔灌入透析液，通过弥散、对流和渗透的原理，将机体中代谢废物和过多的水分随废旧透析液排出体外，同时由新鲜透析液体补充必要的物质，以清除体内毒素、脱水、纠正酸中毒和电解质紊乱。通过不断地更新腹透液，达到肾脏替代或支持治疗的目的。

一、适应证和禁忌证

（1）适应证：急慢性肾功能衰竭、急性肾损伤、中毒性疾病、充血性心力衰竭、急性胰腺炎、肝性脑病以及高胆红素血症等肝病的辅助治疗，经腹腔给药和营养支持，肾移植术后少尿或无尿。

（2）禁忌证：腹腔感染或腹腔肿瘤广泛腹膜转移，严重皮肤病、腹壁广泛感染或者腹部大面积烧伤患者无合适部位置入腹透导管，难以纠正的机械性问题（如外科难以修补的疝、脐突出、腹裂、膀胱外翻等），严重腹膜缺损，精神障碍等。

二、腹膜透析方式

腹膜透析的方式有以下几种：

（1）持续不卧床腹膜透析（CAPD）：腹膜透析液 24 小时持续保持在腹腔内，一日交换 4 ~ 5 次，腹腔保持透析液过夜。此方法目前应用广泛，其对中分子物质清除效果优于血透，每日总量

8 000 ~ 10 000 ml，腹膜留液期间体位自由，可进行小运动量活动。其适合于所有腹膜透析患者。

（2）持续循环式腹膜透析（CCPD）：即自动腹膜透析法，透析液的更换由机器自动进行。患者睡前将腹膜透析导管与腹膜透析机连接，开始腹膜透析；在患者睡眠期间，机器定时置换腹膜透析液，通常一夜置换 3 ~ 5 次。清晨时，患者与机器脱离，腹腔内留置 2 000 ml 腹膜透析液；晚间再重复以上步骤。此方式适合于有一定工作能力、白天需要工作的患者。

（3）间歇性腹膜透析（IPD）：患者每周透析 4 次（日），每次（日）透析 10 小时，腹膜透析液每 30 分钟快速灌入及放出腹腔 1 次。透析液的更换也可由循环交换机自动进行，在透析刚开始的时期，腹腔不留置腹膜透析液。此方式适合于卧床不起、行动不便或需要家庭护理的患者。

三、腹膜透析受者的护理

（一）透析前的护理

（1）环境准备：透析前房间用紫外线照射 30 分钟，每日 2 次。

（2）心理护理：向受者和家属说明腹膜透析的目的、操作程序、并发症的情况，解除其思想顾虑和恐惧心理，取得配合。

（3）协助受者排空大小便。

（4）每次换液前必须洗手。

（二）透析中的护理

透析液使用前应仔细检查有无混浊、絮状物、破漏及出厂日期；将透析液加热至 37.0℃；掌握各种连接管道的分离和连接方法，妥善固定导管，防止牵拉、扭转导管，防止导管出口处外伤引起感染；使用一次性无菌透气敷料，如需使用纱布，应在每次使用前消毒纱布；切勿用手直接接触透析管口。加强透析管口处观察与评估：皮肤有无渗血、漏液、红肿等，并且重视导管出口处的清洁、消毒等。透析时进液速度不宜太快，控制在 10 分钟左右输完，腹腔停留为 4 小时，然后将透析液引流出来，出液不宜太快，以防大网膜顺液流进透析管内。

（三）透析后的护理

（1）关注腹透情况。观察腹透液超滤情况，详细记录正超和负超量，及时调整透析浓度。

（2）做好监测工作。每日应测量体重、脉搏、血压并记录，准确记录 24 小时出入量。危重受者除做好护理记录外，还应详细记录透析液每一次进出腹腔的时间、液量、停留时间。定期送引流液做各种电解质及糖的检查。透析过程中观察有无脱水或水潴留、高钠、高糖、低钾、高钾等并发症状，及时通知医师及时调整。

（3）透析管护理：防止牵拉或扭曲。每日透析前，需将导管及其皮肤出口处用碘伏溶液消毒，盖以敷料，并保持其清洁、干燥，如有潮湿，立即更换。平时应仔细观察透析管出口处有无渗血、漏液、红肿等，若有上述情况应做相应处理。受者如需淋浴，淋浴前可将透析管用塑料布包扎好，淋浴后将其周围皮肤轻轻拭干，再用碘伏消毒，重新包扎，但不宜盆浴，以免引起腹膜炎。

（4）饮食护理：给予易消化、高热量、高维生素饮食，对于食欲不佳者，适当增加补品类食物摄入，补充蛋白质如牛奶、鲜蛋、牛肉等，每日摄入热量应大于 35 kcal/kg。应避免高磷饮食，对于体重迅速增加、浮肿或高血压者，需限制水和钠的摄入。适量增加运动，以促进食欲。对不喜好动物蛋白质及消化能力弱者，提倡进食大豆类食物。

四、腹膜透析并发症

（一）腹膜透析相关性腹膜炎

1. 临床表现

腹膜透析相关性腹膜炎是指腹膜透析过程中受者出现腹痛、发热或透析液浑浊等腹膜炎表现的并发症。此为腹膜透析最常见的并发症，也是腹膜透析失败的常见原因，多与细菌感染有关。随着自动化腹透的开展及导管连接系统的改进，腹膜炎的发生率已有明显下降。

2. 护理措施

（1）室内环境整齐，空气新鲜，每日紫外线照射 2 次，每次 30 分钟。更换透析液时尽量在透析室进行。

（2）透析浓度以 37 ~ 39℃为宜，用干燥恒温箱加温，勿用热水加湿，恒温箱每周消毒擦洗一次。

（3）严格无菌操作，仔细检查透析液内有无杂质、沉淀，透析袋有无破损等。严格按照无菌操作规程换液、换药，换液、换药前必须洗手。

（4）注意导管处的护理，观察导管出口处及隧道有无红肿、压痛，及时进行分泌物的细菌涂片培养。透析管出口每周换敷料两次，同时检查出口周围皮肤有无血肿，疑有感染要加强换药，每天更换敷料。对发热受者均应检查导管出口处及隧道有无感染迹象。

（5）告知受者注意个人卫生，勤换衣，洗澡时要防止导管口进水；保持大便通畅；不吃生冷及不洁食物，预防肠道感染。鼓励受者锻炼身体，提高机体免疫力，预防感冒，排除忧郁等心理因素。

（6）受者出现腹痛时，应及时将透析液放出，观察是否混浊，应留取标本送常规生化和细菌培养，并给予腹透液冲洗至清亮。一旦确立感染，立即用等渗透析液连续 3 次进行腹腔冲洗，随后在透析液中加入广谱抗生素及肝素继续行原透析方案；初期可以根据涂片结果选用抗生素，以后根据细菌学检查及药敏试验结果调整抗生素；轻度感染仅腹腔内用药即可，严重感染需辅以全身用药；霉菌感染、金黄色葡萄球菌感染治疗 2 周以上无效，短期内同一病菌反复感染者，应拔除透析管，改用血透，3 ~ 4 周后再重新置管开始腹膜透析治疗。

（二）导管隧道及皮肤创口感染

1. 临床表现

导管隧道及皮肤创口感染是指在腹膜透析时，导管隧道及皮肤出口处感染而导致的发热、相关局部红肿热痛和（或）肉芽组织增生的并发症。此为腹膜透析最为严重的并发症，是拔除导管的主要原因，也是受者死亡的主要因素。导管隧道及皮肤创口感染的主要致病菌为金黄色葡萄球菌。

2. 护理措施

（1）严格训练受者，规范操作步骤。指导受者严格无菌操作，并规范置管手术。

（2）避免导管扭曲，导管应固定妥当。

（3）减少外口及隧道创伤，注意外口处的护理。在常规护理中不能强行除去外口处硬皮和痂皮，应用过氧化氢、生理盐水或碘伏浸泡外口处，使之软化后除去。

（三）腹膜透析相关的非感染并发症

（1）出现腹膜透析功能障碍，如导管移位、导管堵塞等，原因有导管移位或扭曲，被纤维蛋白、血块或脂肪球堵塞，便秘，肠腔或腹腔气体过多，透析后产生肠粘连、大网膜包裹等。

护理措施：①可采用变换体位或取半卧位式，按摩腹部。②适当增加活动。③及时排空膀胱。④服用导泻剂或灌肠，促进肠蠕动。⑤ 0.9% 生理盐水 50 ～ 60 ml 快速、加压推入腹膜透析导管；如怀疑纤维素或血块堵塞导管，使用尿激酶封管。⑥内科保守治疗无效者，需内镜复位或手术重置导管。

（2）腹腔内压力增高所导致的疝、渗漏等，与腹壁薄弱、腹腔压力升高、营养状况差、切口愈合不良等有关。

护理措施：一般需外科手术修补。如严重影响腹膜透析，可改行血透或肾移植。

（3）有糖、脂代谢异常等，腹透液中的葡萄糖在透析过程中被吸收，受者易出现高血糖，体重增加。在糖代谢异常的情况下可以继发高脂血症，血清甘油三酯及胆固醇升高，脂类代谢紊乱。

护理措施：加强活动，限制高糖、高脂饮食，在保证溶质和液体清除的前提下尽可能使用低的透析剂量和低葡萄糖浓度的透析液。

（4）腹膜功能衰竭与非生理性腹膜透析液、反复发生腹膜炎、腹膜纤维化有关。

护理措施：尽可能使用低葡萄糖浓度的透析液，规范操作，减少腹透炎的发生。

（5）营养不良、心血管并发症、钙磷代谢紊乱等并发症。

护理措施：腹透时注意容量平衡；生活中加强体育锻炼；低盐、

低脂饮食；戒烟；控制高血压、高血糖；纠正高脂血症等。

（徐涛）

第七节　血浆置换的护理

一、血浆置换的概念

血浆置换，又称为治疗性血浆置换（therapeutic plasma exchange，TPE）。其作为一种体外血液净化技术，通过将受者的血浆和血液细胞分离出来，弃掉含有致病物质的血浆，同时补充同等置换量的置换液，或将分离出来的血浆再通过滤器或吸附器除去有害物质，以达到清除的目的。其工作原理与血液透析相似。TPE目的在于短时间内快速清除大分子量的物质，包括自身抗体、免疫复合物、内毒素和含有胆固醇的脂蛋白等，以求疾病的暂时缓解。广泛性的TPE包含了血浆置换（PE）、免疫吸附（immunoadsorption）和双重血浆置换（double filtration plasmapheresis，DFPP）。

（1）血浆置换：通过血浆分离装置，利用体外循环的方法将受者的血浆从全血分离出来，然后补充等量的新鲜冰冻血浆或人血白蛋白，从而将血浆中ABO血型抗体剔除。其一次能够清除抗-ABO血型抗体约20%。血浆置换术过程中使用新鲜冻血浆，在清除血型抗体的同时可以补充凝血因子。血浆置换治疗费用相对昂贵。

（2）DEPP：指在血浆置换的基础上，通过将分离出来的血浆再次通过膜孔更小的血浆成分分离器，将体内较大分子量的蛋白清除，而留下小分子量的白蛋白等有效成分，再加上补充液一并回输体内。其能够相对选择性地清除 ABO 血型抗体和 HLA 抗体，可以根据选择孔径大小来控制血浆蛋白的去除范围，从而减少白蛋白的丢失。补充液不局限于新鲜血浆，也可以选择白蛋白液。DFPP 使用的置换液总量少，仅为分离血浆的 20%。DEPP 减少白蛋白和抗体的丢失，减少了感染机会。

（3）免疫吸附：指将分离的血浆中的抗体通过具有高度特异性的吸附器选择性清除，达到特异性的抗体清除效果。免疫吸附具有高度的选择性和特异性，不影响同时进行的药物治疗。其一次能够清除抗 –A 或抗 –B IgM 血型抗体约 30%，并不引起其他抗体的改变。其优势在于能够特异性吸附血浆抗体，无白蛋白等血浆成分丢失，无须血浆补充液且无病毒等感染风险。特异性吸附器价格昂贵。

二、血浆置换的适应证与禁忌证

1. 适应证

血浆置换随着现代疾病发病机制的深入研究，其适应证不断拓展。2013 年版美国血浆透析学会（American Society For Apheresis，ASFA）将血浆置换适应证分为四类。

表 17–2　美国血浆透析学会（ASFA）对血浆置换适应证的分类

类别	说明
Ⅰ	该类疾病以血浆置换作为临床首选治疗方案，无论是单独应用还是联合应用。例如 TPE 是吉林巴雷综合征的首选治疗方案；TPE 联合免疫抑制剂和胆碱酯酶抑制剂是重症肌无力的一线治疗方案
Ⅱ	该类疾病血浆置换作为第二顺位治疗方案，无论是单独应用还是联合应用。例如播散脑脊髓炎治疗中，在大剂量糖皮质激素注射治疗失败后，血浆置换作为二级治疗方案

续表

类别	说明
Ⅲ	该类疾病的血浆置换最佳方案尚未建立，需要个体化应用。例如血浆置换用于脓毒症和多器官衰竭的患者
Ⅳ	在已有的证据及推荐中认为血浆置换对该类疾病无效或有害。如果要采用血浆置换，需要伦理委员会审批通过

2. 血浆置换在肾移植中的应用

表 17-3　肾移植受者血浆置换常见临床适应证

目的	时机	适应证
预防性血浆置换	根据病情，移植前后均可进行，肾移植前脱敏治疗	ABO 血型不相容肾移植受者 高致敏肾移植受者
治疗性血浆置换	明确诊断后尽快实施	超急性、急性 AMR 移植物功能延迟或炎症反应综合征

3. 相对禁忌证

血浆置换无绝对禁忌证，相对禁忌证包括：对血浆、人血白蛋白等有严重过敏史；药物难以纠正的全身循环衰竭；非稳定期的心、脑梗死；颅内出血或严重脑血肿伴有脑疝；存在精神障碍，不能配合治疗。

三、血浆置换的护理

血浆置换并发症的观察与护理如下：

1. 过敏反应

（1）临床表现：对新鲜、冷冻的变态反应主要以发热、战栗、皮肤瘙痒、荨麻疹、哮喘、低血压为主，喉头水肿与心肺功能衰竭少见。其发生率在 0.02% ~ 21%。

（2）护理措施：正确运输和保存血浆，保证在有效期内输完血浆。可采用预防性使用激素和抗组胺药。严格执行“三查七对”输血制度。置换过程中与置换后 24 小时内注意观察患者有无过敏，一旦发生，及时抗过敏对症处理。

2. 心血管反应

（1）临床表现：抽吸速度过快或体外循环血量过大可发生低血压、晕厥或休克；相反，回输速度过快，补充液过多，尤其是含钠的胶体液过多，可致急性肺水肿和左心衰竭。

（2）护理措施：抽吸和回输时注意血泵速度。低血压时调节血泵速度，加快静脉补液。如果出现左心衰竭，立即开启左心衰竭应急预案流程。

3. 枸橼酸所致的代谢性碱中毒、低钙血症

（1）临床表现：抗凝药的枸橼酸或 FFP 作为置换液所含的枸橼酸，均能结合而引起低钙血症的症状。以口唇、远端肢体皮肤麻木为主要临床表现，严重者可出现肌肉痉挛及心律失常。

（2）护理措施：置换过程中预防性使用地塞米松 5 mg 静脉注射，每升 FFP 静脉给予钙剂 10% 葡萄糖酸钙 10 ml，缓慢静脉注射。置换后如果发现低钙血症，须及时静脉补充钙剂。注意缓慢静脉注射葡萄糖酸钙，避免血钙突然升高造成患者心律失常、恶心呕吐等不适，同时注意避免渗漏而造成注射周围皮下组织刺激甚至坏死。

4. 凝血异常

（1）临床表现：免疫吸附和血浆置换都可以造成血浆凝血因子的丢失。出血倾向：置换 1 个血浆量后，凝血时间延长 30%，这些改变在置换后 4 小时缓解。多次置换易使患者发生口腔出血、皮肤紫癜。

（2）护理措施：观察患者皮肤有无紫癜、瘀斑，皮肤穿刺点有

无出血点等情况。需监测患者的凝血功能，特别是短期内多次、大量血浆置换时，凝血因子损耗明显，恢复缓慢。如果是肝素所致，使用鱼精蛋白中和残余肝素。

5. 感染

（1）临床表现：血浆有潜在肝炎病毒或 HIV 危险。用于血浆置换的静脉通路最好仅用于该治疗。

（2）护理措施：定期做好管道维护，包括消毒和更换辅料，并定期检查置管处皮肤有无红肿等异常情况。操作过程中注意无菌观念。如怀疑管道感染，予以全身抗感染治疗；导管周围皮肤感染，可先采用局部应用抗生素及加强消毒换药，两周未治愈再考虑拔管，或结合患者的病情考虑尽早拔管。

6. 堵管

（1）临床表现：连接管路前回抽透析管道无回血；如果是置换过程中透析仪器报警，提示管路不通；置换结束后回血异常。

（2）护理措施：日常维护采用肝素盐水 1 ml（1 ml 含 10 000 U 肝素）封管，若血管通路未使用期间，每周 2 次维护。一旦发现管道堵塞，可采用三通负压再通法或改良式的负压再通法，在导管内灌注尿激酶（5 000 U/ml）进行溶栓治疗（具体见本章第八节）。

7. 药物清除

（1）临床表现：血浆置换过程中会清除与药物结合的蛋白，且结合率越高、分布容积越小的药物清除率越高。

（2）护理措施：根据药物代谢情况，对容易清除的药物建议均在置换后使用。

（赵上萍）

第八节 血管通路维护的护理

血管通路又称血液通路，指将血液从人体内引出至透析器，进行体外循环后再返回到体内的通道。

一、血管通路的种类及维护目的

（一）根据血管通路使用时间分类

（1）临时性血管通路，指能迅速建立，立即使用的血管通路，通常指无隧道无涤纶套导管，是中心静脉导管（CVC）的一种。其常见于股静脉置管、锁骨下静脉置管、颈内静脉置管。适用于紧急透析、血管资源已经耗竭和长期维持性透析动静脉内瘘尚未形成的患者。推荐1周内的治疗使用该类通路，颈内静脉导管留置时间原则上应少于4周，股静脉导管原则上应少于2周，特殊情况下（ICU、卧床患者）可以延长至4周。

（2）半永久性血管通路，指带隧道带涤纶套深静脉留置导管，即cuff管。半永久性血液透析通路主要指半永久插管，如果患者有永久血液透析通路则不提倡使用。颈内静脉是最常选择的血管，也是属于CVC的一种。

（3）永久性血管通路，指能使用数月至数年的血管通路。其适用于长期维持性血液透析的患者，包括自体动静脉内瘘（AVF）、移植血管内瘘（AVG）和永久性中心静脉置管。

（二）维护目的及时机

保持血管通畅，预防管道感染。规律血透使用的CVC在透析时维护，暂停透析的 CVC 建议每周 2 次管道维护。间断输液及每次输液（输血）前及结束后，应回抽并冲洗导管，同时评估导管功能，并将附着在管腔内的药液、血液冲入体内，以降低堵管风险。输注黏稠、高渗、中药制剂等血管刺激性较大的液体后，建议进行冲管；连续输注药液不相容的药物时，建议期间进行冲管，避免产生沉淀而堵塞导管。

二、CVC 血管通路维护流程

（一）操作前准备

1. 评估受者并作解释

（1）评估：受者人口学资料、病情、意识、出凝血功能，自理能力等；血管通路种类、留置时间，维护间隔；导管口穿刺局部皮肤及相应肢体有无红、肿、热、痛等并发症；导管管腔内有无血液残留；导管有无脱出、移位、打折等情况；回抽导管内有无回血，以确认是否通畅。

（2）解释：向受者及家属解释有关维护血管通路的目的、方法、注意事项和配合要点。

2. 受者准备

受者及家属了解维护血管通路的目的、过程和注意事项，学会在操作中如何配合。

3. 护士准备

衣帽整洁，修剪指甲，洗手，戴口罩。

4. 用物准备

肝素、生理盐水，10 ml/20 ml 空针、5 ml 空针、肝素帽、无菌敷料、消毒液、无菌棉签、手消毒液、便盆及便盆巾、医疗及生活垃圾桶等。

5. 环境准备

光线充足，尽量独立空间，避免操作时周围人走动。

（二）操作步骤

（1）核对、解释。携用物至床旁，核对姓名、住院号，再次解释操作目的等。

（2）严格遵守无菌操作原则，戴无菌手套，铺治疗巾。

（3）取下原有肝素帽，使用安尔碘棉签两次反向消毒管口、管路接头，注意待干时间。

（4）用 10 ml 以上注射器将导管内原有的肝素或肝素盐水抽出 2 ~ 3 ml，连同注射器弃掉。

（5）用 10 ml 以上注射器分别向动静脉管腔内脉冲式注入生理盐水 10 ml，冲净管腔内血液。

（6）用 5 ml 注射器根据动静脉管腔容量注入 1 ： 1 肝素盐水，关闭导管夹，更换无菌肝素帽，使导管腔内保持在正压状态。导管外延端用无菌纱布包裹并妥善固定。

（7）消毒穿刺点周围皮肤，以穿刺点为中心消毒 2 次，消毒面积大于无菌敷料面积，待干后用无菌敷料覆盖穿刺点并固定。记录留置日期及维护日期。处理用物。

三、血管通路的常见并发症的观察及护理

（一）中心静脉留置导管并发症的护理

中心静脉导管相关并发症主要有插管手术相关并发症和导管远

期并发症。

1. 与插管手术相关并发症：穿刺部位出血或局部血肿

（1）临床表现：穿刺部位出血是常见的并发症之一，可表现为敷料鲜红色血性渗湿。皮下出血可表现为局部血肿，多与穿刺时静脉损伤、损伤邻近动脉或误入动脉造成。

（2）护理措施：局部压迫止血是有效而简便的方法，用大小鱼际按压穿刺出血部位 20 ~ 30 分钟。如透析过程中出血，可适当减少肝素用量，用低分子肝素或无肝素透析；如透析结束后出血仍出血不止，可经静脉注入适量鱼精蛋白中和肝素的作用。一旦形成血肿，尤其出血量较多压迫气道时应拔管，同时用力压迫穿刺部位 30 分钟以上，直至出血停止，之后局部加压包扎，并严密观察血肿是否继续增大，避免增大血肿压迫局部重要器官造成其他严重后果。

2. 血栓或堵管

（1）临床表现：留置导管因使用时间长，患者高凝状态，封管时肝素用量不足或封管操作时致管腔呈负压状，或有部分空气进入或管路扭曲等原因易引起血栓形成。

（2）护理措施：重视预防，每次透析前应认真评估通路的通畅情况，在抽吸前次封管液时应快速抽出，若抽出不畅时，切忌向导管内推注液体，以免血凝块脱落而致栓塞。如回抽无回血怀疑血栓时，可考虑使用尿激酶，必要时联合小剂量肝素或阿加曲班溶栓，有助于提升导管通畅性，但使用过程中需要监测凝血功能及出血事件。

3. 感染

（1）临床表现：感染是留置导管的主要并发症，导管相关性感染包括：①导管内微生物定植；②创口感染；③隧道感染；④导管相关血流感染。引起导管感染的影响因素有很多，如导管保留时间、导管操作频率、导管血栓形成、糖尿病、插管部位、铁负荷过大、免疫缺陷、皮肤或鼻腔带菌等。许多研究表明，股静脉置管感染率明显高于颈内静脉或锁骨下静脉插管，带 cuff 导管比普通导管菌血症的发生率低。

（2）护理措施：减少留置导管的感染重在预防，具体包括：①加强置管处皮肤护理。一般用安尔碘由内向外消毒留置导管处皮肤两遍，消毒范围直径＞5 cm，并清除局部的血垢，覆盖透气性好的无菌纱布并妥善固定。②正确封管。根据管腔容量采用肝素液封管，保留时间长，可减少封管次数，减少感染的机会。③感染的监测。每日监测患者的体温变化；透析过程中注意观察导管相关性感染的临床表现。感染可有：a. 全身感染，表现为发热、寒战。需留血培养；肝素抗生素封管；静脉用抗生素 36 ～ 72 小时，无效后拔管。症状缓解，且无出口及隧道感染者可换管，并静脉用抗生素 3 周。置入新的长期导管，必须在抗生素疗程结束，血培养阴性 48 小时后方可进行。b. 创口感染，表现为出口处皮肤红肿，疼痛，有脓性分泌物。需加强消毒、换药，局部使用抗生素。c. 隧道感染，表现为延隧道肿胀、疼痛，常有脓性分泌物流出，应使用抗生素 2 周，严重者拔管。

4. 流量不足

（1）临床表现：流量不足主要表现为导管内血栓形成、血流不畅，完全无血液引出或单向阻塞，不能达到透析要求的目标血流量。置管术后如血流不佳，通常是导管尖端位置或血管壁与导管侧孔相贴造成“贴壁”，后期多是由于血栓形成引起的。

（2）护理措施：血透过程中突然出现血流不畅或完全出血停止，有时触及导管震颤感，护士应首先考虑是否导管动脉开口处吸附管壁，应立即给予置管创口处导管外延部和局部皮肤消毒，必要时停止血泵，小角度旋转导管或调整导管留置深度即可恢复满意血流量。当导管动脉端出现流量不足而静脉端血流量充足时，可将两端对换使用，静脉导管作为引血、动脉导管作为静脉回路。如导管一侧堵塞而另一侧通畅，可将通畅一侧作为引血，另外建立周围静脉作回路。

5. 导管脱落

（1）临床表现：临时性静脉留置导管因保留时间长、患者活动多，造成固定导管的缝线断裂；或人体皮肤对异物（缝线）的排斥作用，使缝线脱离皮肤；或在透析过程中由于导管固定不佳，由于重力牵拉作用等导致导管滑脱。

（2）护理措施：为防止留置导管脱出，应适当限制患者活动，换药、封管及透析时注意观察缝线是否断裂，一旦缝线脱落或断裂应及时缝合固定好插管。若导管完全脱落，应立即用无菌敷料封闭按压，检查管道的完整性，并做好患者相关健康宣教。

（二）动静脉内瘘并发症的护理

1. 出血

（1）临床表现：通常发生在术后 24 小时内，主要表现为创口处渗血及皮下血肿。皮下出血如处理不当可致整个中上手臂肿胀。

（2）护理措施：术后密切观察伤口有无渗血；避免过早使用内瘘，新建内瘘的穿刺最好由有经验的护士进行；根据受者病情合理使用肝素；提高穿刺技术，力争一次穿刺成功；止血力度适当，以不出血为准，最好指压止血；避免同一部位反复穿刺，以防发生动脉瘤破裂；指导受者观察放松止血带时有无出血，若有应该怎样处理。穿刺或止血时发生血肿，先行按压并冷敷，在血透后 24 小时热敷消肿，血肿处可涂擦喜辽妥并按摩。

2. 感染

（1）临床表现：瘘管局部表现为红、肿、热、痛，有时伴有内瘘闭塞，全身症状可见寒战、发热，重者可引起败血症、血栓性静脉炎。

（2）护理措施：严格执行无菌技术操作原则，穿刺部位严格消毒，对疑似污染穿刺针及时更换；不在有血肿、感染处或破损伤处穿刺，提高穿刺技术，避免发生血肿；内瘘有感染时应停止使用内瘘，改用临时性血管通路，局部有脓肿时应切开引流，并全身使用抗生素；发生败血症者，应用大量有效抗生素至血培养阴性后 2 周；做好卫生宣教，让受者保持内瘘手臂皮肤清洁、干净，透析后穿刺处勿沾湿进水。

3. 血栓形成

（1）临床表现：受者主诉内瘘处疼痛、搏动、震颤及杂音减弱，透析引血时血流量不足，抽出血为暗红色，完全阻塞时搏动震颤及杂音完全消失。彩超检查可见血栓形成。

（2）护理措施：严格无菌技术，手术方法正确，规范术后护理；避免过早使用内瘘；计划应用内瘘血管，切忌定点穿刺，避免反复穿刺引起血肿形成；指导受者穿刺点按压力度和时间，弹力绷带不可包扎过紧；避免超滤过多引起血容量不足、低血压；做好宣教工作，内瘘手臂不能受压，夜间睡眠时尤其要注意；高凝状态的受者可根据医嘱服用抗凝药，若无效，则应通知医生，行内瘘再通或修补术。

4. 内瘘狭窄

（1）临床表现：主要表现血管震颤和杂音减弱，透中静脉端阻力增加而动脉端负压上升；血流量增大时，可见血管明显塌陷，患者血管处有触电感，同时有大量泡沫析出，静脉滤网上血流量忽上忽下，并伴有静脉压报警。

（2）护理措施：内瘘成熟后有计划地使用内瘘血管，严格执行正确的穿刺技术，切忌反复定点穿刺。提高穿刺技术，减少血肿发生。嘱受者定时锻炼内瘘侧手臂，使血管扩张。必要时手术扩张。

5. 窃血综合征

（1）临床表现：轻者表现为活动后出现手指末梢苍白、发凉、麻木疼痛等一系列缺血症状，受者手指抬高时感隐痛；严重者，休息时可出现手痛及指端溃疡不易愈合，甚至坏死，多发生于桡动脉和皮下浅静脉侧侧吻合时。

（2）护理措施：注意手部保暖，定期适量活动患肢，以促进血液循环，必要时应用扩血管药物缓解症状。症状严重者且症状无改善时考虑手术治疗。

6. 动脉瘤

（1）临床表现：由于静脉内压力增高，动脉化的静脉发生局部扩张并伴有搏动，称为真性动脉瘤。穿刺部位出血后，在血管周围形成血肿并与内瘘相通，伴有搏动，称为假性动脉瘤。动脉瘤的形成一般发生在术后数月至数年，主要表现为内瘘局部扩张明显，局部明显隆起或呈瘤状。严重扩张时可增加受者心脏负担和回心血量，影响心功能。

（2）护理措施：有计划地使用内瘘血管，避免反复在同一部位穿刺，提高穿刺技术；穿刺后压迫止血力度适当，避免发生血肿，若内瘘吻合口过大应注意适当加以保护，减少对静脉和心脏的压力。小的血管瘤一般不需手术，可用弹力绷带或护腕轻轻压迫，防止其继续扩大，禁在血管瘤处穿刺。如果血管瘤明显增大，影响受者活动或有破裂危险，可采用手术处理。

7. 肿胀综合征

（1）临床表现：常发生于动静脉侧侧吻合时，由于压力差的原因，动脉血大量流入吻合静脉的远端支，手臂处静脉压增高，静脉回流障碍，并干扰淋巴回流，相应的毛细血管压力也升高而产生肿胀。主要的临床表现为手背肿胀、色泽暗红、皮肤发痒，严重的会致内瘘侧手臂肿胀。

（2）护理措施：早期可以通过握拳和局部按压促进回流，减轻水肿，长期肿胀可通过手术结扎吻合静脉的远侧支，必要时予重新制作内瘘。

8. 充血性心衰

（1）临床表现：当吻合口内径过大，超过 1.2 cm，分流量大，回心血量增加，从而增加心脏负担，使心脏扩大，引发心力衰竭。主要临床表现为心悸、呼吸困难、心绞痛、心律失常等。

（2）护理措施：一旦发生，可用弹力绷带加压包扎内瘘，减少回心血量，从而减轻心脏负担，若无效则采用外科手术缩小吻合口内径或者闭瘘。

（赵上萍）

参考文献

[1] 王亚静，李晓燕，张利军 . 移植肾穿刺活检患者的护理 [J]. 国际移植与血液净化杂志，2016，（6）：45

[2] 郝昌军，迟树平，李惊姝，等 . 双“J”管在泌尿外科的临床应用 [J]. 中国冶金工业医学杂志，2020，37（1）：102-103.

[3] 卢增慧 . 观察延续性护理服务在肾、输尿管结石术后留置双“J”管患者中的应用效果 [J]. 实用临床护理学电子杂志，2019，4（47）：84.

[4] 谢惠浓 . 泌尿外科术后置入双“J”管患者应用优质护理服务的临床价值分析

[J]. 中国医学创新，2019，16（29）：88-91.
[5] 李敏 . 舒适护理在前列腺电切术后持续膀胱冲洗中的应用分析 [J]. 铜陵职业技术学院学报，2019，18（4）：49-52.
[6] 魏瑞雪，迟培芳，马汝荣 . 前列腺手术后持续膀胱冲洗的护理方法与效果观察 [J]. 临床医药文献电子杂志，2019，6（68）：155.
[7] 解雪 .164 例前列腺切除术后膀胱冲洗的护理体会 [J]. 中国医药指南，2019，17（18）：266-267.
[8] 孙仁莲，钟晓彤，周淑华，等 . 血液透析中心院内感染防控现状及对策研究：以德州市医院为例 [J]. 德州学院学报，2020，36（2）：9-12.
[9] 应金萍，周静怡，蔡根莲，等 . 老年血液透析患者生存质量及其影响因素分析 [J]. 护理与康复，2020，19（4）：20-24.
[10] 高哲慧，郝晓霞 . 腹膜透析置管及并发症的护理 [J]. 全科护理，2019，17（34）：4309-4310.
[11] 龚秋萍，赖桂凤，蒋丽梅 . 腹膜透析患者的院内护理及院外延续护理 [J]. 中西医结合护理（中英文），2019，5（11）：77-79.
[12] 庞婷 . 腹膜透析常见并发症护理 [J]. 临床医药文献电子杂志，2019，6（88）：101.
[13] 昌瑶，朱雅玲 .118 例腹膜透析导管植入术围手术期的护理 [J]. 中西医结合护理（中英文），2019，5（8）：134-136
[14] 中国医师协会儿科医师分会血液净化专业委员会 . 儿童血浆置换临床应用专家共识 [J]. 中华实用儿科临床杂志，2018，33（15）：1128-1135.
[15] 孙红，陈利芬，郭彩霞，等 . 临床静脉导管维护操作专家共识 [J]. 中华护理杂志，2019，54（9）：1334-1342.
[16] 刘佳玮，王荣，武杏，等 . 日本血管通路 2015 指南解读：疑难血管通路的建立及其并发症的处理策略 [J]. 中华肾病研究电子杂志，2018，7（5）：231-233.
[17] 陈昊路，冯剑 . 血管通路的建立与维护现状简述 [J]. 临床肾脏病杂志，2018，18（3）：132-134.
[18] 刘文敏，张妮，王保兴，等 . 血管通路窃血综合征的治疗进展 [J]. 国际移植与血液净化杂志，2019，17（3）：7-12.

附　件

附：人体器官移植技术临床应用管理规范（2020 年版）*

为规范人体器官移植技术临床应用，保障医疗质量与患者安全，根据《人体器官移植条例》，制定本规范。规范是医疗机构及其医务人员开展人体器官移植技术的基本要求。本规范所称人体器官移植技术，是指将人体器官捐献人具有特定功能的心脏、肺脏、肝脏、肾脏、胰腺、小肠等器官的全部或者部分，植入接受人身体以代替其病损器官的技术。

一、医疗机构基本要求

（一）根据有关法律、法规、规章及规范性文件要求，规范开展人体器官捐献与移植工作。

（二）具有与开展人体器官移植技术相适应的诊疗科目。

（三）具有符合规定的人体器官移植临床应用与伦理委员会。

* 中华人民共和国国家卫生健康委员会官网 http://www.nhc.gov.cn/wjw/index.shtml

（四）具有完善的人体器官移植技术临床应用管理制度、质量控制制度、数据报送管理制度，能够贯彻落实各项规章制度、人员岗位职责、医疗护理技术操作规程和相关技术规范等。

（五）具有人体器官移植技术工作相适应的场地和设备设施：

1. 移植病区：需设置相对独立的病区，普通区和保护区设置符合要求；保护区应当有明确的分区标识和管理细则；肝脏、肾脏移植病区床位不少于 20 张，心脏、肺脏移植病区床位不少于 5 张，胰腺、小肠移植病区床位不少于 2 张；移植病区设备设施配置齐全，病房床单元设置能够满足移植患者管理需要。

2. 重症医学科：设置符合《重症医学科建设与管理指南（试行）》要求，科室建筑布局、功能流程合理，达到Ⅲ级洁净辅助用房标准。移植重症监护病床数量原则上不少于移植病区床单元数量的 20%，其中开展肝脏、心脏、肺脏、胰腺、小肠移植技术至少设置 1 张重症监护单间病床。配备多功能心电监护仪、血流监测等必要的设备设施，能够满足人体器官移植技术专业需求。

3. 手术室：设置符合《医院手术部（室）管理规范（试行）》和《医院洁净手术部建筑技术规范（GB50333—2013）》等要求，建筑布局、功能流程合理，移植手术间净使用面积不少于 40 m^2，达到Ⅰ级洁净手术室标准。辅助设备能够满足人体器官移植手术需要，麻醉恢复室等设置符合要求。介入手术室符合放射防护及无菌操作条件，有应急抢救设施与药品器材，能够开展冠状动脉造影、右心导管检查等心导管检查项目。其中，开展心脏、肺脏移植技术还应当分别具备心内膜心肌活检、肺组织活检技术能力等。

4. 检验科：能够开展免疫抑制剂血药浓度检测、血型抗体效价检测等检验项目。其中，开展肾脏、心脏、肺脏、胰腺及小肠移植技术还应当具备 HLA 抗体、HLA 组织配型等检测能力。相关检验项目应当参加省级以上室间质评并合格。

5. 病理科：能够运用免疫组织化学、分子生物学、特殊染色以及电子显微镜等技术进行分析，满足人体器官活体组织病理学诊断需求。

6. 血液透析室：有独立的血液透析室，设置 10 台以上血液透析设备，具备常规透析、床旁透析、血浆置换、单纯超滤等血液透析技术能力。其中开展肾脏移植技术还应当具有 2 台以上连续性肾脏替代治疗机（CRRT 机）。

7. 其他科室：能够开展医学影像诊断、介入诊疗技术、术后免疫排斥反应诊断和监测，并具备处理相关并发症的科室和技术能力。

8. 器械、设备与设施：具备人体器官移植手术专用器械；呼吸机、心电监护仪等重症监护必须设备；便携式脑电图、体感诱发电位等神经电生理检查设备，便携式床旁彩超、床边 X 光机、体外膜肺氧合设备（ECMO）、计算机辅助 X 线断层扫描、彩色多普勒超声诊断设备、磁共振、数字化减影血管造影、纤维支气管镜、纤维胃镜、纤维结肠镜、酶谱检测仪、快速冰冻切片设备和医学影像图像管理系统，以及人体器官移植数据网络直报专用计算机等。

9. 在具备上述要求外，相关人体器官移植技术临床应用还应当分别满足以下条件：

（1）肝脏移植技术：普通外科（肝胆专业）床位不少于 80 张，每年完成肝、胆、胰外科手术不少于 500 例，其中独立完成的半肝切除术、胰头癌根治术等四级手术占 20% 以上；消化内科有独立的病区，床位不少于 50 张，技术能力能够满足肝脏移植需要。

（2）肾脏移植技术：泌尿外科床位不少于 40 张，每年完成泌尿外科手术不少于 800 例，其中肾脏手术 150 例以上，能够独立完成前列腺癌、膀胱癌、肾癌根治术；肾病科床位不少于 40 张，能够进行肾脏活体组织病理检查，技术能力能够满足肾脏移植需要。

（3）心脏移植技术：心脏大血管外科床位不少于40张，每年开展心脏外科手术不少于500例，能够开展终末期心脏病的外科治疗，具备主动脉内球囊反搏、体外膜肺氧合（ECMO）技术能力；心血管内科有独立的病区，床位不少于80张，技术能力能够满足心脏移植需要；医学影像科等科室具备开展经食管心脏超声检查、无创性心血管成像与血液动力学检查、弥散与灌注成像等技术能力。

（4）肺脏移植技术：胸外科床位不少于40张，每年完成胸外科手术不少于1000例，具备开展气管及支气管成形术、肺动脉袖状成形术等常规手术能力，能够开展胸腔镜下肺癌根治术、复杂肺切除手术及纵膈肿瘤手术等；呼吸内科有独立的病区，床位不少于40张，技术能力能够满足肺脏移植需要；医学影像科等科室能够开展无创性肺部成像、肺血流和灌注成像以及肺通气、弥散功能、残气量测定以及气道高反应性测定等肺功能检查项目。

（5）胰腺、小肠移植技术：普通外科床位不少于80张，每年完成肝、胆、胰外科手术不少于500例，其中独立完成的半肝切除术、胰头癌根治术等四级手术占20%以上；营养科能够为胰腺、小肠移植患者术前生存和术后消化系统功能恢复提供营养支持。其中，开展小肠移植技术还应当具备开展移植肠内窥镜监测及移植肠粘膜活体组织病理学检查的技术能力。

二、人员基本要求

（一）人体器官移植医师：开展肝脏、肾脏、心脏、肺脏移植技术临床应用，应当至少有3名经省级卫生健康行政部门或军队卫生部门认定的本机构在职人体器官移植医师，其中，至少1名应当具有主任医师专业技术任职资格。开展胰腺、小肠移植技术临床应用，应当至少有 1 名经省级卫生健康行政部门或军队卫生部门认定的本机构在职人体器官移植医师。

（二）脑死亡判定技术人员：经培训合格具备脑电图评估、诱发电位评估和经颅多普勒超声评估能力的医师或卫生技术人员不少于 1 人；具备脑死亡临床评估能力的医师不少于 2 人。

（三）其他人员：具备开展相应器官移植技术所需的麻醉、重症、护理等相关卫生技术人员，以及专门的移植数据网络直报人员。

三、技术管理基本要求

（一）严格遵守人体器官移植技术操作规范和诊疗指南，严格掌握器官移植技术适应证和禁忌证。规范使用中国人体器官分配与共享计算机系统（COTRS），移植器官来源合法、可溯源。

（二）人体器官移植技术临床应用应当严格履行伦理审查程序，遵守知情同意、隐私保护等伦理学要求。

（三）医疗机构应当按照手术分级管理的有关规定，对人体器官移植医师进行评估，具备人体器官移植技术临床应用能力的，准予其作为术者开展相关人体器官移植手术，并建立人体器官移植技术临床应用管理档案，纳入个人技术档案管理。

（四）术者应当由本机构相应人体器官移植医师担任，成立相关人体器官移植的多学科诊疗组，制定个体化的治疗与管理方案。

（五）肾脏、心脏、肺脏、胰腺、小肠移植手术前必须进行交叉配型、组织配型和群体反应抗体（PRA）检测。

（六）在完成肝脏、肾脏、心脏、肺脏移植手术后，应当按照要求于 72 小时内将相关病例数据信息报送至相应移植质控中心，并接受数据质量核查。

（七）建立健全器官移植手术后随访制度，并按规定进行随访、记录。

（八）医疗机构和医师按照规定定期接受器官移植技术临床应用能力评价，包括中国人体器官分配与共享计算机系统（COTRS）规范使用情况、手术适应证、手术成功率、严重并发症、医疗事故发生情况、术后患者管理、患者术后生存质量、随访情况、病历质量和数据报送质量等。

四、培训管理要求人体器官移植医师的培训与人体器官移植医师培训基地的建设应当严格按照国家及省级卫生健康行政部门有关规定执行。